A l'assaut des cimes

Du même auteur

Recueils de poèmes :

Levée d'Ecrou
Mon Livre d'Images
Trésors gratuits
Mélanges

François La FEUILLADE

A l'assaut des cimes

de la santé, du bonheur, du succès et de la culture

Publibook

Dialoguez avec l'auteur, et retrouvez cet ouvrage accompagné de la critique de notre club de lecture, des commentaires des lecteurs, sur le site Publibook :

http://www.publibook.com

Publibook, Paris, 2003

Publibook,
133 ante, rue de l'université
75007 Paris – France
Tél : 33 (0)1 47 05 69 10

IDDN.FR.010.0101486.000.R.P.2003.035.40000

Aux grands esprits qui m'ont inspiré,
aux cœurs généreux qui m'ont illuminé,
à mes ancêtres illustres ou obscurs,
aux parents qui m'ont transmis la vie,
aux femmes que j'ai tant aimées,
à mes enfants, petits enfants,
arrière-petits-enfants futurs
à qui je passe le témoin (mon bâton de pèlerin)
à l'humanité tout entière dont la procession farandole dans
l'espace et le temps,
à la Vie enfin, venue des étoiles
qui marche vers l'infini.

Avant-propos

Qui veut peut

atteindre les cimes de la santé, du bonheur, du succès et de la culture

- les cimes de la santé : la santé, c'est non seulement l'absence de maladies graves ou bénignes et un poids idéal, mais c'est aussi un sommeil de nourrisson, une résistance à toute épreuve, une bonne humeur habituelle, un dynamisme de battant, voire des aptitudes physiques athlétiques.
- les cimes du bonheur : le bonheur consiste dans le contentement de soi, mais aussi dans une satisfaction profonde, à tous les niveaux, dans la joie du coeur, dans un enthousiasme communicatif.
- les cimes du succès : le succès de nos entreprises, l'aboutissement de nos projets, une position sociale conforme à nos ambitions, la réalisation de nos espoirs.
- les cimes de la culture : une intime connaissance des personnes et des oeuvres du passé et du présent qui présentent le plus d'affinités avec nous-mêmes, nos pensées, nos aspirations, notre idéal.

Une envie vague n'y suffit pas. C'est une volonté forte et tenace et même le feu sacré qui sont requis : l'ascension des cimes est rude. Ajoutons-y la connaissance des sentiers, invisibles de la vallée. Loin de piquer droit sur le sommet, ces sentiers semblent plutôt s'en écarter. Nous avons besoin d'une carte, d'informations fiables. Nous devons apprendre à nous en servir pour nous orienter. Bref, une préparation s'impose.

Savoir

Ce texte n'est pas un roman. Il peut apporter le bonheur à trois conditions : vous devez le lire, le comprendre, en appliquer les préceptes. C'est un mode d'emploi de l'existence dont chaque terme a été pesé. Il ne suffit pas de le feuilleter pour en retirer la substantifique moelle.

Des esprits forts s'étonneront de n'y trouver rien d'original. C'est pourtant une garantie de sérieux : l'espèce humaine a peu changé au cours des quelques millénaires de notre histoire écrite. Rien de juste qui la concerne ne peut être neuf. La sagesse est éternelle mais nous en perdons régulièrement le fil. L'instruction a pour effet, au moins dans un premier temps, d'éloigner de la réalité vivante. Or il y a plus de vérité dans la nature (dans le vivant) que dans tous les livres réunis.

Les lecteurs déjà bien installés dans une existence confortable auront des préjugés et des habitudes à reconsidérer, ce qui est fort difficile. En fait, les attitudes possibles vis-à-vis d'une information sont variées, du négatif au positif :

Attitudes possibles face à une information

1) l'ignorer
2) l'apprendre (la lire par exemple)
3) comprendre sa signification mais la contester,
4) l'accepter, y adhérer,
5) l'intégrer à sa personnalité, à son système de référence et de valeur
6) en appliquer les principes dans l'action
7) la diffuser, la défendre, militer,
8) en être fanatique, perdre tout sens critique.

Ce livre ne sera réellement profitable que si vous atteignez le sixième degré.

Apprendre à lire

Il va de soi que les grands universitaires qui lisent plusieurs livres par semaine depuis de nombreuses années n'ont plus rien à apprendre sur la manière de lire un texte. A côté de cette minorité, il existe un nombre considérable de personnes de bonne volonté qui ont abandonné l'ambition de lire des textes tant soit peu difficiles ou sérieux, voire de simples romans distrayants. Et nous connaissons tous des lecteurs qui ne tardent pas à s'endormir s'ils ouvrent un livre quelconque. Le volume leur tombe des mains ou ils l'abandonnent, ayant complètement perdu le fil, après avoir relu le même passage plusieurs fois. Que se passe-t-il dans ce cas ?

Il semble que la cause de cette difficulté réside dans la rencontre de mots incompris sur lesquels l'esprit s'attarde. Le lecteur avance dans le texte mais son esprit ou une partie de celui-ci, reste en arrière. Il s'ensuit une confusion qui ne peut que s'accroître si les incompréhensions s'accumulent. D'une façon générale, les personnes peu entraînées à la manipulation des mots savants et des concepts théoriques, manquent du pouvoir d'analyse et de synthèse nécessaire à la compréhension des textes. Mais cette incompétence n'est pas définitive. Il est possible d'acquérir la compétence nécessaire et suffisante à la compréhension d'un texte quel qu'il soit – même dans une langue étrangère. La seule condition à remplir est de ne pas laisser passer un mot qui ne serait pas parfaitement compris, sur lequel subsisterait un doute quelconque.

L'usage, la signification des mots, ont évolué. L'auteur, le locuteur, se réfèrent tantôt au sens récent, tantôt à un sens plus ancien. Au sens immédiat et littéral s'ajoutent des sens extensifs et figurés. La plupart des mots ont un sens variable que le lecteur est censé identifier grâce au contexte… et à sa culture. La seule solution consiste à se référer systématiquement à un bon dictionnaire, tel le Petit Robert. Le lecteur qui n'en a pas une grande pratique se trouvera bien de rechercher le sens de tous les mots d'une page de texte quelconque, afin de découvrir l'utilité de cette consultation et de s'y familiariser.

Il lira successivement l'étymologie du mot, l'évolution de sa signification, du sens strict ou propre au sens éloigné, illustré d'exemples, se formant ainsi une opinion globale et précise, acquérant enfin, une authentique connaissance du mot. Le présent livre, comme n'importe quel autre, ne vous sera parfaitement clair que si vous vérifiez minutieusement les mots dont le sens ne vous est pas évident.

Apprendre à étudier

L'étude rassemble les moyens propres à assurer la connaissance d'un sujet. Si lire, c'est déchiffrer une collection de mots, étudier un texte consiste à en faire l'analyse et la synthèse et à s'en former une opinion, souvent par comparaison avec d'autres textes.

Un bon dictionnaire classe les sens successifs des mots tels qu'ils sont apparus au cours des siècles dans un certain nombre de textes de référence (de bons auteurs dans le cas de Robert). C'est une excellente méthode parce que cette présentation chronologique permet d'apprécier l'évolution du sens : elle procure une véritable connaissance. Parce que connaître signifie naître avec.
Il est fréquent d'entendre dire : Si je connais un tel ? Bien sûr, je le connais depuis mon enfance, nous avons joué ensemble ! Le cas limite est celui des jumeaux : ils se connaissent depuis leur naissance. C'est aussi la connaissance qu'une mère a de son enfant.

Un employeur exige du candidat qui se présente à l'embauche un curriculum vitae. Un explorateur remonte à la source d'un fleuve. Le fœtus récapitule au cours de son développement toute notre lointaine évolution. Le présent ne trouve son explication que dans le passé. Un cours, un exposé, commenceront souvent et à juste titre, par une rétrospective.

En résumé, l'étude d'un sujet commencera, d'habitude, par un retour en arrière, par un historique. A cette dimension chronologique ou verticale s'ajoutera une dimension horizontale, c'est-à-dire un tour d'horizon des sujets connexes (le contexte dans le cas du texte) ou les tenants et aboutissants.

Une bibliographie de publications sur le même sujet et sur les sujets voisins enrichit la plupart des ouvrages sérieux, répondant à la préoccupation de leurs lecteurs qui ont précisément l'habitude de rechercher des compléments d'information, afin de se former une opinion plus globale, plus objective.

Enfin, les études théoriques sont d'habitude complétées par des travaux pratiques. Ces derniers permettent la mise en œuvre des notions, leur manipulation directe, de première main. La connaissance devient alors authentique : les notions acquièrent de la réalité et s'insèrent dans le contexte (dans le vécu) de l'étudiant, qui devient capable d'intégrer les principes dans l'action.

Le point culminant de la connaissance est atteint à l'occasion de l'exposé du sujet à des tiers, oralement ou par écrit. Plus d'un pédagogue a utilisé systématiquement les élèves avancés comme professeurs auxiliaires vis-à-vis des débutants. Et la méthode des examens est universelle. Si vous voulez connaître un sujet, enseignez-le, disent même certains et ce n'est pas une boutade.

En résumé, l'étude d'un sujet consiste à en rechercher l'origine et l'évolution, à en connaître les variantes, les tenants et les aboutissants, à être capable d'en appliquer les principes et de le restituer à des tiers. Une lecture superficielle ne procure donc pas une connaissance véritable même si elle y contribue.

Dans le cas qui nous occupe, ce sera bien sûr l'application qui sera déterminante, mais vous la préparerez par une étude approfondie de ce livre, auquel vous aurez intérêt à vous référer par la suite en cas de doute. C'est pour vous y aider que le texte est structuré en paragraphes numérotés et précédé d'une table des matières détaillée.

Agir

Nous pouvons être convaincus de la nécessité d'arrêter de fumer, par exemple, mais paralysés à l'idée d'arrêter maintenant ou fortement tentés, si nous avons arrêté, de recommencer. Nous sommes tous velléitaires à l'occasion. Et d'autant plus que nos convictions sont vacillantes : le doute s'insinue, la résolution faiblit.

Jamais personne n'agira à notre place et il n'existe aucun remède miracle aux déficiences de la volonté. Cependant, des moyens petits et grands, plus ou moins connus, existent et peuvent s'avérer utiles, de même qu'une compréhension des mécanismes en cause clarifiera certains comportements, nous rendra plus lucides. Autant savoir... Enfin, une connaissance générale de nos attitudes mentales, décrites dans un chapitre ultérieur, pourra nous apporter une aide décisive.

Aussi simpliste que cela puisse paraître, l'action se compose de trois phases successives qui sont : commencer, continuer et arrêter. Il est curieux de découvrir que la plupart d'entre nous éprouvons des difficultés particulières dans l'une des phases.

Commencer

La mise en train est pénible à beaucoup : le moteur doit chauffer. Le réveil est difficile. La perspective d'une journée nouvelle inquiète. La page blanche effraie l'écrivain. L'acteur éprouve le trac au moment d'entrer en scène. Le parachutiste a peur de sauter.

Le parachutiste pourra être poussé par un camarade. Un signal de départ est extrêmement fréquent et se retrouve dans la plupart des activités. Il est presque toujours nécessaire pour faire agir un groupe. Ce qui montre clairement que beaucoup d'entre nous éprouvons des difficultés de démarrage. Chaque fois que nous serons responsables du comportement d'une autre personne, que nous devrons entraîner dans une action, nous devrons nous rappeler que nous devons lui donner le signal du départ, du commencement.

Un chef de groupe sait cela. Si nous sommes seuls, nous devons agir de notre propre chef, nous donner l'ordre à nous-mêmes. Un des moyens les plus efficaces est de nous créer des habitudes, des automatismes. Tel signal entraîne de notre part telle réponse, tel acte sera suivi de tel autre : la séquence des opérations suit un ordre déterminé.

Certains rusent avec eux-mêmes de diverses façons et par exemple, se mettent au pied du mur, devant le fait accompli, s'obligent à agir en fixant des échéances qui seront rappelées par des tiers. Acheter à tempérament, par exemple, les oblige à prévoir le remboursement : c'est une forme d'épargne forcée, flagrante dans le cas de l'achat d'une maison. Ne sachant pas commencer par le commencement (épargner) ils commencent par la fin (construire la maison).

Une action commence par être un projet, comme l'est le plan pour une maison. Certains sont allergiques à tout projet et préfèrent agir selon l'inspiration du moment, au petit bonheur la chance. Le succès, dans ce cas, ne peut être qu'aléatoire. Aucune action complexe n'est possible sans plan au moins implicite. D'autres ne cessent de tirer des plans sur la comète. Leur imagination débordante leur joue des tours pendables : ce n'est pas Perrette et Son Pot au Lait qui me contredira. Il est important de ne pas laisser de projets en suspens, de s'appliquer à les réaliser, même si les créateurs aguerris ont généralement plusieurs casseroles sur le feu.

Un bon projet devra toujours être raisonnablement réalisable et comporter des délais et des budgets. Les velléitaires auront intérêt à s'entraîner à la réalisation de petits projets simples, à portée de main. En fait, nous réalisons tous divers projets à tout moment : nous lever, nous laver, nous rendre au cinéma sont autant de projets que nous réalisons sans même y penser.
Un beau et grand projet, par contre, est plus rare. Former le projet de vivre parfaitement heureux et en parfaite santé, par exemple, est plus rare qu'on ne pourrait le penser. Parce qu'on se contente souvent d'un sort plus commun, plus ordinaire. C'est l'élan, la foi, qui manquent ; mais aussi la connaissance des moyens à mettre en œuvre. C'est précisément tout cela que ce manuel se propose d'exposer.

Commencer sera extrêmement facile à certains, tellement facile, qu'ils seront entièrement occupés à commencer et ne continueront rien : leur cas a déjà été évoqué plus haut. Il est clair que des qualités très différentes sont nécessaires pour concevoir un acte, pour dessiner le plan d'une maison par exemple et pour agir (construire la maison).

Parce que l'action s'expose à des contretemps, à des obstacles imprévus qui obligent à revoir le plan, à des difficultés purement physiques, matérielles ou humaines. Parce que l'action exige de l'endurance, de la ténacité, de la souplesse, de l'entregent : des qualités fort éloignées de celles nécessaires à la préparation et au lancement.

Les difficultés humaines ne sont pas les moindres : il suffit d'exposer un projet quelconque ou une réalisation en cours pour s'entendre objecter mille et un arguments plus ou moins fondés. Ceux qui manquent d'imagination pour créer en sont parfois bien pourvus pour critiquer. Un projet gagne généralement à ne pas être crié sur les toits et bien des gens habiles agissent à couvert aussi longtemps que possible.

Continuer

Il arrive toujours un moment dans l'exécution d'un projet où les difficultés sont si grandes qu'on envisage d'en rester là, d'arrêter avant la fin. C'est le moment de s'accrocher. Il sera alors utile de se remémorer l'enthousiasme du départ, de se replonger dans cette ambiance, de visualiser à nouveau et fermement le but qu'on s'est fixé. Un peintre italien de la Renaissance avait l'habitude, en peignant, de se ceindre le front d'une couronne de lauriers, signe visible de son talent et de son futur succès.

Finalement l'expérience, c'est souvent une longue familiarité avec les obstacles et les difficultés, une accumulation d'erreurs et la connaissance de la manière de les surmonter. Les débutants devraient toujours avoir droit à l'erreur et être patiemment encouragés à la corriger.
Une action d'une certaine importance devra être décomposée en actions plus simples ou plus brèves : un bon plan prévoit des étapes, des interruptions qui réduisent le risque d'arrêts intem-

pestifs. C'est ainsi que nos journées sont rythmées par des repas et des pauses et que les hommes d'affaires se fixent des rendez-vous. Nos journées gagnent à être planifiées et chacune de nos actions peut être décomposée en séquences mesurées.

Finir

Agir, c'est aussi savoir s'arrêter : aller jusqu'au bout de ce qu'on s'est proposé, puis s'arrêter. Dans beaucoup de domaines il est nécessaire de s'arrêter à temps. Même si, par exemple, l'excellence a toujours été à l'honneur dans le travail, un dicton affirme : le mieux est l'ennemi du bien. Un peintre, par exemple, doit sentir que son tableau a atteint le point idéal d'achèvement et cesser de rajouter, après moultes clignements d'yeux, des touches d'ocre ou de carmin ici et là.

Parmi les employés des bureaux, certains n'arrivent jamais à l'heure mais d'autres ne parviennent pas à quitter à l'heure. Si c'est le patron qui est sujet à ce comportement, il pourra mal considérer son personnel qui se rue vers la sortie lorsque retentit la sonnerie.

Certaines discussions se transforment en palabres, tournent en rond, parce que des interlocuteurs n'arrivent pas à mettre un terme à leur exposé, qu'ils ont tendance à répéter indéfiniment, parfois avec les mêmes mots. En fait, la plupart des conversations à bâtons rompus sont largement redondantes.

Dans un entretien d'aide à une personne en difficulté, il est nécessaire de poser des jalons, en résumant périodiquement ce qui a été dit, afin de permettre à la personne de poursuivre. Et toute réunion de quelque conséquence comme la plupart des textes, se termineront par une conclusion. Le président d'une assemblée déclare la séance ouverte au début et levée à la fin : nous devons agir ainsi pour nous-mêmes dans toutes les occasions et pour tous nos travaux.

Parce qu'une action doit avoir un début, doit être poursuivie jusqu'à son terme, doit avoir une fin, sous peine de compromettre les résultats. Il sera bon de s'en souvenir au moment de mettre en pratique les enseignements de ce livre. Une pratique dont la difficulté sera proportionnelle à vos ambitions.

Qui de nous n'a pas derrière soi des travaux, des actions inachevés ? Faites la liste des travaux en cours que vous aimeriez achever, mais qui sont restés en souffrance. Ainsi que la liste des projets qui ont reçu un début d'exécution mais en sont restés à ce stade embryonnaire.

Préambule

Pour une civilisation hors les murs

Qui sont les sauvages ?

Hier (quelques années ont passé depuis…) nous avons visité, les enfants et moi, le musée royal de l'Afrique centrale à Tervuren, près de Bruxelles. Il nous a fallu trois heures pour le parcourir, tant il est vaste et intéressant.

La nature y est largement présentée, naturalisée, mais si fidèlement qu'un rien d'imagination suffit à se la représenter dans son milieu d'origine. Dans son livre L'Homme contre l'Animal (coll. Que Sais-je ?), R. Fiasson, qui a créé l'un des parcs naturels africains, signale que bien des fauves et d'autres animaux ont jadis habité l'Europe. Qu'en reste-t-il ? Quelques moineaux !

En Afrique, au contraire, tout l'éventail des mammifères, des oiseaux, des insectes vit dans les forêts et les savanes. La végétation est tout aussi riche. Les sauvages, les primitifs, vivent en symbiose avec la nature et leur mode de vie en est imprégné.

Les totems, les masques, les armes, la vannerie, le moindre ustensile, témoignent d'une invention et d'une liberté d'expression que nous avons perdues – comme nous avons perdu les papillons, les oiseaux, les loups, les lions et les rhinocéros. Le soin, la finesse du détail dans leur artisanat, supposent une superbe ignorance de nos concepts de durée et de rentabilité.

Cette vie magique et luxuriante n'est-elle pas mieux en accord avec nos besoins profonds que la vie citadine et morose ? Avons-nous été bien inspirés d'envoyer en Afrique nos missionnaires, nos planteurs, nos maîtres, qui ont enseigné aux Noirs nos coutumes à nous et nos hymnes nationaux ?

Etait-ce une bonne idée d'y construire des villes, qui ont vidé la brousse et déboussolé les indigènes ? Ne fallait-il pas, au contraire, nous y instruire d'une sagesse que nous avons perdue ?

Mais c'est quoi un sauvage ?

Est sauvage ce qui est à l'état de nature ou qui n'a pas été modifié par l'action de l'homme, dit le Robert et, à propos des animaux, qui vit en liberté dans la nature, qui n'appartient pas à l'expérience familière de l'homme... se dit des animaux non domestiqués d'une espèce qui comporte des animaux domestiques. A propos des végétaux :... qui pousse et se développe naturellement sans être cultivé. A propos des lieux, enfin : que la présence ou l'action de l'homme n'a pas marqué... Sens étymologique : silva (forêt).

Francis Bacon a dit : on ne commande à la nature qu'en lui obéissant. Pour être heureux, l'homme doit obéir aux lois de la vie, rester à l'état de nature. Transformer la nature ou la contrarier, quelle sotte prétention !

Quel dommage que la sauvagerie n'appartienne pas à l'expérience familière de l'homme ! Que n'avons-nous perdu en perdant cette familiarité ? L'homme sauvage s'est transformé en homme domestique, en domestique des propriétaires, des législateurs, des prêtres, des rois, des bureaucrates et plus encore de son propre confort.

Pousser et nous développer naturellement ne nous a pas suffi. Nous avons voulu davantage. Et le résultat est désastreux : nous courons à la catastrophe. Pendant que quelques sauvages vivent dans des lieux éloignés sans affecter ceux-ci de leur présence...

Pour un Européen actuel, ce serait quoi la sauvagerie ?

Nous ne pouvons que rêver... Rêver d'un monde sans agressivité irrationnelle, de relations douces avec les arbres et les fleurs, avec les oiseaux et les poissons, avec les femmes, avec tous les hommes. Nous pouvons l'entrevoir à de rares moments privilégiés et deviner alors ce que la société pourrait être.

Dans le regard de l'être aimé, dans un sourire spontané, en touchant un arbre de la main. Dans la musique de Mozart, dans un lied de Schubert, dans la peinture de Vermeer, dans les poèmes de Tagore ou de Musset.

Ces chants sont souvent au bord des larmes. Parce que l'homme est un ange qui se souvient des cieux ? Ou parce qu'au plus secret de nous-mêmes, nous savons bien qu'une autre vie est possible, que notre asservissement au malheur n'est pas inéluctable ?

Au cours de notre histoire de civilisés, nous avons perdu notre chemin. Nous sommes égarés, dévoyés. Nous devons quitter les autoroutes rectilignes qui ne mènent que dans les déserts et emprunter le chemin de traverse qui court à travers champs, fantasque et sinueux, tracé par les roues en bois des vieux chariots et que foulent encore, quelquefois, des enfants cueillant des mûres.

Cette vie douce, nous ne pouvons que l'entrevoir, tant elle est éloignée de nos stéréotypes (gagner son pain à la sueur de son front… à vaincre sans péril on triomphe sans gloire… être en tout le meilleur, le premier… défendre l'innocent, confondre le coupable… stopper la fièvre, enrayer l'infection… struggle for life… l'homme est le roi de la création… Gott mit uns…)

La vie douce peut sembler utopique. Pourtant l'agressivité irrationnelle est une maladie : c'est la conséquence d'une vie trop éloignée de la nature et particulièrement d'une alimentation inadéquate.

Une maladie se soigne en supprimant ses causes. Mais le malade doit se savoir malade pour désirer guérir. Le fou ne se sait pas fou. L'homme d'aujourd'hui vit en dissonance, est malheureux, mais le sait-il ? En discerne-t-il les causes ? Et connaissant ces causes, peut-il franchir les obstacles qui s'opposent à un changement d'existence ?

Le mot sauvage a été employé comme synonyme de primitif, ensuite au sens originel, au sens vrai (des bois). Mais il est un sens encore : celui de violent. N'est-il pas éclairant que l'homme civilisé bardé d'agressivité attribue sa propre violence aux animaux sauvages ? Les observations des zoologues montrent que l'animal sauvage n'est pas ce monstre sanguinaire que l'on croit, mais un être paisible, qui tue pour manger, généralement des animaux faibles et diminués.

Ce n'est pas seulement chez les primitifs que nous avons des exemples à prendre mais encore parmi les animaux (les bêtes). L'homme est bien le roi de la création mais c'est un tyran.

Pour un Européen, pour un homme d'aujourd'hui, la sauvagerie peut être un idéal. Mais cet idéal risque fort de rester une utopie ; jusqu'à la disparition de l'humanité qui s'annonce et, soyons-en sûrs, serait saluée avec un immense soulagement par tout ce qui vit sur la terre et n'a pas reçu en partage cette merveille des merveilles : un cerveau humain !

La sagesse au fond des bois…

Notre ami l'écrivain belge Guy Hagon faisait récemment le rapprochement entre wood (forêt), veda (la science par excellence, la connaissance à son sommet, en sanskrit), oida (je sais en grec), idée en français.

Dans un article de la revue Planète (No 36, 1967) à propos de la sorcellerie d'inspiration celte, qui se pratique encore aujourd'hui dans l'île de Man, Georges Langelaan poursuit la même réflexion et cite encore l'allemand weise (sage) et witz (esprit).

Son point de départ est le mot anglais witch qui ne peut se traduire, dit-il, que par sorcier ou sorcière, ce qui fausse les faits. Et Georges Langelaan de préciser :

La sorcellerie de la France médiévale et jusqu'au VIIe siècle, présente donc un double visage : la volonté délibérée de sacrilège envers la religion nouvelle et officielle et le maintien désespéré de la religion ancienne et vaincue… J'aurais presque envie de traduire witch par druide.

Il dit encore que les sorciers (ou druides) de l'île de Man sont sincères et pratiquent une très ancienne religion qui fut la nôtre avant la romanisation, qui fut supplantée par les dieux romains et le christianisme, mais a survécu clandestinement et renaît actuellement au grand jour.

Comme chacun sait, les sorcières menaient traditionnellement leur sabbat dans les bois. Et quel est le principe de leur magie ? La pensée faite volonté, qui accomplit des miracles. (Ce qui est l'essence même de la Nouvelle Pensée américaine, née en Nouvelle Angleterre, à laquelle la Christian Science est apparentée et dont se sont inspirés un pasteur comme Norman Vincent Peale et un prêtre comme Mgr Fulton Sheen.)

Le dieu cornu, celui des Celtes de Grande et de Petite Bretagne, celui de Dionysos, celui des fées et des elfes est la divinité de la vie… Il faut accepter les lois de la vie pour obtenir le bonheur

dit encore Georges Langelaan.

et au cœur des plantes !

Il existe une sagesse sauvage, dont ce qui précède fait comprendre le sens prêté à cette expression. La pensée sauvage est la pensée à l'état de nature, une pensée partagée non seulement par les hommes, mais aussi par les animaux et même par les plantes.

Cette dernière assertion paraîtra moins audacieuse à ceux qui ont pris connaissance des découvertes récentes à propos de la sensibilité des plantes et de la communication qui peut s'amorcer entre le psychisme végétal et le psychisme humain.

Le pépiniériste américain Luther Burbank introduisit la pomme de terre qui porte son nom et qui domine le marché aux Etats-

Unis, ainsi qu'un millier de variétés nouvelles diverses. Calomnié par les botanistes envieux, il fut considéré comme un génie par ses collègues.

Le tremblement de terre de 1906 qui dévasta San Francisco épargna miraculeusement l'immense serre de Burbank, qui pensait que sa communion avec les forces de la nature l'avait protégé.

Quoique n'étant pas sûr que les plantes comprissent ses paroles, Burbank leur parlait, estimant qu'elles le comprenaient par un moyen télépathique. Il déclara à un célèbre yogi, au sujet du développement de son cactus sans épines, qu'il lui parlait pour susciter des vibrations d'amour :

Vous n'avez rien à craindre, leur disais-je. Vous n'avez pas besoin de vos épines pour vous défendre. Je vous protégerai.

Burbank prodiguait ce conseil :

Ecoutez patiemment, tranquillement et respectueusement les leçons que Mère Nature nous apprend une à une, éclairant ce qui auparavant était un mystère, afin que ceux qui le désirent puissent voir et savoir. Elle ne dévoile ses vérités qu'à ceux qui sont passifs et réceptifs. Si on les accepte, quelle que soit la destination vers laquelle elles nous conduisent, alors tout l'univers se mettra à l'unisson avec nous. (D'après TOMPKINS Peter et BIRD Christopher, La vie secrète des plantes, Laffont, 1973.)

Tout l'univers se mettra à l'unisson avec nous. Voilà la promesse d'un magicien comme on n'en voit que dans les contes de fées et qui, pourtant, n'était qu'un pépiniériste. Burbank produisait ses nouvelles variétés sans laboratoire ni attirail scientifique quelconque, en émettant des vibrations d'amour. Ces vibrations sont à l'unisson de tout l'univers, harpe immense de l'harmonie cosmique.

La civilisation éternelle

Poète, prophète, philosophe et musicien, Orphée pouvait charmer les bêtes sauvages et les oiseaux ; et le mythe lui attribue une mission civilisatrice auprès des hommes.

Quelle pouvait donc être cette civilisation si peu civile, si peu citadine, si nécessairement hors les murs, où les hommes vivaient en bonne intelligence avec les animaux et les plantes, dans un échange de savoirs et de pouvoirs, dans une association dont l'homme seul s'est délibérément exclu ?

Nous avons à réapprendre cette civilisation. C'est elle qui renaîtrait si un cataclysme devait décimer la grande majorité de la population et détruire notre technologie (qui sait si ceci ne s'est pas déjà produit au cours de la longue période qui a précédé les quelques millénaires de notre histoire ?) A nouveau nus et démunis, les rescapés auraient bientôt fait de renouer les antiques relations, seules capables d'assurer leur subsistance et sans doute aussi leur équilibre psychique dans leur solitude d'après déluge.

Combien sont prêts à renoncer à la mesquine vanité de l'homo sapiens, de l'homo faber, plus que jamais Prométhée et si peu Orphée ? C'est une croisade pour la survie qu'il faut lever, pour une civilisation nouvelle, qui ne ferait que renouer le fil d'une civilisation si antique et si mystérieuse qu'il est aisé d'en nier l'existence même.
C'est une nouvelle croisade qui doit être prêchée dans les mégapoles du monde. Sans grand espoir d'être entendu. Répéter les vérités oubliées : que la nature est la véritable patrie de l'homme et son héritage, en partage avec tout ce qui vit et croît, avec les montagnes, avec le soleil, avec les étoiles.

L'homme peut être citoyen de l'univers ou rester un tyran qui, dans sa folie maniaque, édicte ses propres lois et détruit la Terre sous ses pieds. Le choix est urgent et ce texte y convie.

Nous sommes des êtres vivants. La nature est notre patrie. La nature me repayse dit Jean Rostand. Il n'y a rien de plus beau que la nature, rien de plus vrai, rien de plus important. Tout ce qui porte atteinte au vivant porte atteinte à l'homme.

Détruire la nature c'est nous mutiler. C'est nous trancher les doigts, nous arracher les yeux, nous briser le cœur. Ce n'est pas de la sotte sensiblerie : c'est un sentiment viril, juste et fort, en honneur chez les primitifs : les Indiens n'utilisaient que du bois mort et portaient le deuil de l'ours qu'ils avaient tué.

L'homme domestiqué pollue l'air, l'eau des rivières et de la mer, le sol qui nous nourrit. C'est un empoisonneur et il se donne la mort. Faut-il qu'il soit dégénéré ou désespéré ! Avoir à ce point perdu jusqu'au souvenir des odeurs, des murmures et des bruissements, de l'enivrante chanson et des rires des torrents, de l'œil bleu des pervenches, de la lumière des sous-bois éclairant les jonquilles, des yeux des écureuils sur les épicéas, dans la buée légère que le soleil, doucement, dissipe…

Faut-il être avachi pour se vautrer dans ces maisons sombres, dans ces cavernes qui, chacune, ont leur douteuse odeur ? Pendant qu'au fond des bois s'écoulent les ruisseaux ; clairs sur leur lit de sable, entre les herbes folles, la mousse et les myrtilles… ou bien que le muguet, piqué de campanules, recouvre tel vallon perdu dans la forêt.

Faut-il donc n'être rien, moins qu'un cadavre, une larve immonde entre deux mondes, pour de la vie tout ignorer, fouler aux pieds ses offrandes, mépriser son amour, torturer sans merci la nature toute entière, alors même qu'ingénue elle s'offre et s'abandonne, blanche comme neige, rousse d'automne, fraîche de fleurs, grosse de fruits, continuant toujours, jusqu'à la mort, à déployer ses dons, son clair regard et ses mille chansons. Nature est notre douce amante mais nous la traitons en esclave ou en prostituée. Quelle veulerie que d'abattre, chasser, éventrer, massacrer, écorcher vif, ébouillanter tout ce qui n'a ni bottes ni chapeau !

Il est évident que c'est dans la nature qu'est la vérité de l'homme et l'homme authentique. Hors nos murs, c'est la civilisation éternelle qui s'étend à perte de vue. Avec ou sans nous, la vie va de l'avant. Hors les murs, c'est la fête. Sortons de notre corset de pessimisme, quittons la prison de nos égoïsmes, dépouillons le vieil homme de ses hardes de raison, de ses oripeaux ridicules, de tous ses falbalas.

Entrons dans la ronde qui nous appelle, dans la longue farandole ondoyant par les collines. Homère aveugle nous l'a chantée, l'aurore aux doigts de rose, et tous les vrais poètes, ces prêtres de l'éternel, nous y convient. Le soleil brille, c'est un jour nouveau qui commence. Hors les murs de nos cités fortifiées, restaurons l'antique civilisation où l'homme avait commerce et tendresse avec les oiseaux et les poissons, avec les fleurs et les étoiles, avec lui-même.

C'est dans la vie sauvage qu'est la sauvegarde du monde

Cette phrase d'Henry D. Thoreau, le philosophe dans les bois qui a vécu en Nouvelle Angleterre de 1817 à 1862, est affichée dans les parcs nationaux américains – ce qui ne les protège pas des déprédations des pique-niqueurs...

Micheline Flack, sa traductrice, dit de lui

Tel Krishna, il joue de la flûte et les animaux charmés lui répondent. Emerson, son ami habitant comme lui à Concord, près de Boston, raconte que les poissons nageaient dans sa main, les oiseaux le suivaient dans ses promenades.

Et Thoreau lui-même écrit :

Ce qu'on appelle le génie, c'est une abondance de vie ou de santé qui fait que tout ce qui s'adresse aux sens, la saveur de ces baies, le meuglement de la vache qui résonne comme s'il était renvoyé par le flanc d'une montagne juste avant la nuit, quand les rosées embaumées parfument l'air et qu'il règne une force, une sérénité éternelle et l'attente de ce matin qui ne sera jamais terni, tous les objets, tous les sons, les odeurs, les saveurs grisent d'une ivresse de santé (...) Je me sens transporté quand je pense que je dois une perception à ce sens grossier et commun du goût, que c'est à travers mon palais que l'inspiration m'est venue, que ces baies ont nourri mon cerveau. Après avoir mangé les fruits simples, sains et exquis de la colline, j'ai senti mes sens stimulés. J'étais devenu jeune et, assis ou debout, ne me sentais plus le même.

Ce ne sont pas les parcs nationaux, ni l'assainissement des rivières, ni les nichoirs pour les oiseaux qui sauveront la planète : ces actions sont superficielles.

Changer de vie pour changer le monde

Nous devons retrouver, préserver la vie sauvage en nous. Vivre par inspiration disait Thoreau, qui voulait se laisser continuellement irriguer et submerger par la réalité qui nous entoure. Nous retrouver nous-mêmes, restaurer l'état de nature en nous et récupérer ainsi nos pouvoirs.

Cette conversion est d'autant plus difficile qu'il nous reste à assimiler la technologie, l'industrialisation, le christianisme dogmatique, la centralisation romaine et tout ce dont nous sommes gavés comme idées et comme valeurs imposées.

Sous ces couches, sous cette croûte culturelle, court encore le fleuve souterrain de nos antiques traditions. Et c'est maintenant une question de vie ou de mort de le retrouver, de lui rendre sa navigabilité. C'est notre Nil nourricier à nous, qu'il faut désensabler.

C'est en changeant de vie que nous transformerons la société. Thoreau fut un grand précurseur. Sans quitter son village, sinon pour vivre deux ans au fond des bois et malgré que ses livres se soient peu vendus de son vivant, il eut – il a plus que jamais – une influence considérable. Il a donné à Gandhi l'idée de l'action non-violente. Il est né à l'endroit ou a éclaté le premier coup de feu de la guerre d'Indépendance ; et leur indépendance, c'est un peu à lui que la doivent cinq cent millions d'Indiens.

Un seul homme peut en influencer des milliards. Pour cela il faut et il suffit qu'il agisse sur lui-même. En agissant sur lui-même, il agit sur le monde. En restaurant l'état de nature en nous, nous restaurerons la nature sur la planète. Ceci n'est pas théorique mais nous situe, au contraire, au cœur palpitant du réel. Manifester dans les rues c'est bien, mais manifester à l'extérieur notre nature profonde, dans sa virginale simplicité et sa verdeur, c'est mieux.

Qui est l'homme ? Quelle est sa réalité ? Comment vivre ? Quelles sont les lois de la vie ? Comment changer d'existence ? Voilà les vraies questions. De la réponse dépend notre succès, notre bonheur individuel et, au-delà, la survie de la planète. Il n'y a aucune échappatoire. Tricher plus longtemps n'est pas possible. Les politiciens sont ligotés par notre opinion : ils sont à la traîne. Les églises ont monopolisé la religion. Les philosophes réfléchissent, ne les dérangeons pas. NOUS ferons quelque chose.

La philosophie

Une sagesse ?

Il faut peut-être abandonner l'ancienne ambition du bonheur par la certitude, renoncer à l'impossible, s'aligner sur ce qu'on sait de la réalité, la mort pour tous à un moment ou à un autre, le malheur d'être si attaché à soi, la férocité de la lutte, avec, comme en échange, l'éblouissante entreprise de la science, notre capacité d'héroïsme, notre sens de la beauté, donc le mélange de grandeur et de petitesse, l'alternance de réussites et d'échecs, d'affirmations et de négations, qui font la condition humaine. (PARRAIN Brice, Histoire de la Philosophie, La Pléiade, 1969.)

Voilà bien une description du contenu de la philosophie dans le sens premier : une sagesse. Incarner la condition humaine puisque c'est notre lot. Ange et bête, embryon de dieu dans un animal à grosse tête, avec de grands yeux qui reflètent le ciel et des mains frémissantes.

Une existence. Longue quant aux souffrances, aux doutes, aux obstacles ; courte pour réaliser nos rêves à l'horizon de l'idéal. Une existence pourquoi ? C'est comme de naître avec une clé d'or qui pend au cou, sans savoir où est la serrure…

Et si c'était la mort, la serrure, la mort qui ouvrait la porte ? La vraie vie, spirituelle, tout de pureté – enfin – qui commençait après la mort ? Quel joli conte de Noël ! Il faut trouver autre chose que ce chant de sirène : si beau soit-il, il nous distrait. C'est un leurre.

Produire du futur avec du passé

Incarner la condition humaine, c'est prendre notre place dans la lignée. Chaque génération, presque pareille à la précédente, affirme cependant un petit quelque chose de neuf et de différent qui fait sa fierté. Pour chacun qui vit une existence, cette existence est unique et essentiellement différente. Incarner la condition humaine c'est prendre place dans l'histoire et pousser les choses un petit peu plus loin.

Cela signifie :
- d'une part et en gros, devenir ce que furent les prédécesseurs (les ancêtres), récapituler le passé de l'humanité,
- d'autre part et en finesse, pousser des pointes dans diverses directions, au-delà du sommet de nous-mêmes, dans le vide et l'inconnu de l'humanité à venir, dans le concert des arts et des sciences, une petite chanson du cœur au bord des lèvres…

La tradition fixe le cadre de nos existences. L'esprit d'aventure anime les plus valeureux d'entre nous. La clé d'or reçue en dépôt sacré appartient à nos enfants : c'est le témoin de notre course relais au fil de l'histoire. Elle ouvre l'avenir.

Deux courants : la tradition et l'aventure. La tradition, c'est-à-dire le patrimoine de l'humanité, le passé, nos racines, le terreau. L'aventure, c'est la recherche d'autre chose, ailleurs ; c'est inventer, oser, être différent, unique ; c'est la vie en bouton, la fleur au bout de la tige.

Le conformisme du groupe s'oppose à l'originalité de l'individu et la raison à la liberté. La liberté est incompatible avec la raison, dit Brice Parrain. Le nœud de toute l'affaire, non ?

Société contre Liberté ?

La raison, c'est l'ordre et bientôt la police et les juges ; la prison et la mort pour les mauvais garçons qui ont osé prendre des libertés. La raison conduit à la répression, inexorablement et au malheur.

L'aventure de la liberté c'est la certitude d'une échappée, l'immense fierté d'un affranchissement. Mais un échec social inéluctable attend l'imprudent : un instant de pur bonheur contre la vie marginale d'un vagabond.

Il nous reste à inventer un mode de vie, une organisation sociale où la tradition soit effectivement le cadre de référence qui permette à l'humanité de survivre et à chacun de mener une existence satisfaisante. Mais où, simultanément, l'aventure et la recherche soient honorés et favorisés, spécialement chez les jeunes, pleins d'une juste verdeur et porteurs de notre espérance.

Ainsi voit-on se dessiner le programme de l'enseignement, courroie de transmission entre la tradition et les jeunes : il doit accueillir – et non punir – les audaces et les curiosités, l'affirmation virile de la différence, l'interrogation sans limites et les essais les plus impétueux.

Etre philosophe c'est,

dans le langage courant, accepter, renoncer et même abandonner. Or le philosophe véritable ne se réfugie pas dans la théorie et n'a rien d'un conformiste.

Le vrai philosophe est l'aventurier qui ose se confier à ses impulsions les plus téméraires : il a volé le feu sacré et c'est dans l'infini qu'il déploie ses ailes.

C'est en premier lieu quelqu'un qui réfléchit. Il s'efforce à l'objectivité. Il observe, recueille des données, les compare et les classe. Il conclut. Au risque de se tromper, il ose penser par lui-même. C'est toujours un libre penseur.

Raisonner ou… résonner

Raisonner seulement dans un cadre pré-établi n'est que résonner : ce n'est pas encore de la philosophie. Il faut l'envolée inspirée et poétique comme celle de Platon ou de Teilhard de Chardin. La raison est un outil, rien de plus. Ce n'est pas le tout de la pensée. Inaccessible au grand nombre pour qui elle est obscurcie par les émotions inférieures incontrôlées, la raison n'est cependant qu'une règle, qu'un fil à plomb.

L'utilité de cette machine à analyser, de cet ordinateur biologique, est évidente. Mais l'être humain a aussi un cœur et un esprit. Au-delà des émotions telles que le chagrin, la peur et l'agressivité, au-delà de la raison même, il y a l'admiration et l'enthousiasme, l'amour qui fait sauter le verrou de l'individualité ; enfin, très haut, très loin, l'extase unifiante des mystiques.

Le philosophe doit donc s'entraîner à l'examen objectif et fuir les préjugés, rejeter les stéréotypes, s'affranchir des émotions basses incontrôlées. Et il doit en outre s'abandonner à l'inspiration poétique, quoiqu'en disent les professionnels de la philosophie.

Le philosophe : un dissident

Le philosophe n'a d'ordres à recevoir de personne. Il n'est à la botte d'aucun pouvoir, fût-il universitaire. Le philosophe a vocation d'opposant. Il n'est ni juge ni prêtre. C'est un éternel dissident. Il pourrait être un conseiller mais on ne l'appelle guère. Il sera éloquent par son existence et cela suffit.

La philosophie permet de se guider dans l'existence sinon elle n'est rien. Elle doit fournir des bases solides pour fonder l'existence personnelle et l'organisation sociale. Un programme poussé à sa limite par les cyniques en Grèce, ancêtres des anarchistes, des hippies…

Diogène

Diogène s'était donné un programme précis :

Je m'efforce de faire dans ma vie le contraire de tout le monde.

Selon lui, cette devise était justifiée par le fait que les hommes se donnent des peines futiles et oublient de vivre conformément à la nature. Aussi Diogène n'hésitait-il pas, selon certains auteurs, à satisfaire ses besoins génésiques en public, au même titre que ses besoins alimentaires, en regrettant qu'il ne fût pas aussi facile de soulager les seconds que les premiers. Niant la valeur du mariage, recommandant l'union libre, partisan de la communauté des femmes et des enfants, Diogène se donnait pour un citoyen du monde qui, se moquant de la noblesse et de la gloire, tenait pour seule vraie la constitution qui régit l'univers. (Histoire de la Philosophie, déjà citée)

Pas de société sans prison

L'individu moyen ne se connaît guère, mais il possède une pièce d'identité. La société administrative tend à remplacer l'être vivant par un simple numéro de classement.

Le tapis végétal de la planète est étouffé par un béton envahissant. L'immense aventure vivante, plus ancienne que l'homme et que celui-ci prétend désormais tenir à bout de bras, est étranglée méthodiquement. La soi-disant cruauté de la nature est remplacée par l'équilibre de la terreur.

Pas de société sans prison. Et comme disait une affiche récente d'Amnesty : Je pense donc je suis. En prison. Nous possédons une pièce d'identité comme la vache a un numéro sur l'oreille. Elle manifeste notre appartenance forcée à la société. Si le flic m'appelle, je dois y courir. Si un jury de niais me condamne je devrai mourir. Nous sommes tous assignés à résidence et même en liberté surveillée. Le vagabondage était, en Belgique, un crime de lèse-administration.

Dès l'âge de raison, le bien nommé, nous sommes enfermés à l'école, à la merci de fonctionnaires cultivés, c'est-à-dire ayant intégré les valeurs de la société répressive. Ils ont fait soumission totale à l'Administration et vont tendre au même but avec les enfants détenus. Sadomaso et compagnie. L'école, une sombre histoire de lèche-botte et de lèche-cul. Encore aujourd'hui certains Etats des Etats-Unis autorisent à l'école les châtiments physiques.

Et que dire de l'ironie facile du maître, des tracasseries sournoises des polissons. De l'école on glisse facilement à l'armée puis à l'usine ou au bureau et enfin à l'hospice, avant d'aller ranger sagement ses os dans le trou désigné.

Sakharov : le modèle du philosophe

Dans de nombreux pays, tout le peuple est bâillonné. On tue et on torture impunément presque partout et de plus en plus, la société est un camp de concentration, où toute manifestation de vie doit être normalisée. Les têtes qui dépassent sont coupées.

En somme et en résumé, si la culture a remplacé la nature, l'administration remplace actuellement la culture et glisse vers la prison généralisée. Il reste un pas à franchir, le dernier : de la prison pour tous à la peine de mort pour tous. Vive les missiles. Gai, gai mourons, il en restera toujours quelques-uns et ceux-là auront gagné !

Cette perspective effrayante est réaliste. L'histoire s'est prodigieusement accélérée. La concentration de population, de pouvoir politique et de moyens techniques a secrété des effets pervers : nous ne maîtrisons plus la dynamique sociale. La société est devenue un monstre qui dévore ses enfants. Sakharov a incarné longtemps la dissidence : c'est le modèle du philosophe.

Esquisse d'une biosophie

Nous avons un corps

Une chose est sûre : nous avons un corps. Il existe. Je peux me pincer pour m'en assurer. Et, deuxième certitude, ce corps m'est absolument nécessaire pour vivre. Ce corps, enfin, est vivant.
Rien à voir avec les pierres ou les idées. Le corps est un organisme, c'est-à-dire un ensemble cohérent d'organes et lui-même

fait partie d'un ensemble plus grand : le milieu dont il est issu et dont il tire sa substance.

Pas question pour un corps – donc pour nous – d'être unique, isolé, né de rien et sans attache : nous avons eu père et mère, qui eux-mêmes... Pas question non plus pour nous de vivre solitaires au sommet d'un roc ou d'une colonne, à la manière des stylites, ou au fond d'une caverne scellée pour toujours, comme certains l'ont tenté.

Nous sommes vivants parce que nous avons eu des parents et nous continuons à vivre parce que nous avons des échanges : par nous la grande aventure de l'espèce et du vivant se poursuit.

Mais pour que cette aventure continue encore longtemps et pour que nous-mêmes atteignions le sommet de nos possibilités, nous devons répondre à certaines exigences précises des êtres vivants en général, de l'espèce humaine en particulier et de notre vocation individuelle.

Nous ne sommes ni des pierres

ni des idées. Nous sommes des êtres vivants, comme les plantes et les animaux. En quoi, jusqu'à quel point nous sommes différents des animaux et des plantes, n'est pas tellement important. Ce qui est important, c'est que nous sommes des êtres vivants. Parce que les êtres vivants sont très différents des objets inertes comme les pierres. Les molécules chimiques du vivant, à base de carbone, sont beaucoup plus complexes que les molécules inorganiques et il a fallu créer un nouveau système de notation pour en rendre compte. Il est important de comprendre que cette découverte est encore récente dans l'histoire des sciences et que les philosophes verbeux sont peu ouverts aux sciences, n'ont pas tous intégré cette nouveauté.

Les êtres vivants sont d'une complexité que nous commençons seulement à entrevoir. Saisir en détail l'organisation physico-chimique de la cellule la plus simple dépasse nos capacités, dit par exemple, le biologiste allemand von Bestalemffy. Le nombre des protéines possibles (les molécules de la vie) serait d'un milliard de milliard de milliards. Il n'est pas étonnant que la vie se manifeste sous des formes aussi différentes que le virus et la baleine.

Voici quelques brefs extraits du livre l'Univers de la Science du biochimiste Isaac Asimov : On a déterminé que la molécule d'une protéine du sang appelée la sérum albumine contient 15 glycines, 45 valines, 58 leucines, 9 isoleucines, 31 prolines, 33 phényl alanines, 18 tyrosines, 1 tryptophane, 22 sérines, 27 thréonines, 16 cystines, 4 cystéines, 6 méthionines, 25 arginines, 16 histidines, 58 lysines, 46 acides aspartiques et 80 acides glutamiques, un total de 526 acides aminés de 18 types différents, associés dans une protéine ayant un poids moléculaire de 69000 environ (...)

Un organisme tel que le corps humain est une usine chimique aux multiples facettes. Il respire de l'oxygène et boit de l'eau. Il prend dans sa nourriture des sucres (glucides), des graisses, des protéines, des minéraux et autres matériaux bruts. Il élimine les produits indigestes, en plus des bactéries et des produits de putréfaction qu'elles engendrent. Il excrète aussi du gaz carbonique par les poumons, rend de l'eau par la respiration et la transpiration, il excrète de l'urine qui transporte de nombreux composés en solution, le principal étant l'urée. Ces réactions déterminent le métabolisme du corps. (...)

Chaque conversion majeure dans le corps implique une multitude d'étapes et de nombreuses enzymes. Même un organisme apparemment aussi simple que la minuscule bactérie doit utiliser plusieurs milliers d'enzymes et de réactions différentes. Tout cela peut sembler inutilement complexe, mais c'est la véritable essence de la vie. (...) Les enzymes gouvernent la chimie du corps comme le mouvement compliqué des doigts sur les cordes gouverne le jeu du violon ; et sans cette complexité, le corps ne pourrait pas accomplir ses fonctions multiples.

Suivre le cours des multiples réactions qui constituent le métabolisme du corps, c'est suivre le cours de la vie. Tenter de le suivre en détail, pour comprendre l'interdépendance des innombrables réactions qui ont lieu toutes en même temps, peut sembler une entreprise terrifiante, voire désespérée. (ASIMOV Isaac, l'Univers de la Science, InterEditions, 1986, Paris)

La vie est une aventure qui commença ici, sur cette planète, il y a des millions d'années, paraît-il, et qui continuera encore très longtemps – avec ou sans nous. Sur cette planète parce que la vie, telle que nous la connaissons, exige notre eau, notre air et notre soleil. Une aventure parce que rien n'est écrit : la destinée n'existe pas – ni la chance, ni le hasard.

Ce sont les êtres vivants, tous les individus de chaque espèce, à chaque génération qui, au cours de leur existence éphémère, font beaucoup pour perpétuer l'espèce et ses traditions (chez les animaux, cela s'appelle l'instinct) et quelque chose pour expérimenter, pour préparer le changement et le progrès.

La vie inventa la mort pour durer :

c'est sa plus extraordinaire invention. La vie se transmet d'une génération à l'autre, apparemment identique et pourtant en évolution imperceptible. En 1982, pour la théorie synthétique néo-darwinienne, on peut dire que la naissance des nouvelles espèces n'est rien d'autre que la modification progressive de la composition génétique des populations. Les espèces changent par remplacement progressif des caractères génétiques, par la mutation des gènes, mieux adaptés aux conditions nouvelles du milieu. (Science et Vie, N°166, mars 1989, p. 293.)

Tel est le moyen par lequel la vie se perpétue et grâce auquel elle dure plus que les pierres elles-mêmes. La vie inventa l'amour en même temps que la mort. Les sciences et les techniques, les mathématiques et toutes les lois sont justes assez bonnes pour les objets inertes. La vie, elle, a besoin d'amour.

Donc, nous sommes des êtres vivants. Nous habitons un corps dont il nous faut prendre un soin au moins égal à celui de notre voiture. Nous devons suivre le manuel d'entretien et donner au corps ce dont il a besoin – et non agir selon nos caprices…

Il faut à chaque être humain

de l'eau, de l'air, du soleil, de la nourriture. Un système politico-économique comme le nôtre, qui entraîne la mort de millions d'adultes et même d'enfants, n'est pas bon et aucune idéologie ne le justifie (les idéologies ne servent en général qu'à justifier les abus de pouvoir).

Si nous voulons que l'humanité survive, que l'aventure humaine se poursuive, chaque individu doit pouvoir rester en vie, connaître et maintenir les traditions, être libre d'expérimenter.

Les hommes ont besoin de nourriture et d'éducation ; mais aussi de liberté, sinon l'humanité périra. L'homme n'est pas seulement un corps de chair. Comme tous les êtres vivants il a besoin d'amour et de liberté. Comme tous les êtres vivants, il a une âme. Une âme qui lui permet de sentir et d'aimer, de rêver et de créer. Et qui doit être développée au même titre que les aptitudes mentales. Le monde spirituel n'appartient pas aux églises mais à chacun de nous.

Il ne suffit pas de devenir physiquement adulte. La maturité n'est atteinte qu'à l'issue du développement de l'âme, en accédant à l'univers spirituel (le paradis). Là se trouve le bonheur et nulle part ailleurs. Mais trop d'êtres n'atteignent jamais cette maturité, ni ce bonheur : ils se fanent avant d'éclore.

Qui nous succédera ?

A supposer que l'être humain soit l'animal ultime, le plus parfait (bien qu'on puisse souvent en douter), qui lui succédera ? C'est, nous semble-t-il, la personne humaine qui succédera à l'espèce humaine. Des êtres comme Platon, Shakespeare ou Bach, sont les pionniers de l'humanité future. Quoique appartenant au passé, ils sont en avance sur l'humanité actuelle.
Ils montrent le chemin. Un chemin que nous pouvons tenter de suivre, selon nos moyens. En développant notre personnalité pour devenir progressivement et toujours davantage, nous-mêmes. Développer la personnalité, c'est la construire.

Comme l'arbre s'enracine, nous pouvons nous enrichir de tout le passé individuel et collectif, en le réactualisant sans cesse. Et comme l'arbre tire son énergie de la lumière vers laquelle il se tend de toutes ses branches et de toutes ses feuilles, nous tirons notre énergie de notre vision créatrice de l'idéal, c'est-à-dire de notre enthousiasme.

Devenir soi

Devenir soi est un but idéal pour nous-mêmes et utile aux autres membres de l'espèce. La vie place son espoir en chaque être et attend cet effort de notre part, cette pierre à l'édifice commun, ce bourgeon nouveau à l'extrémité des branches.

Devenir soi c'est, non seulement sortir d'une animalité instinctive ou de l'inconscience végétative que nous supposons aux animaux aussi bien que d'une relative indifférenciation sociale (le mouton de Panurge, le numéro matricule), mais c'est aussi émerger au grand large de l'aventure et de la liberté.
Parce que c'est au centre de notre conscience que nous élaborons nos images, nos symboles, notre système de valeurs, que nous sécrétons notre temps et notre espace, que nous instituons, enfin, ici et maintenant, l'univers.

L'univers, extension de la conscience,

comme la maison prolonge le panier du chat, comme le ciel décrit des cercles autour du nid de l'hirondelle. L'être vivant exprime l'univers, crée le sens. Et c'est au centre de la conscience que s'élabore le présent et l'avenir. Avec les matériaux du passé et avec notre vision créatrice de l'avenir. Comme le pêcheur au bord de la rivière, qui lance sa ligne en amont et la voit revenir vers lui : les évènements, tels qu'ils nous affectent, sont nos pensées qui nous reviennent.

La conscience constitue une unité distincte comme la cellule, mais elle n'existe qu'en relation. Deux ou plusieurs consciences peuvent communiquer, échanger, voire fusionner. Et pas seulement à l'intérieur du couple, de la famille, de l'espèce.

L'être humain est sensible à la beauté de la fleur. Or la fleur est l'organe sexuel des plantes évoluées. Sa fonction est de séduire l'insecte. Si nous sommes également séduits, il faut bien qu'il y ait quelque chose et sans doute plus qu'on ne pense, de commun entre le psychisme des insectes, des plantes et des êtres humains.

Nous ne pensons en êtres humains qu'à l'issue d'une très longue évolution, dont il nous est resté l'aptitude à sentir et à rêver comme une plante, comme un animal. Notre civilisation, notre culture, notre mental, nos sentiments, ont des racines très longues et très profondes, qui plongent dans toute la longue histoire du vivant.

Il existe un psychisme biologique,

une intelligence naturelle qui est, ou pourrait être, le socle de nos concepts rationnels. Cette forme d'intelligence qui crée et réunit les cellules en tissus et en organismes, n'est pas forcément individuelle, elle se situe peut-être au niveau de l'espèce, qui serait la véritable unité organique à considérer.

Des papillons traversent l'océan, si frêles, si bêtes soient-ils. Ils sont infiniment plus économes, plus efficaces, plus parfaits que nos avions et nos fusées. Le moindre animal est bien supérieur à nos inventions, même les plus sophistiquées. Il existe depuis bien plus longtemps qu'elles et leur survivra peut-être.

Les concepts rationnels, quelle que soit la fierté que nous en tirions, ne sont que des réductions simplificatrices d'une réalité complexe, impropre à l'analyse discursive. Nommer poire une poire juteuse nous donne peut-être la notion de poire, mais certainement pas son jus, celui de cette poire-là à ce moment précis. Cette simplification abusive du réel est secrètement terroriste, comme le sont les tests d'intelligence et les processus de sélection scolaire.

Il ne peut exister de réalité que dans le vivant. Non, ce n'est pas parce que je pense que je suis. Non, les animaux ne sont pas des machines sans âme. Pour que je pense il faut d'abord que je vive et même que nous ayons vécu, en tant qu'espèce, en tant qu'êtres vivants, une très longue histoire.

Une philosophie juste ne peut être qu'une biosophie, une sagesse naturelle ou du vivant : elle seule peut nous sortir de l'anthropocentrisme rétrograde dans lequel nous nous complaisons et qui obscurcit notre entendement, justifiant toutes les aberrations, toutes les destructions, confinant, enfin, à l'absurde.

Nous avons longtemps cru que la Terre était le centre de l'univers, voire le monde à elle seule. Et nous continuons à croire que l'animal humain est le roi des animaux, seul à être intelligent, doué d'une âme et de raison, seul réellement digne d'intérêt.

Avec les conséquences que l'on sait, en matière de carnage et de destruction, non seulement des animaux et des plantes mais, pire encore de leur milieu, réservoir de l'avenir.

La vie est une aventure fabuleuse

qui a commencé il y a des milliards d'années. C'est un roman feuilleton à la dimension du cosmos, dont l'histoire connue des hommes n'est qu'une syllabe (et pas forcément la première).

C'est un pari fantastique vers une complexité croissante, une fragilité croissante, une incertitude croissante. Mais un pari toujours gagné et toujours relancé. Son étrange principe central est l'amour.

Puis vint l'homme tel que nous le connaissons aujourd'hui : une sorte d'hybride entre un dieu génial et un animal dégénéré. Qui prétend agir à sa guise, tout changer, tout arrêter, tout casser, tout humaniser, selon le droit, dans les règles, en dur, en béton armé, en acier inoxydable. Tel est l'ukase de cet égocentrique frénétique : son principe secret est une haine maladive. Nous devons nous soigner pour retrouver la véritable santé physique et mentale.

L'univers matériel

se compose de matière inerte et d'énergie. Son symbole est la pierre. C'est une régression pour l'être humain et ses institutions que de s'inspirer de l'univers matériel et d'exalter la pierre comme cela est si évident dans les villes. Nous ressemblons en cela aux grands crustacés comme les homards qui, à force de se protéger, se sont engoncés dans des carapaces : c'est un peu comme si nous vivions perpétuellement dans des armures de chevaliers teutoniques.

Dans les villes, les bâtiments, les statues et le sol sont en pierre. On va gratter à la porte du ciel avec les gratte-ciel et on s'enfonce dans le sol avec des souterrains maçonnés.

Dans la franc-maçonnerie, la règle et le compas sont en honneur et le but explicite est de transformer l'homme en pierre taillée. La justice est l'apologie de la règle (la loi) et les écoles transmettent un savoir figé, stéréotypé, réglementé, non-vivant... à coup de règle.

Or il est primordial que l'humanité se souvienne de son appartenance à la biosphère, au vivant. Les symboles en sont l'arbre, la fleur, la courbe, le cœur. Tous les organismes sont animés : ils possèdent une âme. Les organismes se caractérisent par une complexité extraordinaire et par deux caractères principaux : la génération et la spécialisation.

Génération – diversification

1) La génération. Au lieu d'essayer de durer immuablement, la stratégie de la vie consiste dans la succession des générations. La course relais en est une bonne image. Ici le témoin transmis de proche en proche est la culture, la tradition (l'instinct quand on parle des animaux), la mémoire chromosomique. Ceci est nécessaire par suite de la complexité/fragilité des vivants.

2) La diversification. La vie ne met pas tous ses œufs dans le même panier. Le nombre de combinaisons possibles dans lesquelles 19 acides aminés peuvent être arrangés dans une chaîne (même en supposant qu'un seul acide aminé de chaque sorte soit utilisé) est de près de 120 millions de milliards (...) Quand on a une protéine de la taille de la sérum albumine, qui est

composée de plus de 500 acides aminés, le nombre d'arrangements possible devient de l'ordre de 10 exposant 600 (1 suivi de 600 zéros). C'est un chiffre complètement extravagant, bien supérieur au nombre de particules subatomiques contenues dans tout l'Univers (…). (Asimov op. cit.)

La floraison d'espèces et de tentatives en tout genre est une extraordinaire exploration des possibles et le meilleur gage de progrès, en même temps que la meilleure garantie de survie. Il est intéressant de noter que certains êtres vivants sont capables de résister aux effets des explosions dites atomiques.

Se souvenir de notre appartenance à la biosphère permettrait, notamment, de nous inspirer davantage de celle-ci, même pour l'organisation de la société. C'est ainsi qu'il conviendrait de donner la priorité absolue au phénomène génératif : aux enfants, qui seront peu nombreux sous peine de surpopulation galopante mais revalorisés, à l'amour, et à la conservation des traditions. Et qu'il faudra promouvoir systématiquement et généraliser toutes les explorations, toutes les recherches, toutes les créations, l'originalité, la personnalité, la différence et la variété, dans tous les domaines.

Ceci ne nie pas du tout l'unité du genre humain, bien au contraire. Et un travail intense doit être entrepris en vue d'une meilleure connaissance du patrimoine intellectuel, artistique et scientifique légué par l'histoire.
L'amour et l'exploration conduisent à chercher et à découvrir l'existence juste et la réalité. L'univers spirituel, ou réalité, dont le symbole est le soleil, est uniquement accessible aux justes, les êtres vivant correctement : les plantes, les animaux sauvages et les ascètes. L'esprit, ou moi réel, ou moi profond, ou être est un. Il n'y en a qu'un. Ce que je suis en réalité c'est l'être qui est. Et c'est par le subconscient que je participe à ce très grand Moi.

L'être se manifeste par le vivant, qui organise l'inerte au moyen d'une âme animatrice. Cette âme se laisse deviner lorsqu'elle frémit, à l'écoute de la musique (à laquelle les plantes sont sensibles… puisqu'elles possèdent une âme !), lors d'une promenade en forêt, dans l'amour ou dans la prière qui élève les pensées.

La vie physique (en existe-t-il une autre ?) ne saurait être surestimée et encore moins niée. Si quelques rares ascètes peuvent rechercher des moyens extrêmes de progrès spirituel, la majorité d'entre nous avons besoin d'une solide santé physique pour fonder une existence heureuse et réussie. Comme nous le verrons plus loin, cette santé peut atteindre des sommets insoupçonnés.

Les Cimes de la santé physique

Introduction

Définition de la santé

L'Organisation Mondiale de la Santé considère la santé non seulement comme l'absence de maladie mais comme un état de complet bien-être physique et moral. Il est cependant tentant de se référer au bon sens populaire, aux normes qui ont cours dans notre société.

C'est ainsi qu'on parlera couramment d'un homme bien portant pour désigner un obèse et que les mères se féliciteront d'avoir un enfant dodu. Les Occidentaux sont souvent trop gros. Ils s'essoufflent, risquent le diabète, sont de mauvais cas opératoires. Les statistiques de mortalité en matière d'assurance décès prouvent que le poids réduit l'espérance de vie.

La santé consiste en un état de parfait fonctionnement du corps et de l'esprit, dont nous n'avons pas forcément les meilleurs exemples sous les yeux. Etre capable de marcher pendant une ou plusieurs journées, sac au dos, ou de nager sous la glace, ou de résister aux épidémies, ou de cicatriser les plaies en un temps record, ou d'être toujours de bonne humeur : sont-ce des exploits exceptionnels ou cela fait-il partie de la santé ? Autrement dit, est-ce normal ?

Les statistiques indiquent que les Occidentaux sont, dans l'ensemble, en mauvaise santé. Ils fonctionnent mal et sont malheureux.

Panorama de la santé de nos contemporains

Selon le Dr Valnet (voir son livre Traitement des maladies... Maloine, Paris, 1973), sur 500.000 décès annuels en France, plus de 100.000 sont dus au cancer et 200.000 aux affections cardio-vasculaires (infarctus, artérites, hypertension, accidents cérébraux).

Deux millions de Français sont atteints d'affections cardio-vasculaires et fournissent 40 % de la mortalité générale. Il n'y a actuellement plus une famille qui ne comporte au moins un malade chronique. Des chiffres comparables et plus récents, existent vraisemblablement pour les autres pays développés : nous sommes en mauvaise santé.

Selon le Dr Jacques Fradin, se référant aux chiffres publiés par la Sécurité sociale en France, en 1980 par rapport à 1960, les maladies sont apparues en moyenne 5 ans plus tôt dans l'existence des Français (ceux-ci sont tombés malades 5 ans plus tôt). Par contre, ils ont vécu 7 mois de plus – soit cinq ans et sept mois supplémentaires de vie amoindrie. Entre 1960 et 1980 toujours, les dépenses de sécurité sociale ont été multipliées par sept. Logique. Mais ruineux.

Les dépenses de sécurité sociale constituent un gouffre vertigineux dans lequel sombre notre ancienne prospérité et la civilisation elle-même. Le nombre de malades et d'handicapés est préoccupant. Mais que dire de la santé mentale et morale ? La curiosité intellectuelle, l'optimisme et l'enthousiasme, ou simplement la bienveillance, deviennent de plus en plus rares, étranges, marginaux.

Les no go areas :

une curiosité déconseillée aux touristes, titre Le Soir de Bruxelles (du 3.8.87), parlant de zones urbaines anglaises où la police ne s'aventure plus qu'en groupes compacts. Dans bon nombre de logements, les fenêtres sont condamnées par des planches de contreplaqué pour empêcher les intrusions et les cambriolages.

L'article rapporte les propos de Mary Ellery, conseillère municipale dans une de ces zones :

Tout le problème vient des bandes de jeunes qui n'hésitent parfois pas à tuer, ou bien à incendier par jeu certains appartements. L'alcoolisme et la drogue font le reste.

Ces individus vivent ou survivent n'importe comment, sans plus savoir comment vivre ni pourquoi. Ils n'ont plus la notion de rien et s'abandonnent aux émotions violentes qui, seules, peuvent encore leur donner le sentiment d'exister. Leur mode de vie choque le bourgeois : ce n'est pas important, mais ils se condamnent au désespoir.

Les gens âgés, en augmentation inquiétante, exigeront de plus en plus de soins. Et, d'autre part, une fraction importante de jeunes, sans formation, sans travail, chôme, se retrouve dans la rue qui est une impasse. Les mégapoles modernes rassemblent des millions d'individus souvent déboussolés, qui ont perdu tout contact avec leurs racines, leurs traditions, avec la nature. Le quartier mal famé de Naples, par exemple, ne peut se visiter en 1989 que les poches vides et sans bijou.

Et que dire de Sao Paulo, où d'innombrables enfants sont jetés à la rue pour toujours, dans une jungle sans merci où le délit de chaque jour peut seul assurer le pain quotidien – un pain bien noir…

Dans nos sociétés occidentales nanties, la société toute entière est teintée de nihilisme, de désengagement, de distraction à outrance. Les traditions ne sont plus que folklore et la recherche, l'aventure, la création, les rêves, s'éteignent. La déprime générale, la décrépitude des institutions comme des bâtiments témoignent d'une mauvaise santé par trop générale, non seulement physique et mentale, mais encore sociale.

Ceci dit, vous qui lisez ce texte, faites vraisemblablement partie de la minorité qui s'interroge, qui réfléchit, qui a déjà opté pour un certain nombre de comportements et de modes de pensée plus personnels et plus efficaces.

Comment vous sentez-vous ?

La santé, comme le bonheur, nous apparaissent le plus souvent comme subjectifs. Et, ce qui nous importe, c'est notre santé et celle de nos proches. Comment vous sentez-vous ? Cette question peut provoquer une réaction du genre :

Moi ? Très bien, merci, je n'ai besoin de rien et gardez vos conseils pour vous.

A une enquête récente, des femmes ont ainsi déclaré, dans leur majorité, qu'elles se sentaient bien dans leur peau. Cela signifie-t-il, pour autant, qu'elles aient atteint un niveau de santé optimum, le plus élevé possible ? Nous est-il possible, en somme, de deviner ce que notre santé pourrait être ?

D'autre part, il est certain que l'âge joue un rôle déterminant. Les excès commis à vingt ans se réparent en une nuit de sommeil. A quatre-vingt ans... Il est patent que beaucoup d'hommes cessent de fumer et surveillent leur cholestérol après quarante ans.

La bonne santé consiste non seulement dans l'absence de maladie, mais encore dans un état de bien-être général. Si la perception que nous en avons est subjective, des indices objectifs n'en existent pas moins. Comme la capacité d'effort et de travail : pouvez-vous courir le marathon, travailler dix-huit heures d'affilée, vous concentrer longtemps sur un problème ardu ? Ou la résistance à l'infection : êtes-vous sujet à telle maladie, à un rhume par exemple, ou n'avez-vous plus appelé de médecin depuis vingt ans ? Et plus que tout, êtes-vous joyeux, plein d'enthousiasme, généreux et créatif ?

Objectif : la santé parfaite

La santé parfaite, c'est tout cela. Un état normal et naturel, même s'il est peu répandu. L'obésité si fréquente, la fatigue chronique, les maladies bien sûr, les insomnies, la mauvaise humeur habituelle et même l'agressivité incontrôlée et la neurasthénie sont des indices de mauvais état général.

La vie urbaine civilisée est largement responsable du délabrement général. Alexis Carrel remarquait déjà (dans l'Homme cet Inconnu, Plon, 1935) : Peut-être la civilisation moderne nous a-t-elle apporté des formes de vie, d'éducation et d'alimentation qui tendent à donner aux hommes les qualités des animaux domestiques.

Quinze ans plus tard, Konrad Lorenz enchaîne, dans Trois essais sur le comportement animal et humain, Seuil, 1970) :

Personne avant Schopenhauer n'avait remarqué que, si l'homme se distingue des animaux vivant à l'état sauvage par toute une série de caractères distinctifs, il partage ces derniers avec les animaux domestiques.

Les animaux domestiques

De l'animal sauvage, il dit page 137 :

On a le sentiment que, d'une manière très générale, les processus de production d'énergie endogène qui sont phylogénétiquement les plus anciens, les plus primitifs, ceux qui intéressent avant tout la nourriture et l'accouplement, auraient tendance à s'hypertrophier, cependant que les comportements les plus récents, subtilement spécialisés, ceux qui intéressent avant tout la communauté familiale, les soins et la défense de la progéniture et plus généralement toutes les réactions sociales tendent à s'atténuer.

L'homme s'enorgueillit de ses conquêtes sur les plans intellectuel, moral et matériel, mais il reste néanmoins vivant, c'est-à-dire biologique et ses tendances instinctives continuent à jouer dans sa vie un rôle important. Comme l'animal domestique, l'homme se suralimente (certains déclarent que nous mangeons trois fois trop) et mange n'importe quoi. Il est sexuellement surexcité et son comportement social est souvent irresponsable.

Disons carrément que l'homme est le plus dégénéré des animaux domestiques. Nerveusement déséquilibré, sujet à toutes les maladies, il s'accouple à longueur d'année, se gave de nourritures frelatées et tue des myriades d'êtres dans l'indifférence.

Si c'est une existence artificielle qui détruit la santé, on se doute que la solution se trouvera dans une vie plus naturelle pour ne pas dire plus sauvage.

Retrouver la santé parfaite

La tentation est grande de croire bon pour la santé ce que nous aimons. Un buveur de bière s'empresse de répéter, par exemple, que la bière fait digérer, un fumeur que la cigarette le calme, un Français digne de ce nom, fût-il médecin, que le bon vin réjouit le cœur de l'homme.

Les vertus de la viande rouge sont légendaires (mais la vache folle a sévi depuis...) et que dire de celles du cheval ? Les épinards contiennent du fer, quant aux germes de blé, c'est la panacée. Buvez du lait, mes enfants, vos os ont besoin de calcium, mais nous allons commencer par une cuillerée d'huile de foie de morue...

La diététique est moins répandue chez les médecins que chez les malades. Ceci n'empêche que bien des savants diététiciens se soient contredits les uns les autres et ce qui était bon un jour devenait détestable le lendemain. C'est ainsi que les régimes alimentaires les plus variés furent successivement réputés guérir la tuberculose et bon nombre d'autres maladies.

On a connu plus d'un régime à succès, sur lequel il est inutile de s'étendre. Les médecins ont souvent paru n'en savoir pas beaucoup plus que leurs patients. Et la conclusion prudente que beaucoup ont tirée fut : nous avons besoin d'une alimentation équilibrée, nous devons manger un peu de tout. La médecine s'est traditionnellement peu souciée d'hygiène générale, de prévention, s'adaptant ainsi à la demande d'une clientèle plus intéressée par les remèdes miracles que par un changement dans le mode de vie.

L'hygiène est la science des mesures propres à conserver la santé, dit le dictionnaire. D'où vient alors que l'impression générale est plutôt que c'est le médicament qui donne la santé ? Hippocrate apporta dans la Grèce ancienne les premières bases scientifiques de l'hygiène. Ce fut un médecin si grand que, de nos jours encore, les jeunes médecins prononcent son serment.

Et l'un des préceptes les plus péremptoires d'Hippocrate est tout simplement :

Que l'aliment soit ton unique médicament !

Hippocrate se démarquait de la médecine officielle de son temps et s'en démarque toujours, deux millénaires et demi plus tard. Il recueillit les éléments de sa science et de sa sagesse de la bouche des rebouteux : la médecine parallèle existait déjà et existera toujours. La sagesse, en tout cas, ne sera jamais l'apanage des pédants.

Approches de la solution

L'exemple des singes

Se basant sur un ensemble de caractères anatomiques, notamment les dents et les intestins, le naturaliste Cuvier montra, paraît-il sans équivoque, que l'homme se range parmi les frugivores.

Quatre mille hommes employés à la construction d'une ligne de chemin de fer en Amérique du Sud moururent de maladies dont la cause initiale était l'absorption d'aliments dévitalisés par la civilisation. Et pendant que ces pauvres gens mouraient, les singes de la forêt toute proche se nourrissant de fruits et de noix étaient en parfaite santé. Les seuls travailleurs ayant survécu ont été sauvés par le même régime qui assurait vigueur et longévité normale à ces singes.

La nourriture idéale de l'être humain serait la nourriture des singes anthropoïdes en liberté, dont la constitution anatomique est proche de la nôtre. (HUXLEY : Quel que soit le système d'organes étudiés (...) les différences structurales qui séparent l'homme du gorille et du chimpanzé sont plus faibles que celles qui séparent le gorille des singes inférieurs.) Et cette nourriture est constituée principalement de fruits et de baies, de noix diverses, de pousses vertes, de racines à la rigueur et, occasionnellement de quelque bestiole.

Les Hunzas

Au début du siècle, le Dr Robert Mc Carrison, qui dirigeait le département gouvernemental de recherches nutritionnelles aux Indes, fit une intéressante étude de la santé des populations par rapport à leurs pratiques alimentaires. Il travailla pendant longtemps parmi celles contrôlées par l'agence du Gilgit, région rude et montagneuse située dans le Cachemire du Nord.

Les descendants de l'une d'entre elles, les Hunzas, pouvaient marcher sur des distances de deux cents kilomètres dans le pays montagneux le plus rude du monde, ou creuser des trous dans la glace et nager de l'un à l'autre, sous la calotte gelée, rien que pour le plaisir.

Mac Carrison fut frappé d'observer qu'à l'exception d'occasionnelles inflammations oculaires dues à la ventilation déficiente de leurs feux, dans les huttes qu'ils habitaient, ils étaient en parfaite santé et vivaient très vieux. Leur santé n'avait d'égale que leur intelligence supérieure et leur urbanité.

Bien que peu nombreux et entourés de voisins belliqueux, ils furent rarement attaqués pour la simple raison qu'ils avaient toujours le dessus. Cependant d'autres tribus qui vivaient sous le même climat et dans les mêmes conditions géographiques étaient la proie de nombreuses maladies, et c'est ce qui mit la puce à l'oreille de Mac Carrison. Il se lança dans une étude comparée des mœurs alimentaires des tribus dépendant de l'agence du Gilgit. Dans un second temps il étendit son étude à plusieurs races un peu partout en Inde. (TOMPKINS et BIRD op. cit.)

Avant d'examiner le fruit de ces recherches, déjà anciennes, le lecteur se demandera ce que sont devenus ces étranges Hunzas. Ce peuple est à peine mentionné dans l'Encyclopédie Britannique, sous un autre nom, d'ailleurs.

Les Hunzas selon R. Taylor

Et c'est en fourrageant dans le monceau de livres d'un bouquiniste qui les avait empilés dans sa cour, que j'ai découvert Voyage au Pays Hunza, un livre plus récent (que celui de Mc Carrison), édité par M.C.L. à Paris en 1965 et illustré de photographies communiquées par Boyer de Belvefer, chef de la mission de Belvefer 1963 au Pakistan de l'Ouest.

Voici le début de l'avant-propos :

Mettez votre doigt sur la carte, à l'endroit où se rejoignent le Cachemire, la Chine et l'Afghanistan. La frontière russe est à cent kilomètres. C'est ici le toit du monde...

(...) La langue hunza (le burushaski) n'a aucun lien de parenté avec aucune langue connue... Mais cette langue parlée est extraordinairement riche... Les substantifs peuvent exprimer le pluriel sous 38 formes différentes. (Autrement dit, ce ne sont pas des êtres incultes.)

(...) Les Hunzas vécurent pratiquement sans contact avec le monde extérieur. Un médecin écossais, Mac Carrisson, les visita entre les deux guerres... Les fruits et légumes sont mangés aussitôt cueillis. Ils subissent une cuisson réduite...

Si c'était vrai (que les Hunzas soient les descendants directs des Aryens ayant à leur tête de grands rois initiés auxquels font allusion les livres sacrés de l'Inde) et il y a des chances que cela soit, les Hunzas seraient les héritiers des civilisations de l'âge d'or et les derniers témoins de l'authentique art de vivre.

Ce genre de propos peut enflammer l'imagination de naïfs tels que moi mais fera fuir les gens sérieux. Le texte du livre fourmille de détails fascinants qui ne peuvent avoir été tous délibérément inventés. Et même en faisant la part des exagérations dues éventuellement à un enthousiasme débridé, les faits relatés (il s'agit d'un compte-rendu non d'un conte de fées) méritent l'attention des curieux.

La durée de l'existence et les performances des vieillards sont les faits les plus souvent relevés, mais il est vrai que l'âge est bien difficile à contrôler.

La santé physique et mentale des Hunzas paraît stupéfiante : l'absence de maladie (ainsi que de médecins et d'hôpitaux), la rapidité de cicatrisation des plaies, l'endurance et les performances physiques (les Hunzas restent actuellement les plus appréciés des sherpas), la joie de vivre, l'absence de délinquance (ainsi que de police et de prison) sont autant d'indices qui donnent à réfléchir, sinon des preuves absolues (rien ne convaincra jamais les irréductibles).

Une des causes principales de cette santé parfaite, inconnue sous nos latitudes, serait l'alimentation (et le jeûne annuel prolongé).

Il semble que ce peuple ait retrouvé la base alimentaire naturelle, celle des préhominiens qui étaient éminemment frugivores. Ils sont arboricoles (ndrl : l'auteur veut dire arboriculteurs), mangent leurs fruits tout empreints des charges solaires naturelles, mais exempts de toute pollution industrielle. (TAYLOR op. cit.)

Voici d'ailleurs le résultat des recherches du Dr Robert Mc Carrison, tel qu'il est reproduit dans le livre de R. Taylor (je n'ai pas trouvé le livre original du médecin écossais, qui s'intitulerait en français Recherches sur les Maladies de Carence).

Mc Carrison et les Hunzas

J'ai personnellement découvert, dit-il, un exemple de souche humaine, inégalé par sa perfection physique et son immunité aux affections courantes. Je veux parler du peuple de Hunza,

Etat situé à l'extrême pointe nord de l'Inde... La longévité individuelle y est extrêmement prolongée. Durant les sept années passées au milieu de ces gens, les seuls services que j'ai été amené à leur rendre se sont limités à des soins de blessures accidentelles, des ablations de cataractes séniles, des excisions de granulomes des paupières et quelques traitements d'autres maladies n'ayant également rien à voir avec l'alimentation.

Pendant tout mon séjour dans leur pays, je n'ai jamais rencontré d'estomacs atones, d'ulcères gastriques ou duodénaux, d'appendicites, de colites à bacilles ou de cancers... Ils ignorent les réactions intestinales provoquées par le psychisme, la fatigue, la peur et le froid. En règle générale, ils n'ont conscience de l'existence de leur tube digestif qu'à l'occasion de la sensation de faim. Depuis que je suis revenu en Occident, leur excellente santé abdominale me paraît contraster de plus en plus avec la multiplicité dolente des gastralgies et des colites de nos populations hautement civilisées.

Mc Carrison et les rats

En 1927, il est nommé directeur des recherches sur l'alimentation en Inde, dans le cadre de la Research Fund Association. Comme témoins, il choisit les rats blancs, dont les goûts alimentaires sont similaires aux nôtres. Leur durée de vie étant brève, leur évolution est facile à observer.

Dans un premier temps, il place les rats bien portants dans de bonnes conditions d'air, d'ensoleillement, de confort et de propreté. Il les nourrit avec les aliments usuels des Hunzakuts : chapattis de farine complète, légèrement enduits de beurre frais ; haricots et pois germés ; carottes fraîches crues, choux crus ; lait non bouilli ; un peu de viande et d'os, une fois par semaine et de l'eau en abondance.

Il observe ainsi 1200 rats, de leur naissance à leur 27e mois, qui correspond à cinquante ans pour un homme. On sacrifie à ce moment les animaux nourris à la mode hunza, pour les examiner attentivement. Mc Carrison note alors :

Pendant ces neuf trimestres, pas un animal malade parmi les rats blancs, pas de décès parmi les adultes, pas de mortalité infantile, sauf quelques morts accidentelles. A l'autopsie comme à l'examen clinique, ce lot est parfaitement sain. Il se peut que des facteurs viraux latents m'aient échappé, mais je n'ai rien décelé, ni cliniquement, ni sous le microscope.

Il ne s'en tient pas là. Il sélectionne alors un lot de rats malades et les place au régime hunza. Ils guérissent tous. Puis il prend des portées de rats, les met dans des conditions optima et les nourrit avec une alimentation de type hindou : riz, farineux, légumes cuits et condiments. Maladies et carences habituelles, réapparaissent : malaises, ulcères, furoncles, mauvaises dentures, déviations de la colonne vertébrale, alopécies, anémie, dermatoses, cardiopathies, néphrites, adénites et désordres intestinaux. Cela parmi deux mille sujets.

L'autopsie révèle toute une série de maladies. De toutes les parties du corps, matrice, ovaires, peau, poils, sang, systèmes respiratoire, urinaire, digestif, nerveux et cardio-vasculaire, aucun n'échappe à la maladie.

En dernier lieu, Mc Carrison nourrit un lot de rats au régime du prolétariat anglais : pain blanc, margarine, thé sucré, légumes bouillis, viande de conserve, confitures et gelées bon marché. A ce régime, non seulement les rats présentent la même densité de maladies que le lot précédent, mais ils deviennent nerveux.

Ils étaient irritables, mordaient leurs congénères, devenaient antisociaux. Au seizième jour de l'expérience, ils ont commencé à tuer et à dévorer les plus faibles d'entre eux.

Cette dernière assertion pourrait bien être un des indices – il y en a d'autres (des expériences réalisées avec des détenus, par exemple) – de la relation directe entre délinquance et alimentation.

Mais on se récriera facilement que les hommes ne ressemblent en rien à des rats et que ce qui se vérifie si bien avec eux ne prouve rien en ce qui concerne l'espèce humaine. Et s'il est vrai que l'expérimentation humaine est difficile et rare, il existe des témoignages souvent dignes de foi des résultats obtenus par des régimes alimentaires naturels.

Un médecin soigne son cancer

Voici, par exemple, le résumé d'une brochure écrite par le médecin danois Christine Nolfi (Mes expériences avec les aliments vivants, Imprimerie Grandville, Nancy, 1960). Le Dr Nolfi se découvrit, au printemps 1941, une petite tumeur au sein droit qui, cinq semaines plus tard s'était développée jusqu'à la grosseur d'un œuf. C'était bien le cancer et la mort devait être rapide.

Elle alla vivre sur une petite île du Kattegat, sous une tente, mangea exclusivement des fruits et des légumes crus et prit des bains de soleil de 4 à 5 heures par jour.

La tumeur commença à diminuer après deux mois et, au bout d'un an, elle adopta la suggestion d'un confrère de ramener la proportion d'aliments crus à 5O à 70 % du total (au lieu de 100 %). Mais après trois à quatre mois le cancer était redevenu actif et elle reprit son régime à 100 %.

Christine Nolfi commença alors à traiter ses patients par ce régime et les guérit, à l'exception de malades qui vinrent la voir quelques jours avant la fin ou ne suivirent pas le régime et en moururent. Ce qui fournit un prétexte à ses collègues pour l'attaquer en justice. Et si probants que fussent ses succès, les opposants n'en démordirent pas : elle était ou un charlatan ou un bon psychologue.

Et Christine Nolfi conclut :

Mon sanatorium Humlegaarden a toujours une liste d'attente. Comme quoi les malades ont parfois plus de bon sens que leur médecin.

Mais pourquoi attendre la maladie pour manger ce qui nous convient ? Par conformisme ?

Burger et l'instincto-nutrition

Le chou

Guy-Claude Burger, dont voici des notes prises lors de sa conférence du 14.2.87 au centre Rogier à Bruxelles, a une double formation de physicien et de musicien. Suite à une maladie grave il a réorienté sa vie vers la musique et, en tournée aux Etats-Unis, il achète des légumes et des fruits, qu'il compte manger dans sa chambre. Comme il n'y dispose pas d'une installation de cuisine, il doit manger cru et croque une première feuille de chou rouge.

Cela lui semble bon et il continue. Mais, le deuxième jour, il ne retrouve pas le goût qu'il avait aimé. Il mange autre chose. Quelques jours plus tard il revient à son chou et, à son grand étonnement, il est à nouveau très bon. S'il est plausible que le chou se soit fané, comment expliquer qu'il soit redevenu bon ? A moins que le changement ne se passe en réalité dans notre corps…

L'instinct alimentaire

G.C.B. découvre également qu'en ajoutant du ketchup à son chou ou à d'autres légumes, le goût reste uniforme. L'explication va se préciser et s'affiner peu à peu, de même que sa pratique va passer par bien des tâtonnements.

Des mécanismes extrêmement précis existent, nous permettant de choisir nos aliments. Il est facile de vérifier. Il suffit, dit-il, d'acheter un ananas et d'en manger des tranches, telles quelles.

Après quelques tranches (un nombre variable d'une personne à l'autre et d'un moment à l'autre), le goût semble moins bon. Et il devient finalement tout à fait impossible de continuer à en manger.

G.C.B. a découvert (ou redécouvert) peu à peu que nous disposons d'un instinct alimentaire comme celui des animaux, qui nous permet de répondre à nos vrais besoins en étant à l'écoute des changements de goût et d'odeur. L'instinct se manifeste par le plaisir, dit-il.

Je préciserais que nous nous guidons à l'odeur et au goût, sans évoquer l'instinct, étant donné que l'attention portée aux changements d'odeur et de goût, même si elle est plus animale que proprement humaine, demeure un comportement à caractère analytique, donc intelligent. A la limite, ceci prouve l'intelligence des animaux et non pas la survivance de l'instinct chez l'homme. La finesse, la subtilité de cette forme d'intelligence me paraît précisément caractéristique de l'intelligence à l'état de nature. Force est de constater que l'intelligence biologique dépasse parfois l'intelligence mesurée par les tests de quotient intellectuel.

Quinze mille personnes auraient déjà suivi son enseignement, auraient essayé. Mais il ne connaît pas le nombre de personnes qui ont persévéré.

L'instinct réserve de grosses surprises. Il cite des records. Une dame atteinte de polyarthrite a guéri en mangeant des quantités... d'os de seiche. Un enfant de deux ans, atteint de leucémie, a guéri en mangeant énormément de jaunes d'œuf. Ces derniers font régulièrement l'objet de records : 52 en un repas et même, dernier record en date, 96 jaunes d'œuf en une fois.

L'instinct alimentaire est précis. Sinon une espèce animale serait rapidement détruite, éliminée par la sélection naturelle. C'est l'intelligence conceptuelle qui a permis de modifier les aliments et de tromper l'instinct.

Un art trompeur

La cuisine sert à rendre les aliments meilleurs, à les rendre uniformément bons, même quand on n'en n'a pas besoin. L'art culinaire est l'art de tromper l'instinct. Au lieu de s'arrêter de manger, on continue, d'où surcharge de l'organisme. Quand nous sommes surchargés, les aliments naturels nous paraissent mauvais.

Par contre, quand la surcharge est éliminée, l'aliment naturel, la pomme de terre crue, par exemple, n'a plus un goût de terre mais, au contraire, de... violette.

Avec l'instincto, les aliments naturels deviennent très bons : le niveau de plaisir gustatif, d'éblouissement, égale et dépasse celui que procure la cuisine. Les aliments cuisinés créent en réalité une frustration, qui entraîne une quête du plaisir, de restaurant en restaurant.

L'instincto libère de cette obsession. C'est une thérapie basée sur le plaisir, sans diagnostic et sans prescription. Les gens se soignent, se guérissent avant même de savoir qu'ils sont malades. La médecine en est incapable.

Le corps est compliqué

Il s'y passe de nombreuses réactions chimiques. On connaît actuellement deux mille enzymes, il y en a peut-être vingt mille. Chaque enzyme est un laboratoire responsable d'une transformation (c'est l'équivalent d'un catalyseur).

La question qui se pose à la médecine est de réparer le laboratoire qui a cessé de fonctionner, mais sans savoir lequel, sans pouvoir pénétrer dans le corps. La médecine en est réduite à des conjectures, à jeter une grenade dans le tas, à tout hasard. L'artifice thérapeutique est souvent un coup de poker.

Par l'instincto, c'est le corps lui-même qui, de l'intérieur et en connaissance de cause, effectue les réparations, les reconstructions qui s'imposent. Et pour cela le corps suit un certain ordre, un certain plan : cela ne sert à rien de lui donner des carrelages alors qu'à ce moment il a besoin de briques.

G.C.B. a observé un grand nombre de cas de guérisons totales ou de progrès et ce pour toutes les maladies, même les plus graves, y compris le cancer et le SIDA. Dans un article de lui publié en juillet '86, il dit :

Reste le plus gros morceau : les maladies graves, cancers, leucémie, maladies auto-immunes, là où la médecine ne peut rien ou presque.

Les résultats déjà obtenus par l'anopsothérapie – un autre nom de l'instincto-nutrition – semblent, dit-il, inscrire cette méthode en tête de toutes les thérapeutiques existantes : améliorations ou guérisons de polyarthrites rhumatoïdes, de scléroses en plaques, de lupus érythémateux disséminés, fontes spectaculaires de tumeurs cancéreuses (même osseuses !), rétablissements inespérés de formules sanguines et maints petits miracles qu'on ose à peine dire par peur de ne pas être pris au sérieux.

Avec un avantage majeur sur les autres méthodes : l'absence de tout effet secondaire, ceux qui sont passés par les affres de la chimiothérapie, de la corticothérapie, de la bombe au cobalt et autres menus plaisirs de notre médecine moderne sauront mesurer la différence. Car l'anopsothérapie c'est en fait guérir par le plaisir…

Si un cancer en phase terminale ne peut être guéri, les souffrances sont en tout cas supprimées. En instincto, il n'y a jamais de douleur inflammatoire. En cas d'accident, la première douleur passée, la suite se déroule sans douleur.

Subtilité de l'instinct

L'instinct est subtil parce qu'il est aussi vieux que la vie elle-même. Il est nécessaire à chaque cellule et a dû être présent dès les premières cellules qui, sinon, absorberaient des poisons et mourraient. Ce mécanisme de reconnaissance s'appelle le chimio-tactisme des cellules.

Le mécanisme de l'instinct alimentaire s'est perfectionné au cours de l'évolution et a atteint un très haut degré de raffinement chez les primates. Un chimpanzé dans la forêt choisit parmi 237 aliments. L'odorat guide les animaux vers l'aliment disponible dont ils ont besoin. Le goût les empêche d'en manger trop.

L'instinct alimentaire ne fonctionne pas avec les aliments cuits, qui n'existent pas dans la nature. Il cite le cas des ananas en boîte. Nous n'y sommes pas adaptés génétiquement parce que le programme génétique n'évolue que très lentement.

Une grosse surprise de la paléontologie est de découvrir, grâce aux squelettes retrouvés, que nos lointains ancêtres (avant la découverte du feu ?) étaient dépourvus de nos maladies dites de civilisation (cancers, maladies cardio-vasculaires, artériosclérose, sclérose en plaque, etc.). Si, actuellement, une personne sur trois meurt du cancer, le taux était alors de une sur mille.

Quant à l'alimentation équilibrée de la diététique, elle est un non-sens. Parce que cet équilibre représente une moyenne, alors que les besoins varient considérablement.

Secrets de casserole

Des réactions chimiques se produisent dans les casseroles, comme dans les tubes à essai si souvent chauffés des laboratoires. La chaleur augmente la vitesse des molécules qui se heurtent, se cassent et se combinent entre elles.

Des composés nouveaux apparaissent : ce sont des dérivés de la pyrolyse. Le goût de cuit provient d'une réaction sucre protéine. Ce sont des chaînes de molécules très complexes appelées molécules de Maillard.

De telles molécules administrées à des rates font crever leurs embryons. Elles détruisent le foie, hypertrophient les reins : autant de signes d'intoxication. On est loin de savoir ce qui se passe dans une casserole.

Quatre cent cinquante espèces de molécules nouvelles (qui n'existent pas dans la nature) ont été inventoriées dans une pomme de terre cuite nature. Les enzymes sont pris au dépourvu par ces corps qu'ils ne sont pas programmés pour traiter. La chaleur est une énergie de désordre (agitation moléculaire). Le désordre alimentaire crée le désordre dans l'organisme.

Une super santé

G.C.B. a six enfants, trois cuits et trois crus dès la naissance. Il cite le cas du petit dernier et de sa première expérience d'instincto à l'âge de six heures. Ses enfants sont superbement constitués, étudient fort bien – au point de s'ennuyer à l'école – et gagnent des marathons sans entraînement.

Le lait n'est pas un aliment originel (comme doivent être consommés tous les aliments en instincto). Chaque espèce animale réserve le lait de ses femelles à ses propres petits. Le lait humain et le lait de vache sont fort différents. En outre, le lait contient des hormones de croissance – qui seraient responsables de l'élévation subite de la taille des Japonais, par exemple. Cette augmentation pourrait être responsable d'un certain nombre de scolioses.

La santé des instinctos est meilleure que celle des gens normaux en bonne santé. Ils dorment mieux, sont plus endurants, peuvent mieux se concentrer, notamment. Les accouchements se passent mieux, etc. Tout monte d'un cran, dit-il.

A ma question à propos du passage difficile de la théorie à la pratique et des nombreux échecs que j'ai pu constater autour de moi (et pour moi-même !) (c'est-à-dire le retour à l'alimentation usuelle), le conférencier répond qu'il faut, ou tâtonner pendant des années comme il l'a fait, ou suivre un stage de deux à trois semaines dans son centre. L'assistance, nombreuse, dans la salle de conférence, se compose pour une large part de convaincus : certains témoignent des bienfaits du régime. Mais retournons à nos Hunzas.

Que sont devenus les Hunzas ?

La dernière information en notre possession (à l'exception d'une récente émission télévisée sur une chaîne commerciale américaine, réalisée par une secte protestante et qui ne m'a rien appris de neuf), consiste en un reportage de Sabrina et Roland MICHAUD, dans la revue Geo, No 13, mars 1980.

Tout ce que nous avions appris en Occident sur l'une des plus célèbres vallées de ces montagnes, le Hounza, nous avait semblé extraordinaire, mirifique, digne d'être vu de près. Hounza, la vallée heureuse !... La vallée de l'éternelle jeunesse obtenue grâce à un régime alimentaire unique !... C'est ainsi que la tête remplie de rêves, nous arrivâmes un beau jour à Gilgit, centre administratif des provinces du Nord.

Nous devions toutefois quelque peu déchanter dès notre arrivée. Le mir du Hounza – prince soumis au Pakistan et qui vit des subventions que ce pays lui octroie – nous apprit lui-même, avec une pointe d'amertume, que les traditions se meurent...

Le massif du Karakoram n'est plus l'endroit pratiquement inaccessible qu'il avait été pendant des siècles, jusqu'à ces dix dernières années. Une route moderne, le Karakoram Highway, traverse aujourd'hui cette région et relie le réseau chinois au réseau pakistanais... Ce sont des Chinois en grand nombre, vingt mille au moins, davantage peut-être, qui, tels des fourmis, s'affairent avec ardeur nuit et jour...

Dans ce pays qui, à en croire la légende, devrait être peuplé de centenaires, nous n'en n'avons rencontré que deux... Nous n'avons certes pas trouvé le paradis, ni la fontaine de jouvence. Mais c'est dans ces vallées d'accès si difficile, dans ces oasis, miracles de vie et de vérité, à l'ombre des plus hautes montagnes de la Terre, en partageant l'existence de ces populations terriblement démunies sur le plan matériel, mais extraordinairement riches par ailleurs, que nous avons rencontré une nouvelle échelle des valeurs humaines, valeurs qui font désormais partie de notre vie.

Conclusion

La santé est largement liée au régime alimentaire : nous devons donner au corps ce dont il a besoin, ce qu'il peut traiter et nous abstenir de ce qui le surcharge inutilement.

Une large plage de tolérance nous permet de subsister dans les conditions les plus difficiles. Notre corps peut subir bien des avanies, sans en ressentir de troubles immédiats. Les jeunes, en particulier, peuvent se permettre beaucoup d'écarts sans conséquence apparente.

Mais les personnes moins jeunes ou plus exigeantes quant à leur santé, celles qui veulent retrouver la santé parfaite et tous les avantages qui en découlent, ces personnes-là réformeront leur régime alimentaire.

Cette réforme consiste à renoncer à ce qui est mauvais et à rechercher ce qui est bon. Voici une liste de substances couramment consommées dans nos sociétés mais cependant nocives et parmi les aliments disponibles, ceux qui nous sont les plus favorables à un moment donné.

L'alimentation

Eviter les poisons

Le tabac

Le tabagisme est encore largement répandu : c'est un fait de société. Selon la commission des Communautés européennes, le tabac constitue, avec le SIDA, la menace la plus grave pesant sur la santé publique. Mais il présente l'intérêt supplémentaire d'avoir été bien étudié et de mettre en évidence des attitudes psychologiques et des mécanismes socioéconomiques révélateurs. Les citations qui suivent sont empruntées au dossier Tabac préparé par le G.E.R.M. en 1982.

Historique

La plante que les Indiens du Nouveau Monde fumaient, pour des raisons religieuses, médicinales, etc., fut introduite en

Europe et plus particulièrement au Portugal, en Espagne et en France entre 1550 et 1560… Les premiers colons partis aux Etats-Unis cultivèrent le tabac et des plantations se créèrent au Kentucky et en Virginie… Au cours de l'ère préindustrielle, c'est-à-dire jusque vers la fin du XIXe siècle, la consommation de tabac eut des fortunes diverses (pipe, cigare, prise, chique)…

La première guerre mondiale a tué beaucoup de monde et elle a aussi fait naître chez les survivants l'habitude de fumer. Les cigarettes étaient une bonne manière de faire passer le temps et comme on s'y accoutume facilement, les autorités ont toujours pensé que c'était une bonne chose à donner aux troupes. Elle permettait aussi de créer l'image du fumeur viril. En 1920, les cigarettes écrasaient sur le marché tous les autres produits du tabac et cette tendance s'est maintenue…

Il est probable qu'aucun autre produit ou service n'est diffusé dans le monde entier avec autant d'efficacité. Une paillote au carrefour de deux pistes en plein désert vend des cigarettes ; à l'arrêt du bac, dans la jungle, un vieil écriteau rouillé annonce toujours qu'ici même, on peut acheter des cigarettes. Dans les bidonvilles comme dans les élégants night-clubs, entrées dans le pays en fraude ou légalement, en cartouches, par paquets ou à la pièce, on peut trouver des cigarettes sur toute la surface du globe.

Ce n'est qu'au cours des années cinquante qu'on s'est aperçu, aux Etats-Unis, des dangers encourus par les fumeurs. En 1950, deux Américains, Wynder et Graham, publiaient une étude faisant apparaître que sur 650 personnes souffrant d'un cancer du poumon, 95 % avaient fumé pendant plus de vingt-cinq ans.

Depuis 1976, deux millions de Français ont cessé de fumer… 71 % des adultes considèrent que fumer est mauvais pour la santé. (P.-A. Befort)

Pourquoi fume-t-on ?

La cigarette apparaît, dans tous les moyens de diffusion… comme la compagne des valeurs ressenties comme les plus nécessaires au monde contemporain : la santé, la jeunesse, le bonheur, la réussite, l'argent, etc. Il existe toute une mythologie moderne qui s'appuie sur un certain nombre d'attributs : les voitures, les voyages, les femmes et la cigarette… La cigarette est certainement le plus démocratique des témoins de cette réussite et l'on s'imagine sans doute qu'en portant à ces lèvres ce fétiche, on se valorise en quelque sorte par assimilation aux vedettes du monde moderne.

Une vingtaine d'années ont passé depuis que ce texte a été écrit. On constate que la publicité met l'accent sur la vie virile au sein de la nature : les cow-boys de Marlboro, les explorateurs de Camel. Le pays mythique de Marlboro, un lieu ressenti comme une métaphore de la liberté… Au citadin tourmenté, pressé et compressé, elle (cette publicité) offre les grands espaces, la fraîcheur et la simplicité rude et primordiale… Il est à craindre que ces campagnes visent particulièrement les jeunes garçons dont on espère ainsi qu'ils commenceront à fumer – pour ne plus s'arrêter que vingt ans plus tard, y ayant laissé des centaines de milliers de francs et une partie de leur santé. Ceci en spéculant sur leur légitime désir de devenir des hommes.

Un enfant a d'autant plus de chances de devenir fumeur que ses parents le sont… En fait, plus que toutes choses, c'est l'exemple qui compte.

Quatre types différents de comportements tabagiques ont été proposés par Tomkins :
– le tabagisme par habitude,
– le tabagisme comme stimulant ou relaxant,
– le tabagisme pour lutter contre la sensation de détresse
– le tabagisme d'accoutumance psychologique.

Les fumeurs invétérés fument pour éviter l'état de manque (de nicotine). Les fumeurs régulent (inconsciemment) le taux de nicotine qu'ils absorbent… Les campagnes pour les cigarettes à faible teneur en nicotine font fausse route…

Parmi les patients externes d'un département hospitalier, on trouve 99 % de fumeurs parmi les héroïnomanes et 92 % de fumeurs parmi les alcooliques, contre 58 % dans la population globale (considérée).

Dangers du tabac

Pour les professeurs Jean Bernard et Maurice Tubiana, le cancer provoque (en France) plus de cinquante mille décès par an et 25 à 30 % des cancers dans le monde : c'est un désastre sanitaire. Le tabac est le toxique le plus dangereux de notre civilisation et constitue, selon l'OMS, la principale menace sanitaire de notre civilisation.

Voici un extrait éloquent de leur article : Il suffit de constater ce qui se passe au voisinage des lycées, des universités pour prendre la mesure du problème. Les jeunes filles montent et descendent la rue ; toutes, ou presque, fument cigarette sur cigarette. Comment ne pas penser que dans vingt ou trente ans une sur quatre d'entre elles sera tuée après plusieurs mois de souffrances, d'asphyxie par une maladie provoquée par le tabac ?

Le danger est dans la cigarette. Il est beaucoup plus faible, sinon pratiquement inexistant dans le cigare et dans la pipe. Cela tient sans doute au fait que la température de combustion de la cigarette est plus élevée et que par conséquent les corps qui naissent de cette combustion sont différents et apparaissent plus toxiques.

C'est le nombre total de cigarettes fumées au cours de l'existence qui est déterminant. Le risque paraît très évident à partir de 100.000 cigarettes et il est extrêmement important à partir de 200.000. L'organisme humain se comporte en quelque sorte comme un filtre qui retiendrait toutes les substances produites par la cigarette.

Le cancer n'atteint plus l'homme de 70 ans ou de 60 ans comme cela se passait il y a quelques années, mais bien le sujet de 40 ou 45 ans parce que le tabagisme commence beaucoup plus tôt.

La bronchite chronique atteint (en France) deux millions de malades et est responsable de 50.000 décès par an. Près de la moitié des bronchites chroniques sont dues au tabagisme. En 1974, sur 22.000 décès par cancers des voies respiratoires, 17.500 étaient liés à l'usage du tabac. Les maladies cardio-vasculaires sont trois fois plus fréquentes chez les fumeurs – 5 fois plus de morts subites avant cinquante ans. Une femme enceinte qui fume empoisonne son enfant. Si l'intoxication du fumeur passif est faible, elle est réelle s'il séjourne longuement dans un local enfumé non ou mal ventilé.

Comment arrêter de fumer ?

Il faut savoir que c'est possible : des millions de fumeurs se sont arrêtés et le nombre des fumeurs diminue dans beaucoup de pays. Les non-fumeurs deviennent majoritaires.

Il faut d'abord le vouloir – et pour cela, avoir peur ou être informé et convaincu des dangers aussi bien que des bénéfices importants qui seront retirés de l'abstention, pour la santé et pour le portefeuille – et décider de surmonter les difficultés des premiers jours. Il est utile de savoir que l'envie de fumer diminue en quelques jours et rend le sevrage rapidement supportable. La volonté est aidée par la pensée positive, dont il sera longuement parlé dans un chapitre ultérieur.

Il faut s'arrêter totalement et choisir son moment (vacances, maladie), s'entourer d'un bon milieu (non-fumeur !), supprimer les occasions, respirer (exercices, sports), manger des crudités et boire de l'eau, bien dormir. Pour les fumeurs prêts à cesser de fumer :

1. Relisez lentement ce chapitre en prenant des notes.
2. Fixez le jour de votre arrêt définitif et inscrivez-le dans votre plan de vie.
3. Rappelez-vous que ce sont les deux premiers jours qui sont réellement difficiles à passer. Choisissez votre date en conséquence
4. Précisez les moyens que vous utiliserez pour rendre la chose plus aisée et pour réussir.

5. Prévoyez de marquer d'une façon ou l'autre (de fêter) votre succès à une date déterminée (par exemple après 7 jours d'abstinence et ensuite après 1 mois, 3 mois, 1 an).
6. Un certain nombre d'anciens fumeurs font une rechute. Restez donc vigilants.

Autres poisons

Les autres toxicomanies ne seront pas traitées ici. Les produits alimentaires les plus répandus sont souvent des poisons : c'est le cas des boissons alcoolisées, mais que le vin est bon... ainsi que du café, du thé et du cacao, et du lait (ce qui est moins connu), ainsi que de nombreux produits industriels alimentaires ou pharmaceutiques divers tels que le sucre ou l'aspirine, et tous les aliments cuits – avec de grandes variations dans la toxicité.

Un savant norvégien du nom d'Overtone a découvert que certains poisons solubles dans l'eau et dans l'huile, pénètrent au coeur des cellules et y demeurent. Ils stérilisent le fonctionnement du cerveau, entraînent une activité routinière, rendent incapables de critique, de jugement personnel, de synthèse intellectuellement nouvelle.

Ces poisons, nous les absorbons chaque jour et nous les offrons avec le sourire, comme la pomme de la sorcière, puisque ces poisons sont contenus dans l'alcool et le tabac mais aussi dans le café, le thé, le cacao, le kola, de même que dans la morphine, l'éther et le chloroforme. Ces poisons endorment : ils masquent la fatigue et les indispositions légères. C'est pour cela qu'on les prend. Les lendemains déchantent : on accuse alors les microbes, car tout allait si bien jusque là...

Que l'aliment soit ton unique médicament a dit Hippocrate. Et on devrait ajouter : n'absorbe que des aliments, à l'exclusion de toute autre substance et de l'eau à l'exclusion de toute autre boisson. Enfin, ce serait l'idéal...

Description des aliments

Les fruits, le pain et l'huile

Description

Le melon n'a pas de côtes pour faciliter son partage, ni la banane une peau amovible pour faciliter sa dégustation. Avant d'être des aliments de prédilection pour les singes et pour les hommes, les fruits sont destinés à la reproduction des végétaux supérieurs.

L'arbre prépare ses fruits pour nourrir les germes des arbres futurs, donc avec amour : un fruit c'est une capsule d'amour concentré. Est-ce si naïf ?

Les fruits comestibles comprennent non seulement les pommes et les noix, mais aussi les tomates, les olives et le blé. On peut les classer en fruits des zones tempérées et en fruits tropicaux. Ils sont dits charnus ou secs.

Les fruits charnus comprennent, notamment, les pommes et les poires, les pêches et les abricots, les cerises, les prunes, les melons et les figues, les agrumes (oranges, citrons...), les bananes, les ananas, les avocats, les mangues, les papayes, etc.

On peut y ajouter les fraises, les tomates et des baies telles que les groseilles, les framboises, les cassis, les myrtilles, etc. Les fruits secs comprennent les amandes, les noix diverses et les noisettes, les châtaignes et les faines, les olives, les céréales.

Appauvrissement des fruits

Nos marchés et supermarchés ne nous offrent plus que quelques variétés de chaque fruit : les Golden Delicious et autres Passe-Crassane. Les milliers d'autres variétés n'existent progressivement plus que dans les conservatoires des instituts de recherche.

Il s'agit d'un appauvrissement considérable. En outre, les fruits cultivés sur une grande échelle, davantage pour leurs qualités économiques que pour leurs qualités nutritives et gustatives, sont soumis à divers traitements et sont de plus en plus éloignés des fruits sauvages ou naturels.

Ces fruits dits frais ont grossi et embelli mais se sont appauvris en proportion : ils sont de plus en plus fades et de plus en plus mal reconnus par nos sens. Avec eux l'instinct alimentaire, déjà méconnu, fonctionne moins bien.

Les fruits secs sont de plus en plus souvent chauffés, ce qui détruit une partie de leurs qualités (toujours ce problème de la chaleur déjà rencontré à propos des méfaits du tabac).

Le pain et la pâtisserie

Le blé fait partie des fruits mais il est consommé cuit à l'état de pain. Il perd alors une partie de ses qualités et, comme tout aliment cuit à température élevée (plus de 100 degrés), il contient des substances que le corps ne reconnaît pas.
En outre, une céréale comme le froment a été tellement manipulée et depuis si longtemps, qu'elle présente des défauts importants, paraît-il.

Les autres produits à base de farine tels que les gâteaux et les pâtisseries cumulent les inconvénients précités avec ceux du sucre, du lait, etc.

L'huile et les olives
Les huiles d'olive, d'arachide et autres du commerce ont généralement subi des traitements industriels à chaud (toujours le problème de la chaleur). Il faut donc les éviter.

Les olives conservées sont également très éloignées des olives simplement cueillies et séchées : il suffit de manger une seule fois une de ces dernières pour en goûter l'étonnante différence (on s'empresse souvent de la recracher tant le goût peut en être dérangeant).

Les fruits tropicaux

La pratique d'un régime largement frugivore indique une préférence fréquente pour les fruits tropicaux tels que les bananes bien mûres, les ananas (dont on supporte rarement de grosses quantités), les avocats (surtout la variété à peau noire et grumeleuse), les mangues, etc.

Ces fruits d'une grande richesse nutritive sont également d'une véritable splendeur gustative. La préférence qui leur est témoignée confirme peut-être une origine tropicale (africaine) de l'humanité, confirmée par les résultats de recherches récentes : nous aurions abandonné ces terrains de cueillette grâce à la cuisine qui permettait de se satisfaire d'autres produits.

Autres végétaux

Les fruits constituent des réserves alimentaires pour les germes, que nous détournons à notre profit. Les végétaux constituent également d'autres réserves dont nous profitons. Ce sont en premier lieu les racines telles que les tubercules (pommes de terre, patates douces), les carottes, les céleris raves, etc. Autant d'aliments qui doivent être consommés, eux aussi, crus et tels quels, simplement lavés. Le sucre de betterave est produit en usine à chaud, une fois de plus, donc dangereux. Ses méfaits ont été largement décrits depuis longtemps.

Les légumes feuilles comme le chou ou la laitue, les légumes verts, constituent un appoint peu nourrissant, au même titre que les champignons.

Rien n'empêche d'essayer, de goûter, tout et n'importe quoi, à l'état de nature ; de humer longuement, de goûter et de recracher en cas de besoin. Ce qui pousse à l'état sauvage peut ainsi servir d'aliment, le cas échéant, sans qu'il soit besoin de déterminer l'espèce du végétal.

Viande, poisson et œufs

Il existe une très grande différence entre viande cuite et viande crue : celle-ci nous convient très bien, à l'occasion et si nous en éprouvons l'attirance, celle-là ne nous cause que des ennuis.

Inutile d'insister sur les méfaits des traitements hormonaux et autres dont le bétail est l'objet, c'est un fait patent. (Ce texte date de 20 ans et depuis la vache folle fait trembler les gouvernements et ruine les éleveurs.) Cela dit, la chair de n'importe quel animal (sain) peut sans doute être consommée.

Que ceux qu'effraie la perspective de manger de la viande ou du poisson cru se rappellent que :

- les jambons de Parme ou de Bayonne, par exemple, sont quasi crus,
- le bœuf est mangé cru et haché sous le nom de tartare en France ou de filet américain en Belgique), cru et mariné dans le citron et l'huile par les Italiens (le carpaccio), cru et séché par les Suisses (viande des Grisons), etc.
- les huîtres sont universellement appréciées, généralement crues,
- les Hollandais, notamment, mangent tout crus et exportent leurs jeunes harengs ou maatjes,
- les amateurs de viande rouge la préfèrent souvent... bleue, c'est-à-dire à peine saisie,
- les Japonais font une grosse consommation de poisson cru, etc.

La viande est meilleure après avoir reposé à l'air (sans emballage) dans un endroit ventilé, ou séchée. Le poisson peut également être séché, en prenant certaines précautions.

Les œufs doivent être consommés crus, comme tout le reste, mais jamais à contre cœur. C'est souvent le jaune qui est absorbé et parfois en quantités surprenantes.

Lait et produits laitiers

Le lait est destiné par chaque espèce animale à ses propres petits : il est exceptionnel qu'un nouveau-né soit nourri par une femelle d'une autre espèce. Le lait maternel convient parfaitement aux nourrissons. Il contient, notamment, des hormones de croissance inutiles et même nuisibles après l'enfance. La stature actuelle des Occidentaux serait due à l'absorption prolongée et intensive de lait, entraînant, notamment, de fréquents problèmes au niveau du dos.

Les fromages fermentés, comme le vin ou la bière, d'ailleurs, nous apportent peut-être des éléments intéressants (ou alors ils trompent notre instinct alimentaire, par exemple par une parenté étroite avec des éléments précieux) mais ils ne sont pas non plus innocents. Ils seraient, entre autres, causes d'odeurs corporelles déplaisantes, qui seraient l'indice d'une assimilation incomplète.

Pour le docteur Fradin, le lait est l'ennemi numéro un. C'est le lait qu'il faut supprimer en tout premier lieu, quelle qu'en soit la forme et si minime que soit la quantité consommée : une noisette de beurre, une cuillerée de crème glacée, peuvent suffire à provoquer la syncope d'un malade.

Epices et condiments

Le sel ne remplacera jamais les sels minéraux et les oligo-éléments abondants dans les véritables aliments. Il est condamné par les cardiologues et parfaitement inutile dans un régime d'aliments crus et originels, dont il fausse évidemment le goût. Le poivre et les autres épices, l'ail, les oignons, etc. peuvent toujours être consommés crus, à l'état originel et séparément, mais gageons que l'essai ne sera guère prolongé !

Manger quand ?

Nous, Occidentaux gavés, sommes excessivement préoccupés par les repas et les heures de repas. Rappelons qu'on ne meurt pas de faim pour avoir sauté un repas…

Il semble bien que l'être humain puisse être privé totalement de nourriture pendant plusieurs dizaines de jours sans dommage irréversible. Le jeûne est, en fait, un moyen de guérison connu de toute éternité.

Des rats de laboratoire ont été mis au régime suivant : 50 % de la ration qu'ils absorbent normalement et un jour de jeûne par semaine. Leur longévité en a été doublée. Jeûner 24 h toutes les semaines ou tous les quinze jours est une pratique très recommandable.

Avant de manger, nous devrions commencer par nous interroger sur notre véritable faim. En effet, ce que nous prenons généralement pour la sensation de faim, n'est qu'une aigreur d'estomac due à une digestion encore en cours et laborieuse. Il ne faut jamais se forcer à manger ni bien sûr y forcer les personnes dont on a la charge, les enfants notamment.

On se trouvera bien de se passer de petit déjeuner, permettant ainsi au corps de poursuivre la digestion inachevée du repas pris la veille au soir. Un ou deux verres d'eau fraîche suffisent.

Le repas de midi, souvent pris à l'extérieur, pourra consister en fruits frais et crus, faciles à emporter et à consommer sur le lieu de travail. Le repas du soir sera dès lors le repas principal et pourra s'étendre à une large gamme d'aliments selon les disponibilités.
Le Dr Fradin constate que les instinctos mangent proportionnellement trop de fruits et manqueraient dès lors de protéines. Il conseille, au moins dans un premier temps, de prévoir un repas viande ou oléagineux ou produits de la mer (ces derniers spécialement indiqués dans le traitement des reins) pour deux repas de fruits ou légumes ou miel.

Manger comment ?

Il faut en premier lieu s'assurer un endroit séparé, frais et ventilé, où puissent être conservés les aliments. On en extraira les provisions de son choix au moment du repas.

Il est absolument nécessaire de humer les aliments avant d'en manger. En cas de faim réelle, le parfum des aliments vous sautera au visage sans problème. Sinon, abstenez-vous. Il ne faudrait jamais rien absorber qui ne sente fort et ne s'avère lumineux au goût. Choisissez l'aliment qui, à ce moment, vous fait le plus envie par son parfum.

Les aliments doivent tous être mangés tels quels, simplement lavés, nettoyés et éventuellement découpés. Il faut ne manger que d'un aliment à la fois. Il faut s'arrêter d'en manger quand le goût en diminue et sans attendre qu'il irrite la bouche (l'aliment n'est pas différent, mais nous n'en n'avons plus besoin : c'est ce que Burger appelle l'arrêt instinctif). On peut alors continuer son repas avec un autre aliment et ainsi de suite jusqu'à satiété.

Donc ne mangez jamais ce qui vous semble avoir mauvais goût, quoi que ce soit. N'obligez jamais vos enfants à manger et laissez-les toujours choisir, même si vous avez reçu, comme nous tous, une éducation fort différente. Notez bien qu'il en va de même des médicaments que je n'ai pas rangé parmi les poisons mais qui ne sont certes pas des aliments.

Que boire ? En mangeant cru et originel (sans aucune préparation), sans sel ni épices, en ne buvant que de l'eau, la soif se fait beaucoup moins sentir qu'avec l'alimentation courante. En particulier, on n'éprouve pas le besoin de boire au cours du repas ou immédiatement après.

Il est cependant agréable et utile de boire au cours de la journée quelques verres d'eau fraîche, particulièrement en cas d'efforts physiques. En promenade par exemple, on emportera de l'eau que l'on boira aux haltes.

L'eau fraîche est, finalement, la seule boisson parfaite. Les jus de fruit sont moins intéressants que les fruits eux-mêmes ou alors il faudrait les boire à petite gorgée et ceux du commerce sont souvent pasteurisés (c'est-à-dire chauffés) et traités.

Organisation pratique

Ne boire que de l'eau, ne manger que du cru, ne va pas sans poser de solides problèmes d'organisation à la maison aussi bien qu'à l'extérieur (et des difficultés psychologiques indiquées plus loin). Ajoutons que dans de nombreux cas il paraît préférable de changer de régime par étape.

Le Dr Fradin est un adepte convaincu du changement progressif, étalé sur un an, par exemple :

1) Commencez par supprimer les produits laitiers sous toutes leurs formes, y compris les graisses animales qui sont souvent à base de lait et les sauces de restaurant, à base de crème.
2) Lorsque vous avez constaté une amélioration de votre état (perte de poids, bonne mine, bonne couleur des selles et des urines), continuez pendant une durée égale à celle qui vous a obtenu ces bons résultats.
3) Passez la vitesse supérieure en supprimant le grillé et le torréfié : barbecues, viandes et poissons cuits au gril, à la poêle ou au four, pain – surtout le pain complet ! – Apprenez à manger du poisson cuit à la vapeur ou plus simplement encore, en le plongeant dans une casserole d'eau frémissante retirée du fourneau. Continuez à manger pommes de terre et autres légumes cuits comme d'habitude, mais sans corps gras pendant la cuisson. Tâtez des fruits et légumes crus de toutes sorte et provenance que vous pourrez trouver.
4) Après une dernière phase de consolidation de l'acquit, vous pourrez vous mettre au régime cru et instinctif (tout choisir à l'odorat) intégral, sans courir de risque d'élimination de toxines trop précipitée.

Le Dr Fradin insiste également beaucoup sur la surveillance permanente des éliminations, selles et urines. En effet, un bon régime alimentaire entraîne de grosses éliminations de toxines accumulées parfois depuis des années. Mais si ces éliminations sont trop rapides, le foie et les reins peuvent être dépassés et se bloquer. Il convient alors de régresser provisoirement, de marquer un temps d'arrêt, en pratiquant un jeûne de 24 h ou en reprenant un repas plus traditionnel. Si donc selles et/ou urines deviennent trop claires ou si vous vous sentez moins bien, interrompez votre régime (redescendez d'un palier) provisoirement.

Supposons provisoirement acquis que vous (et les vôtres ?) soyez décidés à tenter la grande aventure et à changer d'habitudes alimentaires. Le premier problème qui va se poser est celui de l'approvisionnement : où trouver des fruits dits biologiques, de la viande non traitée, des œufs de ferme, etc. ? L'expérience montre qu'il est souvent possible de trouver pas mal de choses en cherchant un peu, mais il faudra bien se contenter de ce qui existe.

La conservation des produits soulève également des problèmes. On retrouvera des produits avariés, quelles que soient les précautions prises. Sécher du poisson dans le living n'est certainement pas à recommander. La viande mise au réfrigérateur, à même les claies, sans emballage, devra être consommée dans les trois ou quatre jours (et rappelons qu'un réfrigérateur doit être sec à l'intérieur : si de l'eau y dégouline, c'est souvent l'indice de l'usure du joint en caoutchouc qui entoure la porte).

Les fruits tropicaux rares en Europe et les huîtres, par exemple, sont évidemment des produits coûteux. Les bananes, par contre, sont plus accessibles mais, à vrai dire, en manger à chaque repas manquerait singulièrement de variété. Un certain choix s'imposera donc en fonction du budget et des produits disponibles.

L'abstention de tabac, de boissons alcoolisées, de produits industriels et pharmaceutiques, de viande rôtie suffira déjà largement à hausser le niveau de santé de chacun de plusieurs degrés. Madame, vous allez mincir comme jamais vous n'auriez osé l'espérer et perdre toute cellulite. Monsieur, préparez-vous à rajeunir de vingt ans… et à passer chez la couturière afin d'adapter vos vêtements à votre nouveau tour de taille.

L'amaigrissement consécutif à la réforme alimentaire ne doit pas vous alarmer, pour autant que vous restiez dans des limites raisonnables par rapport à votre stature et que vous n'alliez pas trop vite. La minceur et la sveltesse sont naturels. Loin d'être maladives, elles sont un critère de bonne santé. Vous vous sentirez légers, moins fatigués, plus résistants, mieux dans votre peau. Mais ne tombez pas trop bas sous peine de prendre des risques importants.

Bien des maux chroniques petits et grands disparaissent comme par enchantement et sont vite oubliés, en même temps que les insomnies, la neurasthénie et tant d'autres conséquences d'une mauvaise santé physique. Mais la difficulté, justement, c'est qu'un état de santé moyen, c'est-à-dire médiocre, entraîne un affaiblissement de la volonté et un obscurcissement de l'entendement, peu propices à la prise de décisions héroïques.

Les difficultés psychologiques

Nous sous-estimons tous et toujours les difficultés d'ordre psychologique et notamment celles liées à l'imprégnation, aux habitudes contractées depuis l'enfance, par l'imitation des adultes et le conditionnement appelé éducation. Et ce que nous croyons dur comme fer être nos idées personnelles, nos convictions et même nos goûts, ne sont bien souvent que des idées et des goûts empruntés, des stéréotypes.

Nos habitudes alimentaires, notamment, ne sont en rien le résultat d'un choix délibéré. Les modifier radicalement représente un effort considérable. Peut-être sera-ce la première fois de notre existence que nous poserons un acte personnel aussi rationnel, c'est-à-dire réfléchi, conséquent et efficace.

Il est encore beaucoup plus difficile de changer d'habitudes alimentaires que d'arrêter de fumer, par exemple. C'est tellement plus facile de continuer son petit bonhomme de chemin, de s'abandonner au confort des habitudes, dans l'approbation générale !

Une des principales difficultés réside dans la crainte de manquer, une crainte évidemment non fondée, puisque nous sommes surchargés de réserves et de résidus mal assimilés et puisque le régime proposé est plus nutritif que le régime ordinaire.

Il est donc important de comprendre que même, en mangeant trop, en se gavant, les Occidentaux obèses sont mal nourris : incroyable et pourtant vrai, ils ont des carences graves ! Et, qu'à l'opposé, des êtres pauvres, manquant (à nos yeux) de tout, peuvent être en parfaite santé.

La deuxième difficulté est la tentation omniprésente, de tout ce qui faisait nos délices : les repas au restaurant, le bon vin, la bière mousseuse, les fromages, la pâtisserie, le chocolat, la confiserie... Il est difficile de se persuader que toutes ces préparations trompent sournoisement et délibérément notre instinct alimentaire, que ce sont des leurres. Leur unique ambition ? Nous faire prendre des vessies pour des lanternes, la proie pour l'ombre, le faux pour le vrai, nous amener à manger et boire ce que, sinon, nous n'absorberions pas.

La troisième difficulté provient de l'entourage qui ne manquera pas de réagir, parfois violemment. Parents, enfants, amis, collègues, médecin, psychologue, le facteur, tout le monde va s'évertuer à contester votre choix : seriez-vous devenu fou ?

Il sera presque impossible de vous tenir à votre nouveau régime dans un milieu hostile. L'idéal est que le ménage entier vous suive de gaieté de cœur. Il suffira souvent d'un peu de doigté pour entraîner les enfants, mais persuader le conjoint ou un parent âgé, c'est une autre affaire ! Nul n'est prophète dans son ménage, n'est-il pas vrai ? En outre, vous devrez éviter comme la peste les restaurants aussi bien que les mess.

Inversement, une bonne solution consiste à commencer le nouveau régime dans un milieu porteur. Les stages d'instinctothérapie organisés par l'association de Burger constituent certainement une excellente solution, si vous pouvez vous le permettre.

Une question souvent soulevée est celle des réunions de famille, des repas pris chez des amis ou avec eux. La solution habituellement adoptée est celle du panier-repas contenant ce que vous vous proposez de manger (évitez pour cette fois les aliments trop déroutants pour vos commensaux) et que vous emmenez. Si vous voulez éviter les éternelles questions et discussions, parfois lassantes, vous pouvez toujours prétendre suivre un régime médical (l'argument médical est toujours le plus respecté).
Vous pourriez commencer par supprimer tout produit laitier :

1. Il n'est pas possible de recommander un régime unique, valable pour tous en tout temps. Mais vous pouvez probablement supprimer immédiatement tout produit laitier. Quand commencez-vous ? Notez la date à laquelle vous commencerez et la date à laquelle vous vous réservez d'arrêter si vous n'avez pas constaté de progrès réel (par exemple un mois plus tard). Mais soyez extrêmement strict et méfiant, sous peine d'échec.
2. Pour le reste, ne vous pressez pas : vous n'êtes plus à une toxine près. Evitez de trop parler du sujet autour de vous. Apprenez à observer avec attention votre corps et ses réactions – spécialement les éliminations (selles et urines).
3. Enclenchez les étapes suivantes, si vous le souhaitez, au moment qui vous paraît propice, mais uniquement après une bonne préparation.
4. Consignez vos résolutions, vos tâtonnements et vos observations.

Reproduction et sexualité

Reproduction et alimentation

La fonction de reproduction est propre aux êtres vivants, au même titre que l'alimentation. Elle affecte directement notre corps, notre mental, la société et l'espèce. Nous la retrouverons, par conséquent, dans la plupart des chapitres.

Il est difficile de se limiter aux aspects physiques et de répondre uniquement à la question : comment la reproduction affecte-t-elle la santé physique, comment pouvons-nous la vivre sainement ? Les implications psychosociales sont considérables.

L'écart et la confusion que nous avons constaté entre l'alimentation optimale et l'alimentation courante existe également dans le domaine de la reproduction.

La sexualité est la fonction de plaisir dans l'acte de reproduction. La reproduction est le but, la sexualité est le moyen. Exactement comme dans l'alimentation, où l'appétit est désir de manger, stimulé par notre perception du parfum des aliments mais où, finalement, ce qui apporte le résultat (la nutrition) c'est, non le désir, mais le repas.

Notre perception du parfum des aliments, de leur forme et de leur couleur, augmente lorsque nous avons besoin d'en manger. Consommer ces aliments à ce moment va nous procurer une sensation de plaisir qui peut être très grand, aller jusqu'à l'éblouissement.

Il existe un mécanisme du même type destiné à assurer la survie de l'espèce, donc tout à fait fondamental, lui aussi. Etant donné les implications mentales et sociales (ou culturelles) qui obscurcissent le sujet, nous jetterons un coup d'œil chez nos cousins les singes.

La reproduction des singes

Trois genres de primates de grande taille, les Pongidés, ont une allure humaine qui les a souvent fait désigner comme hommes des bois : l'orang-outan, le chimpanzé et le gorille.

En 1863 déjà Huxley l'exprimait ainsi : Quel que soit le système d'organes étudiés… les différences structurales qui séparent l'Homme du Gorille et du Chimpanzé sont plus faibles que celles qui séparent le Gorille des singes inférieurs… Dès 1911, A. Keith note que sur les 312 caractères qu'il accordait à l'Homme, 205 lui étaient communs avec l'ensemble des Pongidés. (E.U.) Le chimpanzé est vraiment très proche de l'homme : pour 99 %, le matériel génétique des deux espèces est le même. (Science et Vie No 39, 1987). Ressemblance n'est pas identité, mais une parenté certaine est difficilement niable.

La reproduction des chimpanzés a d'abord été étudiée en captivité. On y a constaté que le cycle oestrien chez la femelle a une durée de 35 jours. Le déroulement du cycle est marqué par le gonflement spectaculaire de la peau de la région génito-anale qui débute vers le 5e jour, passe à son maximum au 10e jour (où sa dimension peut atteindre une tête d'enfant), régresse enfin à partir du 22e jour. La femelle ne manifeste le désir de s'accoupler qu'au moment du gonflement de la peau génitale ; elle accepte cependant le mâle en toutes périodes. La gestation dure 8 à 9 mois et aboutit à la mise bas d'un seul petit… (E.U.)

Mais il a fallu attendre qu'un chercheur autodidacte, qu'une femme sans diplôme, aille séjourner longuement en Afrique et seule, pour connaître la reproduction et la sexualité de grands signes en liberté.

N'ayant pu remettre la main sur son livre, j'en parle de mémoire. Les grands singes qu'elle a observé constituent peu de couples stables et fidèles, même si deux individus (mère et fille par exemple) sont parfois inséparables. Lorsqu'une femelle est fertile, les mâles sont attirés par le gonflement, la couleur et l'odeur de la région génito-anale.

Ils s'attroupent et font… la queue, dans un ordre en rapport avec leur rang. Ils couvrent la femelle tour à tour, y compris les jeunes impubères qui se contentent du simulacre et les tout petits qui viennent participer aux ébats : bref, le coït est un évènement social.

Pouvons-nous retirer un profit de l'observation des singes ? Certains en douteront, s'offusqueront peut-être de ce que la question puisse être posée. Ceux-là penseront sans doute que c'est une lamentable régression que de s'en référer aux mœurs des singes pour régler la conduite des hommes.

Il ne s'agit évidemment pas de cela mais plutôt d'essayer de comprendre, dans un premier temps, comment la reproduction fonctionne, quand elle n'est pas modifiée ou interprétée et d'oser la question : la reproduction humaine n'est-elle pas pervertie (dévoyée) comme l'est l'alimentation humaine ?

La répression sexuelle

Les implications sociales, en particulier, n'ont-elles pas faussé le processus de reproduction et la sexualité ? Certains théoriciens l'ont pensé. Selon une thèse de Friedrich Engels, reprise par Wilhem Reich, la répression sexuelle est née avec la propriété privée et avec l'instauration du patriarcat : les pères devaient connaître leurs enfants afin de pouvoir leur transmettre leur héritage.

Il a subsisté longtemps des sociétés matriarcales, celles notamment des Tobriandais, étudiées par Malinowski où, après une période de jeux sexuels pendant l'enfance, suivie d'une période de licence générale pendant l'adolescence, les amants nouent une idylle plus permanente et disposent alors avec plusieurs couples d'une maison de célibataires, ou se marient, immédiatement ou plus tard. (Et nous constatons que l'union libre s'est répandue comme une traînée de poudre dans nos sociétés, dès que les mœurs se sont libéralisées, en quelques dizaines d'années.)

Malinowski fut frappé par l'absence presque totale de troubles psychologiques. Il dit n'avoir jamais rencontré un seul cas de tic nerveux, de sujet névrosé ou de perversion sexuelle (...) Depuis lors, les missionnaires ont saccagé cet état de choses (...) Le contraste est donc frappant entre les sociétés matriarcales où il n'y a pas d'autorité centralisée et où la liberté sexuelle va de pair avec un type humain équilibré, sain et spontanément affable et, d'autre part, les sociétés patriarcales qui produisent des détraqués en réprimant la sexualité. (CATTIER Michel, Ce que Reich a vraiment dit, Gérard, Verviers, 1974.)

La première manifestation du plaisir sexuel est la succion. Elle apparaît au cours de la première année, lorsque l'enfant apprend à obtenir du plaisir en tétant, au moyen de contractions rythmées des lèvres et de la langue. On peut supposer que le sevrage prématuré constitue dès lors la première répression sexuelle.
Au cours des deuxième et troisième années, il exploite l'excitabilité de sa muqueuse anale en retenant le contenu de ses intestins. L'accumulation des selles et la défécation lui procurent des sensations de plaisir. La volupté qu'il éprouve ainsi est réprimée : on lui impose d'aller à selle à heure fixe, on lui enseigne que les excréments sont dégoûtants.

Vient ensuite chez le petit garçon et la petite fille, la masturbation qui provoque la réprobation des parents et des éducateurs. De la sixième année à la puberté, l'enfant refoule ses aspirations sexuelles sous la contrainte de la discipline scolaire et familiale.

Les premiers objets d'amour sont les parents de sexe opposé, ce qui se résout normalement par l'identification à l'image parentale. Sinon on pourra assister à l'éclosion ultérieure de névroses issues de ce complexe d'Oedipe (pour les garçons) et d'Electre (pour les filles).

Dans nos sociétés, l'adolescence est une période de troubles psychologiques, de conflits familiaux et de problèmes scolaires. Les parents ignorent ou font semblant d'ignorer, avec un mélange d'hypocrisie et de bonne foi, la cause de ce mal étrange qui frappe leurs enfants entre la treizième et la dix-huitième année. En écoutant le bavardage des éducateurs ou les lamentations des parents, on croirait vraiment que la puberté est une espèce de maladie comme la varicelle ou les oreillons.

Si, de plus, les chiffres démontrent que les relations sexuelles précoces rendent inaptes au mariage (au sens de la moralité du mariage conservateur : un seul partenaire pour la vie), il devient alors évident que le sens de l'obligation de continence est de créer chez l'individu une structure sexuelle qui le rende apte au mariage coercitif et qui en fasse un citoyen docile. (Cattier, op. cit.)

L'orgasme

Après cette succession de répressions, de la première année au mariage, on ne s'étonnera pas que nombre d'adultes soient incapables d'atteindre l'orgasme – l'orgasme est une décharge complète de toute l'excitation sexuelle au moyen de contractions involontaires agréables au corps – ni que ces perturbations soient les sources des névroses.

Reich constata que tous ses patients sans exception restaient plus ou moins lucides durant la phase ultime de l'acte sexuel, qu'ils ne s'abandonnaient jamais complètement. Le dégoût ou la tristesse après l'amour est un signe infaillible de l'impuissance à atteindre l'orgasme.

Séquelles de la répression

Cette succession de frustrations et les inhibitions qu'elles entraînent sont les sources des névroses et de nombreux adultes sont incapables d'atteindre l'orgasme, répétons-le.

L'adolescent(e) qui s'est abstenu(e) de longues années risque en outre d'être lié(e) pour la durée de son existence à un(e) partenaire décevant(e). Fréquemment, les rapports sexuels procurent de moins en moins de plaisir et deviennent un devoir, une morne routine. L'irritation apparaît, quand ce n'est pas la haine, même si elle se manifeste dans une affection réactionnelle qui peut masquer une torture réciproque.

Le mariage coercitif est une sinistre caricature de la monogamie authentique fondée sur l'amour (...) ce qu'on prend pour de l'amour, consiste neuf fois sur dix en un mélange de dépendance infantile, de désir de sécurité, de besoin de domination ou de soumission, de possessivité, etc. (...) En dernière analyse, la jalousie se ramène à une réaction de propriétaire qui craint d'être dépossédé de son bien.

La cellule familiale est un lieu d'obéissance pour les enfants, comme l'école, l'armée, le bureau. L'enfant craint ses désirs sexuels et donc ses désirs personnels comme ses tendances à la révolte. Sa conscience et sa confiance en lui, sa concentration, se réduisent : il n'atteindra jamais l'épanouissement de l'adulte accompli.

La société et spécialement l'institution familiale, mutile sexuellement les individus et perpétue le refoulement sexuel : troubles sexuels, névroses, démences et crime sexuels. Elle rend l'individu apeuré par la vie et craintif devant l'autorité, et renouvelle sans cesse la possibilité de soumettre des populations entières à la férule d'une poignée de dirigeants. (Cattier, op. cit.)

Ces lignes ont été écrites depuis quelques années déjà. Elles pourraient avantageusement être complétées par diverses notes, notamment à propos de la bioénergie, bien dans la ligne de Reich, ou des observations de Masters & Johnson, notamment.

Ces derniers ont formellement identifié la frigidité et le désaccord comme provenant, sauf exceptions, de déficiences dans la communication. Manque de communication avec les parents et les éducateurs, d'abord, avec son propre corps et ses sensations, ensuite. Mais la communication, cette clé de l'existence sociale, sera évoquée plus loin. Quant aux mœurs, elles avaient évolué vers une libération sensible, récemment remise en cause par l'apparition du SIDA, cette nouvelle peste.

Conclusions

C'est volontairement ce chapitre se limite aux aspects physiques de la sexualité : l'amour est plus que cela, bien entendu. Il en sera question plus loin. Il est au cœur du vivant et nous le rencontrerons à tous les tournants de notre recherche.

La reproduction ne devrait pas soulever de difficultés. Il suffirait que nous vivions fraternellement, tous membres de l'espèce humaine, convivialement, attentifs à la vie physique, à nos désirs, à nos sensations, à nos émotions. Il suffirait que nous accueillions les enfants, tous les enfants, dans l'allégresse et que nous nous en considérions comme solidairement responsables.

Il suffirait que nous laissions l'autre être autre. Il suffirait… Mais il est clair que c'est au moins aussi difficile que de manger tout cru et de boire de l'eau fraîche. Vivre d'amour et d'eau fraîche… Quelle jolie expression ! Quelle que soit la difficulté, rien n'empêche d'essayer, de tendre vers l'idéal, à défaut de l'atteindre.

Santé : autres questions

Que l'alimentation soit ton unique médicament ! Le chemin de la santé est tracé depuis fort longtemps, même s'il est peu suivi. Beaucoup se récrieront néanmoins que l'hygiène ne se limite pas au régime alimentaire.

Ils rappelleront probablement l'importance des ablutions, dont peu de personnes doutent encore, me semble-t-il et de la nécessité de l'exercice physique. Nous ne sommes évidemment pas faits pour rester toute une semaine assis au bureau, dans notre voiture ou devant la télévision.

La pratique régulière d'un sport fait partie des occupations normales de la personne en bonne santé. Ce sport peut très bien être la marche ou la course à pied (relancée sous le nom de jogging), que chacun peut pratiquer à son rythme, là où il se trouve, sans déplacement ni équipement particulier. Quant à moi je passe les dimanches au golf.

L'exercice physique, par la fatigue musculaire qu'il entraîne, apporte un repos réparateur. La vie moderne nous fatigue surtout nerveusement. C'est le stress, le bruit et la fureur, l'agitation perpétuelle qui nous fatiguent et nous poursuivent jusqu'au seuil du sommeil. Remède d'une angélique simplicité : le silence d'un cloître, d'une forêt. Le training autogène de J.H. SCHULTZ est bien connu également (à défaut on pourra se référer à son livre, qui porte ce titre). Rappelez-vous : Ma main est lourde, lourde, lourde…etc.

Le Comité des Sentiers de Grande Randonnée diffuse un slogan : Un jour de sentier, une semaine de santé. Aller marcher le dimanche par monts et par vaux fait le plus grand bien, et pas seulement physiquement. Mais chacun choisira son sport ou sa détente selon ses goûts.

Le recours à la médecine lourde (chirurgie, chimiothérapie, etc.) sera souvent évité grâce à une bonne hygiène de vie, mais de nombreux services médicaux et paramédicaux sont indispensables : l'opération de la cataracte, par exemple, courante chez les vieillards est incontestable, de même que beaucoup d'autres. Nous pouvons tous être victimes d'un accident de la route et devoir la vie aux médecins. Il a bien fallu que je me fasse opérer. Même un pratiquant de l'instincto pure et dure ou un saint pourra avoir besoin d'un médecin, cela va de soi, même s'il sera plus tenté de s'adresser à un médecin homéopathe, par exemple. Et tous nous mourrons, même si c'est en bonne santé.

La médecine psychosomatique, enfin, nous a habitués à considérer le lien entre le physique et le mental, qui retentissent l'un sur l'autre : il suffit d'une contrariété qui nous fasse mal au ventre pour nous le rappeler. L'hygiène mentale, la maîtrise des émotions irrationnelles, contribuent directement au bonheur.

Hygiène mentale :
La Maitrise des émotions

De l'âme au vécu

Psychê voulait dire quelque chose comme énergie vitale du corps a écrit Jean-François Revel. Psychê est plus souvent traduit par âme, ce que n'aiment pas les modernes. L'âme, çà fait théologique, archaïque. Elle a été évacuée de la psychologie par David Hume, né en 1711. La méthode expérimentale de Claude Bernard allait lui être appliquée. Puis vint Freud et la psychanalyse, la psychologie de la forme (Gestallt) et la phénoménologie, sans parler de la Gnose de Princeton ou du surréalisme, de l'engouement pour la Tradition (René Guénon), des ésotérismes et autres mysticismes d'Orient ou d'Occident.

Alors même que l'observation est restée fort limitée en psychologie, une sorte de subjectivisme a refait surface. Le monde vécu par moi est l'espace dans lequel j'ai déployé tous les moments de mon existence, dans lequel se trouvent situés les objets et les êtres… le monde de mes rencontres, dont mon corps est l'instrument.

Par le corps, point de convergence de l'activité et de la sensibilité, je m'insère dans le monde et c'est au contact des autres que se construit ma personnalité, que j'existe. Dans ce contexte, la vie subjective, le vécu de chacun, retrouve sa place et avec lui, les émotions et les sentiments, l'humeur même.

Le cerveau

L'expérience imaginaire, la vie affective, les passions, les émotions, les relations sentimentales, la convivialité toujours changeante, les rêveries, le gai savoir, ressortissent à cette région de l'expérience que nous connaissons mal et qui, pourtant, concernent la genèse présente de nos sociétés. (DUVIGNAUD, Magazine Littéraire, No spécial)

Comment en sommes-nous arrivés au cerveau humain actuel ? Le psychisme le plus simple est le psychisme inférieur des unicellulaires (amibes) sans système nerveux. Ce psychisme est rudimentaire encore chez les pluricellulaires sans centres nerveux (anémones de mer, oursins). Il se développe en comportant des instincts chez les invertébrés pourvus de ganglions cérébroïdes.

Les plus doués de ces invertébrés, en raison de la grosseur de leur cerveau, sont les abeilles et les pieuvres. Un pas de plus est franchi avec les vertébrés inférieurs (poissons, grenouilles, reptiles) pourvus d'un cerveau véritable. Mais il faut que ce cerveau comporte une écorce cérébrale comme chez les mammifères pour qu'apparaisse vraiment un début d'intelligence.

Les primates, mammifères supérieurs par leur cerveau, progressent en intelligence, depuis les singes inférieurs jusqu'aux anthropoïdes et à l'homme, de par la complexification générale de leur écorce cérébrale et de par le développement de la région préfrontale, cerveau de la maîtrise de soi.

L'homme, avec 14 milliards de cellules dans son écorce cérébrale, dépasse le chimpanzé qui n'en a que 4 milliards. L'important n'est pas le nombre, mais la possibilité infiniment plus grande d'interconnexions multiples que permet ce nombre. (CHAUCHARD Paul, le Cerveau et le système nerveux, La Psychologie moderne de A à Z, CEPL, Paris, 1967.)
Ce bref survol indique, notamment, que la vie est possible sans aucun cerveau et qu'un cerveau inférieur au nôtre suffit à une espèce pour subsister des millions d'années, ce qui n'est pas mal. Toutes nos conduites fondamentales, celles qui conditionnent la survie de l'espèce humaine, sont largement tributaires d'anciennes parties du cerveau.

Les émotions

C'est le cerveau primitif qui règle la recherche instinctive de l'agréable et la fuite devant le désagréable. L'ancien cerveau olfactif des vertébrés inférieurs se retrouve à la face interne des hémisphères (...) c'est le cerveau primitif (...) on l'appelle encore rhinencéphale, ce qui veut dire cerveau olfactif, mais son rôle dans la régulation supérieure de la vie instinctive dépasse de beaucoup l'olfaction... (CHAUCHARD, op. cit.)

Ce sont ces mêmes régions archaïques, mais toujours actives, qui sont responsables des émotions. Car si le sentiment a une signification d'ordre intellectuel, l'émotion est une conduite primitive par laquelle l'organisme réagit à un évènement soudain.

Nous avons tous pu observer des émotions telles que la peur ou l'agressivité chez des animaux, mais nous n'avons pas l'habitude de considérer nos émotions comme des réactions physiques, animales, très anciennes. Nous croyons penser avec des idées spirituelles alors qu'il n'existe que des images et des mots. Et nous intellectualisons couramment nos émotions pour les déguiser en grands sentiments.

Il existe dans les émotions une bonne part d'automatisme, de réflexe, que nous sommes loin de toujours maîtriser. Une réaction de peur intense, par exemple, peut être déclenchée par un objet anodin et totalement inoffensif. Nous nous mettons parfois en colère pour trois fois rien. Et il est parfaitement vain de dire à un désespéré, au bord du suicide allons, secoue-toi, la vie est belle, le ciel est bleu, les oiseaux chantent, parce qu'il est d'humeur noire : il est capable de bouder en disant que les oiseaux chantent faux.

Sous l'empire de certaines émotions nous perdons non seulement le bel enthousiasme des jours heureux, mais même toute curiosité intellectuelle et notre aptitude à la pensée rationnelle. Au fond du trou, nous parlons et agissons de façon déraisonnable. Il est inutile de vouloir raisonner un fou furieux, il n'entend pas raison. Le contrôle des émotions est la condition de la rationalité.

Le mot « émotion » désignera souvent les attitudes que nous sommes susceptibles d'adopter, en réaction à une situation quelconque. Ces émotions pourront être passagères (et justifiées : que la mort d'un parent nous rende triste, quoi de plus normal ?) ou quasiment chroniques (être encore triste, vingt ans plus tard, au point de déclarer ne pouvoir, depuis lors, rien avaler, ni avoir une minute de sommeil, est irrationnel).

L'échelle des émotions

On peut répartir les émotions en négatives et positives. La colère et la peur par exemple, sont dites négatives, parce qu'elles exercent un effet néfaste. L'optimisme et l'enthousiasme sont positifs parce qu'ils sont bénéfiques : ils nous mettent en forme, ils nous remontent le moral, comme on dit. Ils ont encore bien d'autres vertus…
En fait, les émotions sont plus ou moins positives et négatives. Il semble justifié de les classer sur une échelle dont le barreau le plus bas est la mort (et son équivalent symbolique, l'apathie complète) et un barreau élevé, la vie exaltée de celui qui s'envole vers le succès, qui triomphe. Nous aurons quelque part une charnière, un point neutre (l'ennui), qui n'est pas négatif (il ne cause pas de tort) sans être, pour autant, positif (il n'apporte aucun profit).

Les émotions négatives

De l'apathie à la prudence

L'émotion la plus basse, la plus contraire à la vie est le désir d'en finir, la tentation du suicide. L'apathie complète, sorte d'ennui… mortel, n'est pas très supérieure mais, après tout, est moins dangereuse. Avec celui qui se met la corde au cou, il peut être utile, dans un premier temps, de gloser sur la vanité du monde. C'est le seul point de vue qui puisse lui être immédiatement accessible, le seul langage qu'il soit en état de comprendre.

Cette apathie peut prendre bien des formes et de multiples déguisements. Le renoncement de plus d'un faux ascète, une philosophie existentielle qui présente l'homme complètement écrasé sous le poids de la fatalité, en sont des exemples flagrants.

L'apathique se dit souvent philosophe. Ce qui doit arriver arrive et ce n'est pas nous qui y changerons quelque chose. Quand on voit tout ce qui se passe actuellement dans le monde, on peut se demander si la vie vaut encore la peine d'être vécue. Ou bien il déclare avoir trouvé la paix.

Si quelqu'un vous dit d'un air las, les yeux dans le vague, qu'il est revenu de tout, qu'il n'a plus le goût de vivre, vous aurez compris que vous avez en face de vous un apathique occasionnel ou chronique. Vous saurez qu'il risque de tomber plus bas encore et à la limite, de tenter le suicide. Vous saurez aussi que vous ne pourrez lui proposer d'emblée un effort de volonté en disant, par exemple : allez, secoue-toi, mon vieux !

Il sera plus aisé et plus sûr de le faire monter, dans un premier temps, d'un ou de deux degrés. Vous pourriez par exemple vous apitoyer sur son sort et pleurer ensemble. Parce que la tristesse, c'est plus actif, plus concret, que l'apathie. Vous pourriez partager avec l'apathique une nouvelle bien triste : cela lui changera les idées !

Au fur et à mesure que nous escaladerons notre échelle, vous ne manquerez pas de reconnaître des figures de votre entourage, des gens que vous avez connu, des réflexions que vous avez entendues.

Par exemple, reconnaissez-vous cet homme qui ne se croit pas issu de la cuisse de Jupiter. Il n'est pas de ceux qui veulent toujours dominer. Il faut pouvoir présenter les choses, dit-il. Il est blessant de dire brutalement non à quelqu'un ou je veux, j'exige… On a souvent besoin d'un plus petit que soi. Et les gens aiment se sentir supérieurs à vous. C'est de bonne guerre que de le leur laisser croire, etc. Une personne dominée par cet état d'esprit (l'humilité) de façon habituelle serait bien incapable de se mettre en colère : elle a trop peur des conséquences.

Il est à remarquer que les personnes chroniquement au bas de l'échelle présentent les choses : pas question de prendre leurs paroles à la lettre, ni de s'y fier. Ces personnes ne sont pas fiables et on ne peut pas compter sur elles.

Ou cette femme, la reconnaissez-vous ? Peut-être à plusieurs exemplaires… Fidèle à elle-même et à son passé. Sa vie n'a pas toujours été rose. Elle se remémore souvent ses moments difficiles. Quelle douceur, parfois, de feuilleter d'anciens albums, ces photos jaunies, qui donnent aux gens un air un peu triste… Alors qu'aujourd'hui on rencontre tant de dureté.

Si la personne chroniquement triste est aisément reconnaissable et relativement inoffensive, il n'en va pas de même de la personne sujette à l'attitude qui suit et difficile à caractériser, mais qui existe bel et bien et en grand nombre.

Il s'agit d'une personne qui n'arrive jamais les mains vides. Rien de tel qu'un petit cadeau ou un petit service pour se concilier les bonnes grâces d'autrui. Par exemple quand un enfant devient difficile, pourquoi crier ? Il suffit de lui donner un bonbon pour qu'il redevienne sage comme une image. Ou bien, pensez à un patron : il aime que sa secrétaire soit aux petits soins pour lui. Cette secrétaire sera appréciée, prendra de l'ascendant sur lui, mais sa productivité réelle pourra s'avérer décevante et son honnêteté douteuse.
Dans le prolongement de ce ton émotionnel, on trouve le parfait chien Saint Bernard, qui ne peut pas voir un animal abandonné sans le recueillir : il est trop sensible pour cela. Avec lui, jamais de discussions désagréables : il est toujours d'accord. Du moins, c'est ce qu'il prétend. Une dispute peut causer tant de tort, pense-t-il. Il acceptera un rendez-vous mais ne s'y rendra pas, par exemple. Cette personne vous manifestera une sympathie envahissante. Elle vous accueillera par exemple en disant : Mon Dieu, mais comme tu es pâlot, mon pauvre chéri (alors que vous vous portez comme un charme).

Nous placerons ensuite les gens prudents. Ils ne prennent pas de décisions précipitées. Pesons le pour et le contre et plutôt deux fois qu'une, est leur leitmotiv. Dormir sur un problème avant de choisir, tel est leur principe. Reculer pour mieux sauter. Savoir où on met le pied. Observer les gens pour déceler leurs intentions cachées, telle est leur méthode. Pas très glorieux mais cela évite beaucoup de mécomptes.

Comme vous l'aurez peut-être constaté, l'écart entre les deux derniers barreaux évoqués n'est pas très grand : c'est de façon relativement insensible que l'on passe de l'un à l'autre. Et bien des gens croiseront en permanence dans une zone comprenant plusieurs échelons.

De la comédie à l'ennui

Voici à nouveau un cas difficile à détecter, aussi longtemps qu'on ne s'est pas penché sur la question. Il s'agit, pour continuer nos personnifications, d'un joyeux drille, d'un vrai comédien. Les jeux de mots et les plaisanteries, c'est son fort. Il est toujours au courant de ce qui s'est passé dans la famille, chez les amis, au bureau et dans la rue. Avec quel plaisir il le raconte, quitte à en rajouter un petit peu…

On peut se demander le pourquoi de telles singeries, la cause de l'adoption systématique d'une telle attitude. Dans tous les cas – ceci est valable pour toutes les émotions négatives – il s'agit d'une réaction, qui a pu devenir habituelle, de défense. C'est une tactique que le sujet a adopté, un style ou une ambiance, qu'il croit lui convenir, une attitude qui est censée le protéger contre de mauvais effets qui, pour être obscurs, n'en sont que plus impressionnants. Il a l'impression qu'il se met ainsi en valeur et croit, dur comme fer, qu'il s'agit tout simplement de son caractère.

Nous allons continuer l'escalade et retrouver un ton plus violent. Nous nous trouvons maintenant en présence de gens d'une autre trempe. La galéjade, la sensiblerie, l'excitation, très peu pour eux. Nous ne sommes plus des enfants, disent-ils. Un homme digne de ce nom refrène ses sentiments et concentre ses forces dans le calme. Une certaine distance doit être conservée dans les relations, voire de la froideur. Qui aime bien châtie bien. Les gens doivent être traités comme ils le méritent. Ce type de personnage est convaincu de son bon droit et ne manque pas d'impressionner les malheureux situés encore plus bas que lui. Une telle attitude trouvera à s'employer dans la police, par exemple.

Comme vous l'aurez peut-être remarqué, les attitudes rentrées ou inhibées alternent avec les attitudes tournées vers l'extérieur ou extraverties. C'est ainsi que l'attitude suivante est celle qu'on pourrait qualifier de perfectionniste. L'homme de ce ton ne laisse rien passer. Il remarque immédiatement les défauts de quelque chose. Autoritaire, il est obéi au doigt et à l'œil.

Quoique négative, cette attitude pourra sembler utile à un comptable, par exemple et relativement courante chez des professeurs ou des inspecteurs : dame, ils font bonne impression, sont bien notés par leurs supérieurs, même s'ils empoisonnent leur monde. Et notons encore que des personnes généralement optimistes et bienveillantes pourraient, à l'occasion, dégringoler à ce niveau – ou plus bas, bien entendu. Nous descendons occasionnellement l'échelle, mais l'essentiel est de ne pas demeurer en bas.

Montons encore d'un degré et nous nous trouvons en face de l'homme de la vérité. Brusque peut-être, mais honnête. Ce n'est pas lui qui va fuir la discussion. Il la recherche au contraire. C'est un rude adversaire. Quoi qu'il fasse, fût-ce jouer, il fait tout ce qu'il faut pour réussir : un défi, çà se relève ! Ne lui dites pas qu'il est agressif, il vous rétorquera immédiatement que c'est vous qui l'êtes en l'affirmant.

Dans les cas limites, il est impossible d'aborder un sujet, si anodin soit-il, sans que votre interlocuteur ne trouve matière à contestation. Même une réflexion banale à propos du temps qu'il fait pourra provoquer son antagonisme.

Un comportement possible dans cette situation est de manifester de l'ennui, de la passivité : votre interlocuteur sera pris de court, tenté de vous suivre sur ce terrain et vous pourrez ensuite l'intéresser éventuellement à quelque chose. Il s'agit toujours de la même tactique, qui consiste à s'adapter à la position psychologique actuelle de l'interlocuteur et de l'entraîner par étape vers des attitudes plus positives.

Nous y arrivons, d'ailleurs à l'ennui, notre charnière. Un ton très paisible, celui d'un ennui éventuellement distingué. Aimable, sympathique, l'homme (ou la femme, bien entendu) qui a adopté cette attitude ne se met pas martel en tête. Il n'est pas compliqué, il est facile à vivre et ce n'est pas lui qui va dramatiser le moindre évènement. Il fait ce qu'il doit – et en cela il n'est plus dans la partie négative de l'échelle – mais ce n'est pas par ambition mal placée : il en est dépourvu. Et ne lui en demandez pas plus.

Une personne sous l'emprise d'une des émotions inférieures qui vient d'être esquissée n'est pas en mesure de réagir à une situation, à un évènement, en fonction de ce qu'ils exigeraient. Elle va réagir compulsivement, affectivement, émotionnellement.

La crainte est mauvaise conseillère, un enragé n'écoute rien ni personne : nous savons tous cela, mais nous n'en tenons pas assez compte. Donner de sages conseils à quelqu'un d'apathique, de larmoyant, qui a peur, qui est en colère ou qui conteste systématiquement tout ce qu'on dit, c'est peine perdue.

Et nous risquons de nous laisser enfoncer nous-même dans le trou noir et glauque des émotions néfastes. Allez dire à l'un de ces innombrables malheureux que la terre promise est en vue, qu'il a gagné le gros lot, ou toute autre nouvelle extraordinaire, il n'entendra pas, ne comprendra pas ou ne vous croira pas : il réagira selon son système, que nous avons sommairement décrit.

Votre propre attitude vis-à-vis de ce texte, par exemple, est largement conditionnée par votre ton émotionnel habituel...

Nier farouchement, chercher la petite bête, vous méfier systématiquement, ironiser, attendre la suite, envoyer un petit cadeau à l'auteur… : autant d'attitudes révélatrices, comme nous avons tenté de le montrer. Mais le simple fait de lire le livre témoigne de curiosité de votre part et témoigne de votre aptitude à adopter des attitudes positives. Et d'autre part, la connaissance de l'échelle a généralement un effet bénéfique.

Lire avec une certaine curiosité, en faisant la part des choses, en vous promettant certes quelques vérifications, peut-être aussi avec un réel intérêt en pensant cela peut toujours servir, voire à l'occasion avec un certain enthousiasme – parce que, précisément, vous êtes un enthousiaste et que vous voyez toujours le beau côté des choses, témoigne évidemment en faveur de votre niveau élevé… Mais j'anticipe, pressé de quitter le marécage des émotions et des attitudes négatives.

Les émotions positives

Conservatisme et curiosité

Un degré au-dessus de l'aimable ennui, se trouve le conservatisme si répandu dans les milieux bourgeois. Qu'on ne s'y trompe pas, il s'agit d'une attitude positive. Parce qu'elle est le fait de personnes responsables.

C'est grâce à elles que la société se maintient. Posées, pondérées, méthodiques, conciliantes, bons collègues, bons époux, bonnes mères, elles ne sont pas contre la nouveauté mais demandent à voir. Les projets futuristes ne sont pas leur spécialité, ni les conceptions de grande envergure. Mais elles font de bons médecins, juges, avocats et administrateurs. On les rencontrera dans les beaux quartiers.

A partir de cette attitude de conservatisme, on se trouve en présence de personnes souvent éduquées, instruites, actives, capables d'atteindre les buts constructifs qu'elles se sont fixées et fiables.

L'attitude suivante a ceci de supérieur, que les gens qui l'adoptent sont plus curieux, plus entreprenants, s'intéressent à tout. Vifs, ils sont capables d'une attention très soutenue et éprouvent infiniment de plaisir à vivre. Les bourgeois qui précèdent trouveront sans doute qu'ils manquent un peu de sérieux. Si vous voulez réellement intéresser quelqu'un à une idée ou un projet qui vous tient à cœur, il vous faudra amener l'interlocuteur à ce stade de curiosité, d'intérêt. Trop enlisé dans les émotions inférieures, il n'en serait pas capable.

Mais la véritable curiosité intellectuelle, l'ouverture d'esprit, voire une attitude permanente de recherche conduira à un intérêt profond pour toute chose. La personne de ce niveau ne cessera jamais d'apprendre, d'approfondir ses connaissances, d'élargir sa vision des choses. Elle pourra devenir une encyclopédie sur pattes sinon un puits de science. Au contraire des gens englués dans les réactions de défense de leur moi rabougri.

Les débouchés d'une telle curiosité sont sans limites : les philosophies, les sciences, les arts, les techniques, la nature, les relations interpersonnelles, la musique, les langues et les littératures, les métiers, les sports pourront alimenter jusqu'à satiété les plus boulimiques. Il leur suffit d'entrer dans une librairie pour se trouver en face de milliers de livres, de périodiques, de journaux, ou d'ouvrir la télé, qui capte de plus en plus de programmes. Nous sommes à des années-lumière de l'ennui.

L'optimisme

Ah quel plaisir d'évoquer les attitudes supérieures ! Rien que d'en parler on se sent bien. Et comme nous l'aimons cet optimisme, ce don merveilleux, ce rayon lumineux, qui sourit joyeusement, qui chante, qui est bienveillant et si bénéfique.

L'optimisme c'est le verre à moitié plein, l'avers de la médaille, la pensée positive ; c'est la foi qui guérit et renverse les montagnes. C'est un autre univers : ici on entre dans la réalité spirituelle.

… tout ce qui est dans l'intelligence vient des sens et nous pensons avec le reflet en nous des réalités extérieures : nous pensons avec des images… l'imagination, la fonction la plus essentielle… La pensée n'est autre que le pouvoir d'imagination, d'évocation… Vouloir c'est diriger la construction d'une image motrice cérébrale qui déclenchera un ordre d'exécution vers les muscles… Autrui est en moi suivant l'image que je m'en fais.

Au lieu de nous laisser suggestionner à notre insu par ce qui nous fait mal, nous pouvons créer en nous des images bienfaisantes, source de paix intérieure. Evoquer un état de joie détendue, c'est mettre son hypothalamus, donc tout son corps, dans cet état. (CHAUCHARD, op. cit.)

Un livre entier pourrait être consacré à l'optimisme et de tels livres existent, d'ailleurs : le sujet est inépuisable. Un vaste mouvement lui a d'ailleurs été consacré aux Etats-Unis au siècle passé, qui a été appelé La Nouvelle Pensée. Il serait facile de montrer que l'optimisme délibéré n'est ni aveugle, ni naïf, ni égoïste. Il consiste simplement à être confiant, à décider de choisir toujours le beau côté des choses. C'est évidemment le secret du bonheur et il en sera question plus loin.

L'enthousiasme

Nous arrivons, enfin, au ton supérieur, celui de l'enthousiasme, dont Pasteur faisait le dieu intérieur qui mène à tout (Mondor cité par Le Robert). L'enthousiasme, c'est aussi la fureur des Sibylles – ces femmes qui prédisaient l'avenir (ou qui le faisaient advenir ?) chez les Grecs, qui l'admiraient sans limite. Notons que l'admiration est contenue dans l'enthousiasme.

L'enthousiasme est bien connu, souvent cité, mais il est rarement présenté comme le sommet d'une pyramide et ses vertus, paraissant tomber du ciel, sont rarement expliquées. L'enthousiasme est le sommet de l'expérience courante. C'est l'émotion qui emporte celui qui vient de gagner le tiercé et pense aux projets qu'il va pouvoir ainsi réaliser ou de celui qui part en vacances. Ou, dans le même registre, l'émotion de la personne sous le coup d'une découverte géniale – ou qui vient, plus modestement, d'avoir une idée intéressante.

On comprendra facilement que le coup de foudre amoureux fait partie des émotions enthousiastes et reste inaccessible aux individus bloqués dans des réactions négatives (qui auront peur d'être roulés, par exemple). Et que l'enthousiasme est indispensable au succès de n'importe quel projet, qui rencontrera inévitablement d'innombrables obstacles (des collaborateurs, des chefs ou des clients feront de l'obstruction, formuleront des critiques, bref, adopteront diverses attitudes négatives, vous savez maintenant pourquoi). Des spécialistes disent que l'enthousiasme est même l'ingrédient le plus important du succès. Cette idée – la supériorité, voire la nécessité de l'enthousiasme – a des applications immédiates. A qualifications égales, un patron, par exemple, devra toujours engager un candidat que le poste emballe. Pour entraîner une personne ou un groupe à une action constructive, il faudra les galvaniser, leur insuffler le feu sacré.

Les séances de recherche d'idées en groupe dites de brainstorm ont pour règle principale l'interdiction aux participants d'émettre la moindre critique (le tri des idées et la critique sont reportés à plus tard). Et il est patent que les créateurs et les meneurs d'hommes sont souvent de grands enthousiastes, régulièrement traités de grands enfants.

Etudiez l'échelle des émotions la plume à la main. Tracez une échelle qui les représente, le désir de suicide en-dessous, l'enthousiasme en haut, l'ennui au milieu. Pour chaque ton, efforcez-vous de vous remémorer des personnes et des situations qui vous paraissent éloquents. En quelque sorte, mettez un nom, un visage, sur chaque émotion – sans dévoiler vos conclusions à l'intéressé. Vous serez amené à vous reconnaître dans chaque ton. C'est normal. Nous passons tous un jour ou l'autre par toutes les nuances de toutes les émotions. L'important c'est de ne pas stagner dans les bas-fonds et d'apprendre à remonter le courant : ceci peut devenir un réflexe. Un exercice utile pourrait consister à observer une page de publicité d'un magazine, par exemple, d'analyser ce que cette page propose, puis de dépasser cette attitude et d'aligner sur le papier les sentiments positifs que cette annonce peut inspirer. Libre à vous d'imaginer n'importe quelle autre application.

Conclusion

De ce que nous appelons notre caractère et qui fait la fierté de tant de monde, il ne reste rien que de pauvres systèmes de défense, cependant que la joie de vivre aussi bien que la pleine stature d'adulte capable et responsable, s'avèrent accessibles à tous ceux qui feront l'effort de s'y élever. Ceci s'obtient en prenant conscience de l'existence des émotions et attitudes, de leurs manifestations, des degrés qu'elles comportent et en s'appliquant volontairement à remonter le courant, à hausser ses pensées, chaque fois qu'on se surprend au pessimisme, par exemple. Voir plus loin le chapitre Broyer du noir ou voir la vie en rose ? Et une meilleure compréhension des réactions d'autrui devrait nous aider dans toutes nos relations et dans toutes les circonstances. Si les attitudes négatives de crainte ou d'antagonisme, par exemple, font avorter les projets, inversement, une des façons les plus directes de remonter sur l'échelle des émotions est d'exécuter une tâche constructive, si simple soit-elle : laver la vaisselle, par exemple. Aux pires moments de découragement Golda Meir astiquait une vieille bouilloire et retrouvait l'espoir.

Ce que pourrait être une psychologie scientifique

Beaucoup de praticiens divers (et nous pensons par exemple aux astrologues) aiment présenter leur activité comme scientifique, c'est-à-dire comme prouvée dans les principes, rigoureuse dans les méthodes, et certaine dans les résultats. Bref, mieux que les plus grands savants…

En y regardant de plus près, le titre de scientifique n'est pas forcément un label de qualité. Les collusions de toujours entre la science et les armements, par exemple, ou les collusions entre les laboratoires de recherche et les grandes sociétés qui les financent, ou encore les moyens discutables utilisés, comme la vivisection, peuvent troubler l'image idéale de la science.

La psychologie mérite-t-elle d'être dite scientifique ? Ce débat n'est pas simple et dépasse mes compétences, mais j'en doute. Je suggérerais la fondation d'une psychologie qui prenne en compte le passé lointain de l'être humain. Comme indiqué plus haut toute connaissance s'appuie sur une étude du passé. Or le passé de l'être humain c'est toute l'évolution des espèces. L'embryogenèse consiste dans une récapitulation accélérée des états physiques antérieurs (par exemple les branchies momentanées du fœtus).

Qui sait si nous ne conservons pas la possibilité voire même la tendance à penser comme des plantes qui se tournent vers le soleil (quand nous nous tournons vers Dieu), comme des insectes (quand nous avons peur des araignées), etc. Si vaste que soit le sujet, la psychologie ne pourra peut-être prétendre au titre de science que quand elle aura pu démonter les mécanismes (et leur soubassement) qui nous font sentir, penser et rêver comme nous le faisons.

Le dernier état de mes réflexions concerne le subconscient. Ce n'est pas un organe. C'est seulement une porte, un accès vers disons, l'intelligence universelle : la source de l'inspiration des génies, des voyants et de tout un chacun à l'occasion. Donc trois étages : 1) le cerveau animal assurant notre survie (physiologie, émotions de base, mémoire de vie) ; 2) nos fonctions intellectuelles ; 3) l'inconscient collectif ou intelligence universelle à laquelle le subconscient permet d'accéder – si les fonctions intellectuelles sont mises momentanément en veilleuse. Et créer consiste à faire le va-et-vient entre la pensée rationnelle et la source universelle d'inspiration.

La Maitrise du comportement :
L'Action efficace

Introduction

La maîtrise du comportement est notre aptitude à agir avec efficacité. L'efficacité sociale est un état de bon fonctionnement de la société des êtres humains, prise dans son ensemble ou dans ses parties, depuis le couple jusqu'à l'espèce. Les relations entre les personnes et particulièrement, la communication entre elles, seront examinées. Ou comment obtenir que soient réunies, socialement, les conditions du bonheur de chacun ?

La communication

Un des caractères universels de l'homme est de vivre en société. La vie entièrement (et volontairement) solitaire est quasiment inconnue des hommes, la vie érémitique étant une des rares exceptions. Cette vie sociale suppose la communication et la communauté, à des degrés divers. La communauté familiale et celle des religieux présentent l'ensemble des caractères communautaires ; d'autres groupes n'ont en commun qu'une langue, une profession ou un lieu.

La communauté n'est organisée, donc viable, que dans la mesure où elle s'apparente à un organisme. L'ensemble de notre corps constitue une communauté d'organes qui, eux-mêmes, forment une communauté de tissus, de cellules et s'offrent à notre réflexion comme des modèles de fonctionnement et ce depuis l'antiquité.

Tout organisme suppose la cohésion et donc les communications. Si le corps possède une circulation sanguine, un système respiratoire, un système nerveux, nos sociétés ont sécrété un réseau de canaux, de routes, de chemins de fer, de postes, de téléphone, d'agences de presse, de radio, de télévision, de communications par satellite, ainsi que des circuits de distribution des marchandises, de la monnaie comme de l'instruction. Internet et le téléphone portable font un malheur. Et toute société possède un langage qui s'élargit en une culture, une morale, un droit, des mythes et des dieux.

Une bonne communication est la clé des relations heureuses sur les plans alimentaire (communication entre l'aliment et moi par l'olfaction), sexuel, familial, professionnel et social en général. Pour s'assimiler la pensée d'un auteur, il convient de connaître le sens des mots – plutôt que de leur donner un sens personnel – et il est nécessaire d'abandonner provisoirement ses propres idées.

Une bonne compréhension des phénomènes sociaux implique de saisir ceux-ci dans toute leur étendue, quitte à s'en référer à des statistiques, au lieu de juger uniquement à partir de l'expérience personnelle.

Et si l'économie nationale est partout déplorablement conduite : une boulangerie, une imprimerie, une agence de voyages, même fort mal tenues, ne donnent pas lieu à des erreurs de gestion aussi grossières qu'une économie nationale, dit Alfred Sauvy dans Mythologie pour notre temps, Payot, 1966) c'est par peur de la vérité (aussi bien de la part des syndicats que des patrons, des gouvernements que des citoyens).

Technique de la communication

Communiquer c'est dire, pour avoir quelque chose en commun, pour être ensemble. La communication est un lien qui se noue entre plusieurs personnes. Vases communicants : l'un et l'autre sont ouverts, quelque chose passe de l'un à l'autre et les niveaux s'égalisent.
Anatomie d'une communication téléphonique : j'ai l'intention de délivrer un message ; je compose le numéro ; le correspondant est alerté ; il se met à l'écoute ; je me nomme ; je vérifie que c'est bien lui, qu'il est là ; je délivre mon message dans une langue qu'il comprend ; il écoute ; il me répond ; je constate qu'il a compris ; je lui en témoigne ; je raccroche.

Nous avons là tous les éléments d'une communication quelle qu'elle soit entre deux ou plusieurs personnes. C'est la somme des éléments nécessaires et suffisants d'une communication réciproque réussie.

Si tant de gens éprouvent des difficultés à communiquer, à se faire écouter, à se faire comprendre, à comprendre les autres ; si tant de gens ressentent amèrement leur solitude morale, au point qu'on en ait fait un thème philosophique et littéraire ; si tant de couples craquent c'est, le plus souvent, par manque d'un ou plusieurs de ces éléments.

Il faut deux présences

Nous avons en premier lieu l'intention de communiquer. Celle-ci fait partie du message, lui donne son impulsion, sa force et se transmet avec lui. Le manque d'intention va entraîner des déficiences dans les éléments suivants ou leur absence : je compose un faux numéro par manque d'attention, j'emploie un style administratif dans une note de service et je me fais mal comprendre, je parle entre les dents ou la main contre la bouche, je ne regarde pas mon interlocuteur en lui parlant, etc.

Bien des gens prononcent leur nom d'une manière précipitée et indistincte, comme s'ils étaient fatigués d'être eux-mêmes, comme s'ils avaient honte, de ne pas être davantage, de n'être que cela, ou comme s'ils n'étaient pas tellement sûrs de leur identité.

Pour qu'il y ait communication il faut deux présences : l'un et l'autre doivent être réellement à l'écoute, être là, bien fixés dans le présent. Et non occupés à penser à autre chose, à rêver, l'esprit ailleurs.

Mais ce présent fait peur, ou répugne, ou est difficile à atteindre. Beaucoup sont attardés, bloqués quelque part, comme un train arrêté sur la voie entre deux gares : on ne sait jamais quand ils vont repartir. Qu'un interlocuteur soit préoccupé ou que la ligne soit occupée, le résultat est le même : le message ne sera pas reçu. La psychanalyse a montré que le lapsus, par exemple, est un phénomène d'absence. Il en va de même des regards dispersés ou dans le vague.

Ecouter

Le correspondant doit être alerté. Son attention doit être mobilisée. En publicité, la première phrase d'un texte d'annonce s'appelle l'accrochage. Pour certains vendeurs l'issue d'un entretien de vente se joue dans les cinq premiers mots. Il est fréquent de parler brusquement à quelqu'un sans l'avoir prévenu. L'interlocuteur plongé dans un travail tombera de la lune et il faudra répéter. Les enfants le savent bien. Ils commencent souvent leurs phrases par : dis, Untel, tu sais quoi ? C'est qu'on les écoute si peu…

Se mettre à l'écoute de l'autre, totalement, est d'une étrange rareté. Il arrive que dans un âge déjà avancé quelqu'un dise : c'est la première fois qu'on m'écoute. La relation psychothérapeutique est si gratifiante pour le client, notamment parce qu'il est enfin sûr d'être écouté : il paie pour cela.

Les vendeurs professionnels sont souvent des baratineurs obsédés par leur commission, mais les meilleurs parlent peu, sinon pour poser des questions. Par contre, ils écoutent et découvrent ainsi les besoins, les aspirations et plus subtilement, l'état émotionnel du client. Et ce faisant, le client les trouvera très sympathiques et ne demandera qu'à suivre leurs suggestions.

C'est un secret de séduction masculine autant que féminine de s'intéresser vivement à l'autre, de l'écouter de toutes ses oreilles – avec empathie diraient les psychologues – de le regarder de tous ses yeux. A l'exception des chansons d'amour très sentimentales et des rythmes dansants si monotones soient-ils, la musique est relativement peu écoutée et quand elle l'est, c'est le plus souvent d'une oreille distraite, en bruit de fond. Parce qu'écouter est tout simplement impossible à beaucoup de gens. Leur capacité d'écouter attentivement un argument ou une question, d'attendre calmement leur tour de répondre et d'interroger, est égale à moins que zéro, disait déjà Platon.

Le temps qui s'écoule entre une question et la réponse varie directement en fonction de la qualité de la communication et de l'état des interlocuteurs. Chez les Jésuites, la règle exige une réponse rapide à toute lettre. La pratique des affaires l'exige aussi mais des délais de un ou deux mois ne sont pas rares, même pour des offres de prix.

La pluie et le beau temps

Ces délais sont l'indice de perturbations dans l'organisation ou dans la personne. A moins de réponse immédiate, une lettre ou une question orale devrait toujours être suivie d'un accusé de réception.

N'espérez pas intéresser de but en blanc une personne à votre nouveau projet, alors que son mari vient de la quitter, ou qu'il l'a quittée il y a vingt ans et qu'elle était occupée à se demander pourquoi... pour la millième fois. Ramenez d'abord votre interlocuteur dans le temps présent.

Si, dans une conversation, l'interlocuteur n'a pas répondu à une question ou a répondu à côté de la question, n'en posez pas une autre, ou vous serez bientôt dans la confusion la plus totale. Toute vraie question exige une vraie réponse. N'en laissez passer aucune.

C'est un usage répandu que de commencer une conversation par des banalités insignifiantes qui permettent de se rejoindre en douceur, d'accorder ses violons. Duhamel parle quelque part des clichés que l'on échange à propos de la pluie et du beau temps et de leur vertu pour établir une communication avec autrui. Sur eux l'accord se fait facilement.

De la même manière, un mot incompris dans un texte peut être, pour le lecteur, l'équivalent d'une question restée sans réponse. Si cela le tracasse, même de manière peu consciente, il sera bientôt incapable de comprendre ce qu'il lit. Il arrivera au bout de la page en se demandant ce qu'il a bien pu lire et il sera envahi par une douce somnolence.

Résumé

Dans l'état actuel des choses, compte tenu de l'éducation reçue, nous devons tout réapprendre. En particulier à communiquer correctement. Alors nos relations deviendront aisées et sûres. Pour cela nous devons mobiliser notre attention et regarder l'interlocuteur franchement, dans les yeux (non, ce n'est pas impoli !). Nous devons accuser réception de tout message, indiquer que nous l'avons capté. Dans une conversation, chaque phrase doit être ponctuée de notre part par un oui ou bien ou d'accord, etc.

Les réponses à côté de la question ou les messages qui n'ont de valeur que pour l'interlocuteur (exemple : je ne me sens pas bien aujourd'hui) exigent aussi et plus encore que les autres, cet accusé de réception, cette marque d'attention, sous peine d'enfoncer cet interlocuteur dans la confusion.

Lorsque l'interlocuteur est ailleurs, faites-le revenir dans l'ici et maintenant avant de lui communiquer votre message. Parlez aux autres dans leur langage. Posez des questions. Ecoutez les réponses, comme si votre vie en dépendait, en observant votre vis-à-vis, en étant attentif aux moindres intonations, aux réticences, aux moindres hésitations, aux lapsus. Soyez sûr d'avoir compris tout le message et son arrière-plan, c'est-à-dire la personne elle-même derrière ce qu'elle dit. Sinon posez encore des questions.

Parler aux gens dans leur langage, ce sera souvent reprendre leurs propres mots. Ce sera résumer fidèlement leur pensée après qu'ils se soient perdus dans une longue tirage incohérente, ce qui est fréquent en cas de nervosité, de mécontentement, de colère : les préposés des services de réclamation en savent quelque chose.

Les mots sont loin d'avoir le même sens pour chacun. Nous devons être attentifs au point de vue de l'interlocuteur et lui donner de la considération. Sinon nous lui refusons la réalité et nous lui causons un préjudice qu'il peut ressentir durement et il pourra nous en tenir rigueur. Mais pourquoi nous laisser entraîner dans le labyrinthe (le jeu de miroirs) des systèmes défensifs, des émotions négatives ?

Communiquer sans paroles

On ne communique pas qu'avec les mots : les regards, les mimiques, les gestes, les postures, nous renseignent aussi. Et il arrive qu'ils soient seuls efficaces. C'est le cas d'une personne hospitalisée sous l'effet d'une commotion, par exemple, ou d'un agonisant, avec qui la seule communication possible sera peut-être de lui tenir la main (cette personne pourra rechercher spontanément la vôtre).

Enfin nous communiquons aussi sans intermédiaire, directement de pensée à pensée. De nombreuses expériences ont prouvé que les plantes sont sensibles à nos pensées à leur sujet, à nos émotions, à nos intentions : elles prospèrent dans l'amour et dépérissent dans l'indifférence. Même masquée et sous-estimée, cette faculté est universelle.

Chacune de nos pensées et de nos émotions se communique autour de nous à tout ce qui vit, voire aux objets : des pilotes n'hésitent pas à parler à leur avion. Nous pouvons communiquer avec nos organes malades et même avec nos cellules. Tout l'univers est relié, enseignaient les vieux sages. Imbu de sa supériorité réelle ou imaginaire, l'homme s'est séparé. Nous devons revenir de l'exil et reprendre les communications, vivre le présent dans toute la richesse de ses interconnexions, de ses harmoniques.

Le monde est une chambre de résonance. Une corde du piano accordé au la fait vibrer le la de chacune des autres octaves, notamment. Le compositeur en tient compte, l'oreille est séduite par l'accord parfait (do mi sol do). Jour après jour nous composons la partition de notre avenir : nous devons connaître la musique. Avant d'être un thème philosophique et au contraire d'une impossibilité, la communication est tout simplement une technique.

Une communication réussie implique de fixer toute son attention à l'aide de l'un des cinq sens.

1. La vue. Il est facile de trouver des occasions d'entraînement à l'observation. Il suffit de s'installer à la terrasse d'un établissement et de regarder passer la foule. On peut aussi s'intéresser à la botanique et observer les fleurs à la loupe. Libre à chacun de choisir son terrain de prédilection.
2. L'ouie. Vous pouvez, par exemple, écouter une interview à la radio et la résumer, mais en ajoutant des notes au sujet de ce que vous avez perçu ou cru percevoir à travers la voix des interlocuteurs, les hésitations, etc. (ce que leur ton révélait d'eux-mêmes).
3. L'odorat. Reniflez abondamment les aliments avant de les ingurgiter : c'est un entraînement tout indiqué.
4. Le goût. Même si le goût paraît très proche de l'odorat, il est beaucoup plus familier. Versez une seule goutte d'un produit quelconque dans un verre d'eau et vous percevrez probablement la différence par rapport à l'eau pure.
5. Le toucher. Les psychologues disent que nous ne touchons plus assez les autres. Le toucher est un moyen de communication à redécouvrir. Les enfants, les chats, les chiens sont des bénéficiaires de caresses faciles à trouver. Un partenaire amoureux permet d'aller beaucoup plus loin…

La relation à l'autre

Les relations sont à base d'attraction et de répulsion. J'aime, je n'aime pas. Qui se ressemble s'assemble, mais les contraires s'attirent, se complètent : nous sommes déjà au cœur de la problématique des relations. En quoi l'autre est différent de moi, ou semblable, en quoi cela m'intéresse ou me rebute : voilà sans doute une part du sujet. Les illustrations courent les rues, envahissent nos écrans. Incroyable mais vrai, les guerres de religion se sont rallumées.

La ségrégation raciale est de même essence que la ségrégation sociale. Quelle que soit la taille d'un territoire, elle suffira toujours pour y voir naître la perception de différences. La distinction nord-sud recommence au-delà de chaque frontière, à l'intérieur de chaque pays voire d'un simple village, caractérisant les habitants du haut du village et ceux du bas.

Pour les habitants du nord ou du haut, ceux du sud ou du bas seront, par exemple, paresseux et sales, non fiables. Ces derniers pourront déclarer leurs vis-à-vis matérialistes, arrogants, voire fascistes.

Dans une relation bilatérale (parent enfant, de couple, de supérieur à subordonné ou de collègues, etc.) il y a d'innombrables tentatives de comparaison entre l'autre et moi. Déjà qu'on soit peu sûr de se connaître vraiment (voir le succès des tests de personnalité reproduits dans la presse, de l'astrologie ou de la graphologie dites caractérielles) comment connaître autrui : est-il pareil ? est-il différent ?

Notre bref exposé à propos des émotions jette quelques lueurs sur la question : c'est en fonction de mon attitude habituelle, c'est-à-dire de mon système de défense habituel que, bien souvent, je jugerai autrui. Je serai ainsi amené à comparer entre elles deux personnalités d'emprunt, au moyen d'un jugement obscurci...

Car les difficultés de communication réciproque nées de ces systèmes de défense, le bruit discordant provenant des émotions négatives, viendront fausser des interprétations qui ne pourront être que fantasmatiques.

Chaque fois que deux personnes sont face à face, ce sont deux nuages de points qui se font face et non des figures gravées au burin. La zone de flou est souvent importante et l'interprétation se donne libre cours.

Mais beaucoup de personnes paraissent s'accommoder de ne jamais affronter l'autre (ni d'ailleurs aucune situation). Ce sont les couples et les familles où on ne se parle pas, ou bien où chacun parle à un mur, les voisins qui s'ignorent, les supérieurs hiérarchiques retranchés dans une tour d'ivoire, le désintérêt courant pour les nouvelles importantes (mais la passion pour les menus incidents du quartier). Plus généralement encore, on pourra constater le peu d'intérêt général pour l'histoire véritable des peuples, des arts et des sciences, aussi bien que pour l'avenir de l'humanité (un thème qui ne fait vraiment pas recette), alors que la petite histoire (celle des alcôves des reines) sera lue avec avidité.

Egocentrisme, désintérêt, vision trouble, interprétations fantasmatiques, si visibles dans les relations entre deux personnes, se retrouveront évidemment à l'œuvre à l'occasion de toutes les autres relations. L'interaction de plus de deux personnes ne fera qu'augmenter encore la confusion.

Mais une autre attitude est évidemment possible et existe : celle qui consiste à considérer l'autre avec un intérêt réel et profond. En lui accordant l'être, la réalité. Je ne cherche plus un complice pour mes fantasmes, je contemple un être original, que je découvre, comme on découvre un paysage ou une ville étrangère.

L'autre ne me fait pas peur. Je ne crains pas qu'il ne dérobe ma personnalité ou ne la mette en pièces, je suis moi et en face, il y a l'autre, un autre membre de l'espèce humaine, avec qui je pourrai communiquer librement, échanger, partager. Peut-être pourrons-nous nous unir pour atteindre nos buts constructifs.

Me trouvant face à une personne ou à un groupe courants, c'est-à-dire empêtrés dans des complications, aux mobiles cachés et ne voulant généralement pas me laisser entraîner dans ces méandres tortueux, j'adopterai l'une des deux conduites possibles : intervenir pour proposer des buts et des moyens constructifs ou ne pas intervenir et poursuivre mes propres buts.

La dynamique des groupes

Le décor planté, nous pouvons observer les mécanismes à l'œuvre dans les groupes restreints (plus de deux membres à une ou deux dizaines, par exemple), dont Kurt Lewin (1890-1947) a été l'un spécialistes les plus réputés.

Il créa la notion de champ psychologique pour rendre compte des forces qui émanent du sujet et qui se trouvent aux prises avec les influences sociales. Dans un champ psychologique comme dans un champ physique, on ne peut considérer isolément une force, sans tenir compte des autres. Le champ psychologique est donc le siège de tensions qui se forment, se modifient et doivent s'équilibrer sans cesse. Un sujet dynamique peut, par sa seule force, réorganiser les influences sociales de son champ psychologique. C'est ce que fait le leader d'un groupe. D'autres sujets ont plutôt tendance à s'ajuster plus ou moins bien aux tensions, selon diverses modalités positives ou négatives : apprentissage, adaptation, frustration. (La Psychologie moderne de A à Z, CEPL, Paris, 1967.)

Nous nous trouvons à nouveau en face d'un vaste sujet dont l'étude détaillée sortirait du cadre d'une synthèse comme celle-ci. Nous examinerons plus loin les relations familiale et de travail sur un plan concret. Un groupe quelconque assure sa cohésion en se démarquant par rapport à d'autres groupes. Une nation ne s'unit jamais autant qu'en cas d'attaque de ses frontières.

Petit ou grand, un groupe existe en tant que tel, ne se constitue et ne se maintient qu'en se fermant sur lui même, comme une ville à l'intérieur de ses remparts ou comme une cellule à l'intérieur de sa membrane. Il faudra montrer patte blanche pour y pénétrer et le déviant pourra être exclu : c'est le bannissement. Toutes les manifestations ségrégationnistes, séparatistes trouvent, semble-t-il, leur explication dans cette dialectique.

Et d'autre part, les groupes petits ou moyens (jusqu'à quelques centaines de personnes, par exemple) permettent, éventuellement, un contact et un échange directs, une relative connaissance mutuelle, ce qu'interdisent souvent les groupes plus importants. Comment un milliard de Chinois ou d'Indiens pourraient-ils se connaître et coopérer, comment leurs dirigeants pourraient-ils connaître leurs aspirations ? Quelles sont les

conséquences de la centralisation excessive et pourtant si générale ?
La centralisation

Les animaux sociaux sauvages d'un groupe sont solidaires. Non seulement, leur agressivité dans le groupe est inhibée par des signaux précis – sinon l'espèce ne survivrait pas – mais, en outre, ils coopèrent activement et chassent ensemble, par exemple.

Les animaux domestiques, par contre, étant enfermés, peuvent en venir aux pires extrémités, comme les hommes et la douce colombe, par exemple, peut frapper du bec un congénère jusqu'à ce que mort s'ensuive. L'agressivité de l'homme ne connaît pas de frein biologique : elle se donne libre cours pour peu qu'un démagogue l'y incite, comme l'ont régulièrement fait les grands meneurs d'hommes charismatiques, provoquant des carnages inconnus chez les animaux sauvages.

Comment six millions de Juifs, par exemple, ont pu être exterminés par des êtres civilisés, on se le demande encore. Or il est important de voir que le caractère (relativement !) exceptionnel de ces crimes contre l'humanité découle surtout de leur ampleur, de leur industrialisation pour tout dire. Agressivité meurtrière trop courante, hélas, multipliée dans ses effets et dans ses conséquences par des moyens exceptionnels, nouveaux dans l'histoire connue.

Que trop d'êtres humains soient irresponsables et dangereux, nous le savons, mais ce qui augmente le risque, c'est de leur abandonner trop de pouvoir. Quel que soit le système politique, les dirigeants sont rarement des hommes de grande valeur : ils peuvent devoir leur position à la naissance, à un coup de force ou à un quelconque artifice politicien. La démocratie, quand elle existe, n'est jamais que très relative : les hommes sont imparfaits.

Mais c'est la centralisation des pouvoirs, quelle que soit l'habitude que nous en ayons, qui sera souvent la cause des distorsions entre les politiques menées et les besoins réels des populations concernées.

Les attitudes immatures de servilité vis-à-vis de l'autorité sont naturellement exploitées par les leaders, dont toute la politique pourra consister à satisfaire la population à peu de frais (des pains et des jeux : le loto ne date pas d'hier et la télévision a remplacé les jeux du cirque).

Les institutions pourront se développer d'une façon illimitée et seront, en général, de moins en moins au service des individus. Elles commencent par suppléer au manque de bonne volonté individuelle et d'entraide ; elles finissent par servir leur propre développement. C'est la thèse d'Ivan Illich.

La bureaucratie des Etats et leur dirigisme, le développement des grandes administrations, des grandes entreprises est devenu extrême. L'armée, l'éducation, les soins de santé et la sécurité sociale engloutissent des sommes astronomiques : jusqu'à la moitié des revenus de chacun.

Nous travaillons de plus en plus pour des institutions boulimiques dont l'individu est l'esclave soumis. Et ce ne sont pas seulement les services psychiatriques qui ont gardé des principes de fonctionnement d'une rationalité d'Ancien Régime : ni les écoles, ni les hôpitaux, ni les divers services sociaux ou culturels n'ont dépassé encore un modèle d'organisation traditionnelle en complète contradiction avec les objets rationnels qu'ils prétendent poursuivre. (CROZIER Michel, la Société bloquée, Seuil, 1970.)

En Belgique, les services de l'éducation nationale emploient davantage de bureaucrates pour leur administration interne que d'enseignants dans les écoles et il n'est pas rare que les enseignants attendent un an avant d'être payés la première fois : il faut constituer le dossier. L'enseignement d'une langue morte comme le latin parlé par Jules César a été maintenu au programme pour donner de l'emploi à des enseignants. Et que dire d'une école de village qui, sept années consécutives, a réclamé un piano et en voit arriver, la huitième année… sept exemplaires !

L'Académie Française accumule les retards et ne peut qu'officialiser les usages. Nous pensons qu'il en va de même des gouvernements qui en sont le plus souvent réduits à constater et à entériner des situations sur lesquelles ils ont peu de prise, alors même qu'ils disposent de moyens militaires et policiers puissants. Il suffirait, en outre, de leur supprimer ces moyens pour mesurer le civisme réel des gouvernés, c'est-à-dire la mesure de l'efficacité institutionnelle de notre démocratie…

Echec du totalitarisme

Les énormes structures étatiques exercent un véritable impérialisme et doivent être dégonflées, sous peine de nous conduire à une société de type soviétique dont Andrei Sakharov, prix Nobel de la Paix, a dit qu'elle était : … une mer de malheurs, de difficultés, d'aigreurs, de cruauté, de lassitude et d'indifférence profondes, accumulées au cours des décennies et qui sapent les fondements de la société.

Et il ajoutait : Notre pays renferme un nombre exceptionnellement élevé de malheureux, accablés par le destin : vieillards seuls qui perçoivent des pensions dérisoires ; gens qui ont échoué dans la vie et n'ont ni travail, ni possibilité d'étudier, ni logement convenable – même en s'en tenant aux normes misérables qui prévalent chez nous ; malades chroniques qui ne peuvent trouver de place à l'hôpital ; une innombrable horde d'ivrognes invétérés, un million et demi de détenus, victimes d'une machine judiciaire aveugle, souvent injuste, vénale et soumise aux autorités et à la mafia locale, un million et demi de détenus à jamais rejetés de l'existence normale ; de simples malchanceux qui n'ont pas su au bon moment glisser le pot de vin adéquat à la personne idoine (…) – Longtemps après la nobélisation de Sakharov, le communisme est en lambeaux mais ce sont les mafias qui tiennent les villes et la population est toujours aussi dramatiquement abandonnée.

Comme le remarquent de nombreux auteurs, le monopole d'Etat absolu engendre inévitablement la servitude et le conformisme obligé. Chacun, en effet, dépend complètement de l'Etat. Dans les périodes critiques, la servitude engendre la terreur ; dans les périodes plus paisibles, la toute-puissance d'une bureaucratie d'incapables, la grisaille et l'apathie... (SAKHAROV Andrei, Mon pays et le monde, Seuil, 1975.)

La société soviétique n'est pas seule en cause : les pays fédéraux largement décentralisés sont l'exception. Les entreprises gigantesques et les administrations pléthoriques sont devenues un modèle universel, l'initiative individuelle et locale étant partout découragée et les particularismes, brimés.
Soumission à l'autorité

Les modèles centralisés s'imposent partout et dans tous les domaines. C'est ainsi que les manifestations artistiques, par exemple, sont médiatisées à l'extrême et que quelques vedettes accaparent l'attention générale et obtiennent, seules, le succès.

Des expérimentations scientifiques ont, d'autre part, démontré l'ampleur du conformisme et plus particulièrement de la propension à l'obéissance. Nous pensons aux expériences de Stanley Milgram, relatées dans son livre Obedience to Autority, Harper & Row, 1974 et illustrées dans le film d'Henri Verneuil, I... comme Icare.

Des hommes et des femmes y reçoivent l'ordre d'infliger à une innocente victime des chocs électriques de plus en plus puissants. L'expérience est truquée : la victime est un comparse, bon comédien, qui ne reçoit pas de décharges mais simule des douleurs de plus en plus atroces.

Et Stanley Milgram résume ainsi les résultats : A cette heure, plusieurs centaines de personnes ont participé à notre expérience sur l'obéissance et nous avons été témoins d'un niveau de soumission véritablement alarmant. Avec une stupéfiante régularité, de braves gens se sont pliés sous nos yeux à toutes les exigences de l'autorité (des professeurs en blouse blanche) et ont accompli des actes d'une cruauté incroyable.

Le prestige de l'autorité, la limitation de leur champ de perception, l'acceptation aveugle de la situation telle qu'elle a été définie par l'expérimentateur, ont suffi à amener des citoyens honnêtes et conscients de leurs responsabilités dans la vie quotidienne à se conduire en bourreaux.

Il semble acquis que plus de la moitié de la population est disposée à obéir sans discernement : ce n'est donc pas de cette majorité que pourra venir une opposition quelconque aux répressions, aux abus de pouvoir et autres défauts habituels des institutions centralisées.

Opposition à l'autorité

Ce sont par conséquent des individus et des groupes marginaux qui, le plus souvent, ont marqué leur opposition aux situations ainsi crées. Citons, un peu au hasard : les Cyniques dans la Grèce ancienne, dont la figure la plus connue est Diogène ; les chrétiens des catacombes ; les hérétiques de tout poil, par exemple les Parfaits de Montségur ; les anarchistes, connus pour les bombes des extrémistes, mais méconnus pour leurs doctrines souvent pertinentes et toujours généreuses. L'époque contemporaine a vu le retour des attentats qui sèment la terreur et font le lit du pouvoir : c'est la forme de contestation la plus radicale et la plus aisée à récupérer – voire à manipuler.

L'opposition violente

L'occupation militaire, l'asservissement politique et économique, l'endoctrinement idéologique, ont de tout temps provoqué des réactions de défense, parfois violentes, parfois pacifiques, souvent réprimées dans le sang : les régimes ne peuvent se passer de police (c'est un indice de leur illégitimité) ni de prisons et se privent rarement de la torture.

L'opposition violente est la plus spectaculaire. Son prototype est le régicide : assassiner l'homme dieu sur son trône est la mesure radicale et définitive par excellence. Il serait facile de dresser une très longue liste d'empereurs et de papes, de rois et de princes, d'archiducs et d'archiduchesses, de dictateurs, de présidents, de ministres qui ont péri empoisonnés, poignardés, guillotinés ou tirés comme des lapins.

Les attentats sont de tous les temps et ces dernières années en ont vu une multiplication inquiétante : ils sont à nouveau devenus une stratégie, appelée terrorisme qui est généralement dans l'histoire, la préparation et le signe avant-coureur des guerres et des révolutions. Toute action révolutionnaire a besoin, pour se réaliser, d'une nation bouleversée.

Si un attentat isolé peut être le fait d'un idéaliste exalté, la stratégie terroriste n'est jamais innocente mais au contraire préméditée, intéressée, dénuée de scrupule ou du sens moral le plus élémentaire et en contradiction avec les objectifs constructifs des éléments sains d'une société. C'est une stratégie destructrice de déséquilibrés, de désespérés, d'éléments foncièrement malades et irresponsables que rien, jamais, ne justifiera. L'opposition non-violente, quant à elle, procède tout autrement.

La non-violence

Elle est vieille comme les montagnes, disait Gandhi. Le sanskrit possède pour la désigner un mot qui signifie refus de nuire. Elle fut prêchée par le Bouddha et Mô Tseu déclarait : Tuer un homme pour le bien du monde n'est pas faire le bien du monde. Mais s'offrir soi-même en sacrifice pour le monde, voilà qui est bien. Et Martin Luther King a dit : Le Christ a fourni l'esprit, Gandhi a montré comment l'utiliser. Et moi je vous dis de ne pas résister au mal. Si l'on vous frappe sur la joue droite tendez encore la gauche… (Math., V).

La non-violence est la force du faible et son ultime recours. Son point d'appui est la conscience morale de l'adversaire ou du moins celle du public qui l'environne : le scandale de l'injustice mis en pleine lumière réveille les cœurs, ouvre les yeux, déconcerte et discrédite l'oppresseur. La non-violence brise l'enchaînement de la violence en montrant à l'agresseur qu'il se trompe et en lui imposant une sorte de conversion – qui est sa guérison.

(...) Un acte collectif de non-violence se prépare minutieusement. Sa mise au point exige de l'intelligence, de la maîtrise et beaucoup d'imagination. L'acte, quoique illégal, doit être fondamentalement juste dans ses intentions. (Enc. Universalis)

Et l'auteur raconte la marche au sel de 1930, dont le but est de boycotter le sel vendu par les monopoles d'Etat. Une marche de vingt-six jours qui le conduit au bord de la mer, où il puise un peu d'eau salée, devant toute la presse intriguée.

Le non-violent n'est pas un résigné passif dit encore J. Onimus, tout au contraire, c'est un militant qui s'engage, crée l'incident, cherche le scandale, provoque l'oppresseur. Pour cela il faut le courage et l'abnégation du martyr.

Mais si l'adversaire est totalement dépourvu de conscience, s'il a perdu tout sens moral, s'il n'est plus qu'un robot, mourir serait parfaitement inutile. S'il n'y a de choix qu'entre la violence et la lâcheté, je conseillerais la violence, a dit Gandhi (Young India, 11 août 1920).

Ivan Illich

Originaire d'Europe centrale, immigré aux Etats-Unis en 1956, Ivan Illich a étudié la cristallographie, mais aussi le droit canon et collectionne les doctorats. Ordonné prêtre, il traverse l'Amérique latine à pied. Il fonde une université internationale au Mexique et retourne à l'état laïc.

Parmi ses livres les plus retentissants : Une Société sans Ecole (1971), La Convivialité (1973), Némésis Médicale (1975), Le Chômage Créateur (1977). Il s'y attaque aux institutions de la société moderne. L'enseignement, la médecine et la production industrielle ne servent plus les hommes, ils les asservissent.

Il faut inventer d'autres réseaux d'éducation qui permettent aux individus et aux petites collectivités (les anciennes communes) d'épanouir leur créativité et de retrouver leur autonomie et leur responsabilité. Le monopole de la caste médicale doit être brisé, les citoyens ne doivent plus être surprotégés mais se reprendre en mains. Il faut revenir à des modes de production plus humains et à des produits plus en rapport avec nos besoins réels.

Autres modèles

La résistance

De nombreux penseurs, de multiples épisodes pourraient encore être évoqués. La Résistance est de toujours et de partout. Solidarnosc en Pologne ou la Résistance au Vietnam, en Afghanistan ou ailleurs, sont bien connus. Leur force réside toujours dans l'héroïsme individuel et la créativité (le bout de ficelle) face au Gros Animal bête et méchant, empêtré dans ses superstructures.

Mais la résistance n'est pas uniquement armée, elle peut être plus subtile et s'exprimer concrètement par des attitudes, des prises de position et des comportements non-conformistes, s'affirmer sereinement, sans tapage ou même discrètement, en se fondant sur une pensée profonde, sur le roc de la tradition. On se trouve alors en présence de marginaux, mais dans le registre supérieur.

Initiatives locales

Aux quatre coins du monde sont apparus, parfois spontanément, parfois avec l'aide d'organisations humanitaires, des groupes locaux qui ont pris leurs problèmes en charge. Il y a quelques années paraissait un document précieux intitulé A blueprint for Survival, rédigé par l'équipe de The Ecologist.

Il recommandait notamment qu'à l'avenir la société soit organisée en petites communautés où des exploitations agricoles individuelles très productives approvisionnent le voisinage en œufs, fruits et légumes, où les exploitations industrielles et artisanales produisent les biens durables et de qualité réellement nécessaires à la communauté, où chacun puisse connaître les autres, avoir confiance en eux et en soi et redevenir une personne responsable.

Et de décrire des communes de base de 500 membres, représentées dans des villes de 5.000 habitants, représentées elles-mêmes dans des régions de 500.000 âmes qui, par l'intermédiaire des nations, se feraient entendre à l'échelle planétaire (je cite de mémoire).

Le travail en miettes

Apparu au moyen âge il a miraculeusement survécu : le compagnonnage. C'est dans ses rangs qu'encore aujourd'hui, se recrutent en France les ouvriers d'élite de plusieurs professions (les charpentiers, par exemple). Un apprentissage long et studieux conduit les jeunes gens à conquérir la maîtrise technique, y compris en ce qui concerne les technologies actuelles, mais aussi la maîtrise d'eux-mêmes, dans le cadre structuré d'un milieu solidaire et affectueux.

Et comme l'a dit lors d'une émission du Grand Echiquier le président des luthiers français, Les métiers de tradition sont des métiers d'avenir. Pourquoi n'y reviendrions-nous pas à ces armoires, à ces outils, à ces vêtements si beaux, si nobles, si durables, à ces chefs d'œuvre seuls dignes d'êtres humains supérieurs ?

… encore au XVIIIe siècle, le futur maître chapelier, muni d'une livre de laine et d'autres matières brutes, devait (pour l'épreuve du chef d'œuvre) depuis le foulage jusqu'à la pose des plumes, confectionner un chapeau de feutre complet, apprêté, teint et garni de velours. (FRIEDMANN Georges, le Travail en miettes.)

Mais les ingénieurs de l'organisation scientifique du travail sont arrivés avec leurs chronomètres. Pour eux, le travailleur idéal était, désormais, l'ouvrier parfaitement machinal, (…) dont la tâche est (par exemple) toute la journée, toute la semaine, toute l'année, de placer sur la bouteille le ruban de couleur vive, décor et marque de fabrique. Mais l'ouvrière ne fait que l'insérer sur le col. C'est une de ses camarades, sa voisine en aval de la chaîne, qui le scelle. (idem)

Georges Friedmann cite jusqu'aux dentistes, atteints de cette déshumanisation : Il existe à New York et dans d'autres grandes villes des Etats-Unis des cabinets dentaires composés d'équipes de spécialistes dont les uns ne font que les plombages, d'autres l'extraction des dents, d'autres encore placent les dents artificielles et les bridges etc.

Dans un pays comme la Grande-Bretagne, où la majorité de la population active est occupée dans de très grandes entreprises, où l'artisanat a complètement disparu, le gouvernement s'est vu contraint de lancer un programme important d'aide et de relance de la petite entreprise, un peu comme on plante des oyats dans le sable des dunes pour retenir celui-ci.

L'Italie a depuis longtemps favorisé l'artisanat, florissant et sans doute lié à toute son économie souterraine, à tout ce travail au noir qui s'effectue dans les ateliers clandestins, notamment.

Un responsable de la fédération italienne des détaillants en bijouterie joaillerie me parlait avec lyrisme (en 1973) de la coopération intelligente et créatrice qui existait toujours en Italie entre l'artisan et le détaillant. Aux dernières nouvelles toutefois (1989), le nombre des véritables artisans créateurs se réduit beaucoup et un détaillant de Florence éprouve les plus grandes difficultés à s'approvisionner, auprès d'artisans âgés et éloignés (recrutés jusqu'à Turin !).

L'objectivité exige de préciser que c'est également en Italie que se trouve le plus grand nombre de petits magasins, dont la productivité est très faible et auxquels s'ajoute encore une nuée de commerçants ambulants. Un fonctionnaire du Ministère du Commerce à Rome nous a expliqué à la même époque, qu'après-guerre, lorsqu'un ex-détenu se présentait à la mairie, à sa sortie de prison, on lui fournissait une carte de commerçant ambulant, à défaut de lui fournir du travail. Aujourd'hui, encore, dans notre village de montagne, ce ne sont pas moins de trois boutiques d'alimentation qui se partagent la clientèle : la première est celle du boucher qui s'est adjoint un rayon alimentaire et vend aussi bien des balais, la deuxième est attenante au bar, la dernière est un bar-table d'hôte-bazar-vêtements pour dames-magasin de journaux-négociant en bonbonnes de gaz... surmonté d'un salon de coiffure. Tous trois vendent du pain, par exemple, ce qui n'empêche pas un boulanger de subsister un kilomètre plus loin (lui aussi vend des produits alimentaires, bien entendu) ni deux commerçants ambulants de circuler avec un camion, ni même un marché hebdomadaire se composant de 3 échoppes de Maghrébins et ce sont, enfin, des Africains qui passent chaque semaine, de porte en porte, chargés de ballots de vêtements aux griffes mirobolantes et de montres mirifiques.

En fin de compte le petit peuple en est perpétuellement réduit aux expédients et à la débrouillardise indispensables à la survie, toujours en butte et à la merci des entreprises grandioses et dramatiques des grands, des possédants, des puissants.

Le complot des possédants

Jacques Bergier cite J. Buchan (La Centrale d'Energie) : Vous avez mis le doigt sur le seul point important. La civilisation est une conjuration... La vie moderne est le pacte informulé des possédants pour maintenir leurs prétentions. Et ce pacte sera efficace jusqu'au jour où il s'en fera un autre pour les dépouiller... Sont-ce réellement les meilleurs esprits qui œuvrent de ce côté-ci du pacte ?... Nous sommes dirigés par des amateurs et des gens de second ordre... Le savoir est la seule force... Nous prenons nos châteaux de cartes pour les remparts de l'univers... Croyez-moi, les plus grands esprits sont en-dehors de ce qu'on nomme civilisation... Les intelligences anonymes, à l'œuvre souterrainement... Et il conclut : c'est de la super anarchie."

Si le mouvement anarchiste, opposé à toute forme d'autorité, plus connu pour ses poseurs de bombes que pour ses penseurs généreux, est assez circonscrit dans le temps (le XIXe siècle), il a beaucoup d'antécédents, d'ancêtres et tout autant de successeurs, jusqu'à l'époque contemporaine. Parce que les abus de pouvoir d'une part, les conduites conformistes, d'autre part, sont de toujours. Le mouvement anarchiste a dérivé en bolchevisme et en syndicalisme. Mais des mouvements plus anciens et des personnes plus discrètes jouent un rôle méconnu.

Pourquoi ne pas citer la Franc-maçonnerie dont le but est d'aider au développement moral, ou les ordres religieux, dont certains membres atteignent la joie parfaite dans la plus totale simplicité ? Finalement, combien d'individus souvent obscurs et modestes, se révèlent dans l'intimité, d'une générosité sans limite, d'une lumineuse intelligence ?

Une mère de famille, un chef d'entreprise ou un agent de police peuvent atteindre les sommets de l'expérience humaine et tout au long de leur existence, rayonner de bienfaits ou seulement de sourires. On trouve des personnages de ce type dans l'œuvre de Tolstoï et de Romain Rolland, par exemple. Si l'avant-scène est occupé par les grands hommes, l'armée de l'ombre, la majorité silencieuse, est animée par des êtres d'élite méconnus qui sont autant de lumières dans la nuit.

Ce que les tous les mouvements et toutes les personnes qui s'opposent activement au Gros Animal ont en commun, c'est de placer leur effort non sur autrui, mais sur eux-mêmes, sur leur perfectionnement moral, intellectuel et professionnel. Ils ont une vision optimiste de l'humanité, admirent ce qui est beau, croient au bien ; naïfs pour les cyniques, ils sont porteurs du flambeau de l'idéal qui, grâce à eux, ne s'éteindra pas. Voir dans l'épilogue une définition de l'humanisme.

Liberté, responsabilité

Pour les théoriciens de l'anarchie et de la liberté individuelle, chaque être humain a le droit de rechercher lui-même sa vérité dans tous les domaines et le devoir de refuser tout enrégimentement, qu'il soit familial, scolaire, militaire, professionnel, religieux, scientifique ou culturel.

Famille : rejet du mariage coercitif et du paternalisme, recherche de l'épanouissement de chacun dans la liberté assortie de la responsabilité.

Ecole : rejet de l'école prison et du programme indigeste, des leçons ex-cathedra, recherche de l'épanouissement affectif, moral, mental, créatif, physique et manuel de chacun.

Armée/Etat : suppression, donc non-participation au service militaire, aux scrutins obligatoires, aux impôts obligatoires etc.

Travail : rejet de toute forme d'esclavage (contraintes de corps et de temps). Recherche de l'épanouissement, du service (l'utilité sociale). Participation librement consentie à la vie sociale en développant les dons et les aptitudes.

L'anarchie s'oppose radicalement à la conspiration des élites et entend promouvoir, dans tous les domaines, la libre expression, la libre initiative, le libre-arbitre, le libre examen.

Cette liberté s'assortit nécessairement de la responsabilité correspondante. Ainsi, la peine de prison pourra souvent être remplacée avantageusement par une réparation des dommages : ce qui importe n'est pas la transgression d'un règlement mais le préjudice causé.

La renaissance récente des professions indépendantes et leur relance est un signe encourageant de redressement. Les Etats en reviennent à favoriser la création d'une poussière de micro-entreprises : c'est le seul remède qui a été trouvé au chômage. Il faut s'attendre à une relance générale de l'artisanat d'art et de création – même s'il avait presque disparu. Les classes moyennes et un nouveau libéralisme ont à nouveau le vent en poupe.

C'est une attitude naïve, enfantine et à courte vue que de réclamer des drogues aux médecins (réformons plutôt notre mode de vie), d'exiger plus de revenus pour moins de travail, toujours plus d'aide de l'Etat, plus de libertés de la part des églises : nous pouvons nous comporter en adultes et prendre notre existence en charge.

Nous pouvons réfléchir par nous-mêmes et en petits groupes, décider comment vivre et nous entraider pour vivre mieux. Nous pouvons préfigurer une société décentralisée en nous groupant localement pour nos approvisionnements, pour l'éducation de nos enfants, pour la mise en route de cultures et d'artisanats, pour nous informer, nous coordonner avec d'autres cellules locales et les groupements innombrables qui existent déjà, pour diffuser et manifester nos options.

Prendre une responsabilité

Après avoir fait une proposition constructive dans votre association locale, vous en viendrez assez naturellement à prendre une responsabilité. Aux fonctions traditionnelles de président, vice-président, trésorier et secrétaire pour lesquelles, généralement, les bonnes volontés sont appréciées, s'ajoutent toutes les fonctions informelles, à commencer par les plus modestes, dont on ne manquera pas de se décharger sur vous avec soulagement.

Le chômage

Dans un pays minuscule comme la Belgique, un demi-million de personnes sont recensées comme chômeuses et ce nombre serait largement dépassé si on y ajoutait toutes les personnes non répertoriées mais qui souhaiteraient travailler ou travailler davantage.

C'est évidemment un scandale, d'autant plus qu'il touche particulièrement les jeunes et les plus démunis, que de priver d'utilité tant de personnes, souvent de bonne volonté, alors que les besoins n'ont jamais été aussi grands dans le monde aussi bien que dans chacun de nos quartiers. Les causes furent souvent évoquées mais la cause institutionnelle essentielle le fut moins.

Au moins en partie, le chômage est dû aux obstacles au travail. A force de lois et de règlements destinés à protéger les travailleurs, les grandes entreprises se sont mécanisées à outrance et les petits patrons ont cessé d'embaucher. En fait, il suffirait sans doute de libérer le travail pour en retrouver en abondance.

Celui qui doit travailler devra donc parfois passer outre aux règles ou les contourner : les femmes trouveront facilement du nettoyage en noir et les hommes pourront gagner leur vie décemment dans le taxi, où les entorses aux règlements ne se comptent plus, ceci à titre d'exemple.

Le cas des taxis à Bruxelles est éclairant. Chiffres à l'appui, il serait facile de prouver que l'exploitation réglementaire des taxis est une impossibilité mathématique, qui entraînerait nécessairement la faillite.

Ce service public quant aux tarifs et règlements est privé quant aux taxes à payer. Chaque taxi bruxellois payait une taxe spéciale de 625 euros l'an qui s'ajoutait aux autres impôts et taxes. Simultanément on a construit des réseaux de métro qui coûtent des milliards pour des transports en communs, eux, subsidiés qui réduisent leur personnel et les services rendus aux usagers. L'usager du taxi ne manque pas de comparer le prix de son trajet avec celui du ticket de tramway, oubliant que les dés sont pipés, comme dans tant d'autres situations. Un réseau dense de minibus indépendants à la manière des taxis, ne coûterait pas un franc à la collectivité, rendrait service et créerait des milliers d'emplois. J'ai emprunté des minibus à Miami : on monte, on paie son dollar et on descend à son choix. Cela semble bien fonctionner.

Le chômage atteint évidemment de plein fouet les personnes les moins qualifiées. L'éducation – et pas seulement l'instruction – reste évidemment, pour nos jeunes, la solution véritable. Mais gare aux marchands d'illusion qui racolent en faveur d'enseignements ineptes pour des métiers sans débouchés. Il est souvent difficile de connaître la valeur réelle d'un diplôme ou d'une formation. Ainsi de l'enseignement des langues : une licence en traduction ne s'acquiert qu'en plusieurs années d'études mais ne suffit pas à fabriquer un bon traducteur et ne débouche pas forcément sur un emploi. Un traducteur est d'abord un écrivain. Alors pourquoi pas d'examen d'entrée portant sur un texte à rédiger ? Sans parler du dessin publicitaire ou autre, du design, de l'architecture, des lettres ou des sciences… Il est fréquent qu'une formation brève mais pratique procure plus sûrement un travail bien rémunéré qu'un long séjour à l'université. Ce n'est pas le serrurier qui me démentira.

L'éducation

Surprotéger les adolescents comme cela est de pratique si générale, spécialement dans les milieux favorisés, est une sottise. La mère aiglonne force les aiglons à prendre leur envol en oubliant de les nourrir. Elle les appelle du haut du ciel en tournoyant au-dessus de l'aire.

Alors que j'ai assisté à des scènes navrantes au cours desquelles un adolescent à l'âge d'homme battait sa mère pour lui extorquer l'argent du ménage et régaler les copains. La mère pleurait. Comment lui dire l'erreur de son éducation ?

Les longues années d'études à plein temps sont impropres à former des adultes responsables : elles prolongent inconsidérément la dépendance infantile. La sécurité sociale envahissante et obligatoire a les effets les plus néfastes sur la prise en charge autonome et solidaire des individus, des familles, des collectivités.

Toute l'éducation devrait être centrée sur un objectif : permettre à chacun de découvrir ce qu'il veut et peut faire d'utile et lui donner toute latitude d'y parvenir.

Au lieu de cela l'école est une caserne, voire un pénitencier où, vouloir ou non, les jeunes sont gavés de connaissances qu'ils vomissent l'instant qui suit. Les parents, de leur côté, interdisent souvent toute action personnelle, toute initiative, toute excentricité : ne fais pas ceci, ne touche pas cela… tu vas le casser… va jouer etc.

L'enfant n'est pas réellement écouté. Il est trop souvent considéré comme un bébé, comme un petit animal. Il n'a pas voix au chapitre et est tenu dans l'ignorance des problèmes de la famille.

L'ensemble de ce système scolaire et familial est le contraire d'une véritable éducation et entraîne chez l'enfant une grande confusion. Ne nous étonnons pas que celui-ci ne sache plus ce qu'il veut ou qu'il se dise sans désir (la bof génération des années quatre-vingt).

L'enfant, l'adolescent à plus forte raison, doit être pris pour ce qu'il est : un être doué de toute la raison d'un adulte (les adultes sont souvent plus capricieux, plus irrationnels que les enfants) même s'il n'en possède pas toute l'expérience – c'est-à-dire beaucoup d'idées fausses et stéréotypées – ni le vocabulaire ; un être intelligent et capable, qui sait parfaitement ce qui est constructif et ce qui ne l'est pas.

Les parents parlent souvent eux-mêmes d'enfants mal élevés pour caractériser les enfants difficiles et ces derniers, les caractériels, les retardés etc., proviennent en général de familles perturbées, de parents névrosés, tous les éducateurs le savent.

Tout acte constructif de l'enfant, pour lui-même (apprendre à nager...) ou pour l'entourage (laver la vaisselle...), doit être sanctionné positivement. Tout acte destructif (attention : ce qui nous dérange n'est pas nécessairement négatif) doit être sanctionné négativement (peut-être les sanctions positives suffisent-elles...). Selon des normes, par exemple des points portés dans un carnet, transformables en argent, qui leur assurent un petit début d'indépendance financière et leur évitent de mendier à tout propos. Evitons d'accabler les enfants et les adolescents sous les cadeaux : il sont déjà si dépendants !

Il ne faut jamais attenter aux biens d'un enfant, comme disposer de son argent, de ses jouets, de ses vêtements. Il se révoltera et perdra confiance. Il faut lui laisser toute l'autonomie possible dans ses choix et lui en laisser supporter les conséquences.

Telle est la conduite à adopter : l'enfant, le jeune est intelligent, raisonnable et responsable. Traitez-le ainsi. Il vous donnera de grandes satisfactions et deviendra un adulte équilibré, sûr de lui, en pleine possession de ses moyens, un gagnant.

Les Cimes du bonheur et du succès

Le plaisir de vivre

Le pain au lièvre

Quand nous étions petits, le soir, nous guettions le retour du père. Qu'y avait-il pour nous, dans sa hotte, sous l'herbe des lapins ? C'était, au gré des jours et des saisons, la poignée de mousserons, le bouquet de fraises, la grenouille ficelée de joncs, la plume de geai, les noix fraîches… C'était presque toujours le mystérieux pain au lièvre. Croûton durci, reste d'un goûter dans la vigne, nous le grignotions avec délices. Son nom furtif et sauvage le parfumait d'inconnu ; son nom le faisait friandise pour notre créance ingénue. (CRESSOT Joseph, le Pain au lièvre, Stock, 1943-1973.)

Plaisir et raison

L'homme qui a toujours raison dit : La nature n'est pas belle. Les fleurs sont les organes reproducteurs des plantes et rien d'autre. Pour Novalis, une fleur est un être entièrement poétique. Et pour l'enfant qui cueille un très modeste bouquet au bord du chemin et radieux, l'offre à sa mère ?

L'homme qui a toujours raison dit à l'enfant : pense à ton avenir, prépare ta situation dans le monde. Il dit à l'adulte : tu n'es plus un enfant, sois sérieux, tiens ton rang, pense à tes vieux jours. Et puis il prend de l'âge et regarde venir la mort stoïquement : l'homme n'est que poussière dit-il. Mais cet homme-là n'est jamais rien.

L'enfant qui s'amuse de l'air sévère de son maître, les amoureux qui s'embrassent sur un banc, la femme qui brode, son chat étendu au soleil les yeux mi-clos, ne font rien qui vaille, sont sans projet. Dans l'instant qui s'éternise, ils sont réels.

Au théâtre

La représentation va commencer. Les voix s'éteignent pendant que dans les coulisses sont frappés les trois coups. Le rideau se lève et découvre la scène. Un acteur est là, dans son costume étrange. Il va jouer la comédie.

Tout à l'heure les spectateurs étaient entre deux mondes : le quotidien qui s'éloignait, la fantasmagorie qui se préparait. Les voici maintenant captivés, captifs d'une fiction certaine. Transportés dans un espace convenu, dans un temps d'emprunt, ils vont ressentir des émotions qui ne sont pas les leurs.

Pour l'électricien de service, pour l'homme de la technique, l'important c'est le voltage, ce sont les fusibles et il est à son poste, dans sa blouse grise, devant ses interrupteurs, en échange d'un salaire qui fera vivre sa famille. Le spectacle est sur lui sans effet.

Le bonheur est une œuvre

Le plaisir de vivre naît toujours d'un regard, qui se pose sur les choses et qui les transfigure. Le bonheur ne peut naître que d'une œuvre collective et individuelle dont l'art nous transmet un message imparfait et qui s'éloigne. Le bonheur est une œuvre. Pour chacun, c'est une œuvre, celle de son désir. (LEFEBVRE Henri, Vers le cybernanthrope, Denoël, 1967-1971.)

Chaque instant qui passe est une chance qui s'offre. Qu'il nous appartient d'informer, comme l'aquarelliste qui, de ses terres noyées d'eau, invente des ciels pâles.

Le plaisir de vivre est le produit de l'art, de la main habile qui façonne le quotidien, de la voix modulée par le chant, de l'œil qui s'émerveille. A toute œuvre, ajoutons l'inspiration ; donnons vie à nos songes afin que naisse l'œuvre. Le plaisir de vivre est le fruit d'un travail sur le quotidien, le ferment qui soulève la pâte, lui donne l'opalescence et nous la rend précieuse.

Nous pouvons être dans l'existence, comme ce musicien ambulant, avec son chapeau cabossé et une barbe de quelques jours, un flûtiau glissé dans la ceinture, qui s'arrête dans les villages au milieu des enfants et fait danser la gigue au clocher, à son coq, au bedeau, aux notables, au boucher avec son grand couteau, à la chèvre arrachant son piquet, mettant la rue et tout, sens dessus dessous. Chagall, vous connaissez ?

C'est le persil sur les pommes de terre, la lettrine au début du texte, le chiffre au coin du mouchoir, le ruban dans les cheveux, le sourire à celui qui passe : ce que le cœur ajoute. Et le bonheur paraît comme l'arc-en-ciel après la pluie d'un long jour monotone.

Eau pure qui sourd des profondeurs et rafraîchit, chanson de l'âme entr'aperçue, voici la fragile vérité des hommes. L'amour naît de mille attentions délicates et ne se fane que dans l'ennui. Le camelot retient sa pratique avec des gestes de magicien, d'extraordinaires mimiques et des éloges mirobolants. D'un brimborion il fait un joyau. Et dans l'instant, il y croit lui-même, le bougre. Aussi vend-t-il.

Ensorcelons les choses, sous l'effet d'une inspiration jaillissante qui emporte les garde-fous de la raison, du sérieux, des faux semblants de l'intellectuelle pacotille.

Le boute-en-train nous mène en bateau : En avant la compagnie ! Laissez-là vos pince-nez et vos jérémiades ! Vive la vie ! Je suis fou mais qu'importe ? Je suis un pitre ? Soit. Mais entrez dans la danse, voyez comme on s'amuse… Et c'est un bienfaiteur que partout on invite et on fête. Il a peut-être tous les défauts de la terre mais c'est un porte-bonheur.

Le plaisir de vivre est le jus du moment pressé. Il s'exprime de la vie tout entière à qui, d'une solide poigne, la tient entre les mains. Voilà pourquoi, pour l'homme heureux, la fleur n'est pas qu'un organe, la musique n'est pas que du bruit, le bonheur n'est pas qu'une utopie.

Une définition du bonheur

La santé est l'état normal d'un être vivant, de l'être vivant qui fonctionne normalement. Ainsi, dira-t-on que celui qui ne souffre pas, digère bien, dort bien, a le teint rose, se sent bien dans sa peau, est agréable d'aspect et de caractère, on dira de lui qu'il est en bonne santé.

Le bonheur est considéré ici comme un état de santé étendu à tout l'individu – et pas seulement à son corps – un état qui comprend la vie affective, sociale, morale, intellectuelle et spirituelle, aussi bien que la vie pratique, les réalisations, le succès qui s'y attache, la réussite matérielle et la considération sociale qui en découlent.
Il ne faut pas réunir toutes ces conditions pour être heureux, parce qu'il suffit de se sentir, de se croire heureux, de se considérer comme tel pour être heureux.

Retour à la philosophie

Le bonheur et les spécialistes

En théorie, le bonheur est ou devrait être au centre des préoccupations de tous les hommes et depuis toujours. En fait la plupart s'en écartent et se perdent en chemin. L'exercice d'une profession, par exemple, pourra être conçu par le débutant comme devant lui assurer une vie heureuse. Mais lorsque le succès vient, il est fréquent qu'emporté par son élan, l'homme veuille plus encore. Il perd de vue son objectif et devient l'esclave de son travail ou de son ambition.

Il en va de même des philosophes, qui sont les amis de la sagesse, c'est-à-dire de l'attitude juste – l'attitude qui rend heureux – mais qui spéculent à l'infini et sur l'infini, s'égarant dans les discussions, s'enlisant dans la... philosophie et oubliant la vie.

On peut dire que la conception du bonheur des différents philosophes équivaut à leur conception philosophique, à ce qu'ils sont, à la position qu'ils défendent vis-à-vis des autres philosophes. Chacun considère que sa conception est la bonne et donc qu'elle conduit au bonheur.

Ainsi, pour un médecin, le bonheur dépendrait de la santé ; mais il peut être tenté de penser que tout homme est un malade qui s'ignore. Pour un psychologue, le bonheur dépendrait de l'épanouissement, de la libération ; mais ces états sont relatifs et ne s'atteignent jamais complètement : une psychanalyse peut durer un certain nombre d'années…

Pour un sociologue l'homme ne serait heureux que dans le cadre de l'organisation sociale et, pour le marxiste, après la révolution prolétarienne. Pour le philosophe, considéré en général, le bonheur dépendrait d'une juste conception des choses, la sienne. Pour le prêtre enfin, le bonheur découlerait de la vie en Dieu, mais tous les hommes sont pécheurs.

Chaque spécialiste a sa définition du bonheur et l'homme heureux, pour lui, n'existe pas. Mais il pourrait exister si on consentait à l'écouter. Cette présentation est sommaire et caricaturale. Elle ne reflète qu'une partie de la vérité. Une autre approche consiste à parier que tant d'hommes et depuis si longtemps, ont pensé au problème, qu'ils ont dû trouver la solution. Pour autant qu'elle existe, que le problème en soit un et qu'il soit bien posé. Peut-être ont-ils chacun une part de la solution.

L'unité des contraires

Pour Héraclite, ce n'est pas l'uniformité, mais la variété, la différence, l'opposition qui constitue la réalité des choses (…) L'existence réelle et vivante ne se trouve pas dans la neutralité d'une paix où toutes les différences seraient effacées mais dans la lutte que les choses soutiennent les unes contre les autres et par laquelle chacune affirme sa nature propre (…) C'est la lutte des contraires qui produit la vraie unité (…) C'est une unité pleine, concrète, qui renferme une opposition et la surmonte perpétuellement. (WERNER Charles, la Philosophie grecque, Payot.)

Héraclite aurait dit : Ils (les hommes) ne comprennent pas comment une chose, divergeant en deux sens contraires, est d'accord avec elle-même : harmonie de tensions opposées, comme celle de l'arc ou celle de la lyre.

La philosophie d'Héraclite (pour autant qu'elle nous soit révélée dans les cent sentences difficiles à traduire qui nous restent) ne se limite pas à cette conception de l'unité des contraires. Mais nous y puisons la justification de notre point de vue de départ pour examiner les définitions du bonheur proposées par les philosophes, à savoir que chacun d'eux paraît impuissant à rendre compte de la réalité globale, spécialisé qu'il est dans des conceptions déterminées, mais qu'ensemble, ils pourront éclairer le débat. Ils ont tous les yeux fixés sur le sommet de la montagne – la vérité ultime – qu'ils contemplent de différents points de vue.

Excursion à la montagne des philosophes

Au sommet nous trouvons des métaphysiciens se mouvant dans la pure abstraction. Le premier qui nous soit connu est Parménide que Platon a surnommé le Grand. Pour Parménide, seul EST l'être, qui se distingue absolument de la réalité sensible, du monde tel qu'il nous apparaît. Le non-être est un fantôme insaisissable. La voie du non-être est un sentier où ne se trouve absolument rien à quoi se fier.

Et nous voilà bien sur notre montagne, que gravissent laborieusement les hommes dans leur effort pour atteindre l'ultime réalité. De son nid d'aigle, Parménide nous défie de jamais l'atteindre et s'il ne parle guère du bonheur, on peut croire qu'il le place si haut qu'il est à jamais inaccessible.

A ce pessimisme altier répond le pessimisme terre-à-terre des petits hommes du bas qui n'ont pas fait le premier pas sur le sentier. Ils sont de toutes les époques, leurs systèmes portent des noms variés. Ils affirment que nous ne pouvons rien connaître et que c'est d'ailleurs parfaitement inutile. Nous n'avons qu'une existence, ne la gâchons pas à poursuivre des nuées, disent-ils. C'est le bonheur satisfait (et égoïste) du bourgeois de la plaine, fumant sa pipe et regardant avec ironie les alpinistes de l'impossible.

Pour le bon (?) sens populaire, le bonheur est lié à la chance (c'est d'ailleurs le sens étymologique du mot) : un tel a de la chance, il a la chance d'être en bonne santé, il a eu la chance d'obtenir une bonne situation, il a eu la chance de rencontrer telle personne, il est heureux parce que tout lui réussit.

C'est une conception pessimiste et fataliste (il n'est pas possible d'être heureux, à moins d'avoir de la chance, ce qui est exceptionnel, pensent-ils) qui dispense de tout effort sérieux et justifie tous les échecs.

Pour le sage, le bonheur est dans le renoncement aux biens matériels et aux plaisirs des sens, pour la recherche d'une vie intellectualisée et spiritualisée. Ce bonheur vertueux prendra chez les modernes le visage austère du devoir (Kant), d'un idéal que l'humanité n'atteindra qu'aux termes de son histoire (Hegel), dans une société sans classes (Marx).

Le bonheur acquiert une dimension tragique chez Kierkegaard et Nietzsche. Il n'existe plus. Et pour Sartre il est réellement impossible. L'homme ne peut échapper à la contingence : il ne peut être Dieu, donc il ne peut être heureux.
Que pouvons-nous déduire de cette (rapide) excursion à la montagne des philosophes ? Que pour eux le bonheur n'existe pas. Que s'il existe, il est inaccessible. Et que si on l'atteint, il faut y renoncer pour un bonheur plus élevé encore.

Ne pourrait-on en conclure que le bonheur des philosophes n'existe pas parce qu'ils l'ont placé trop haut et donc mal défini ? Et nous voyons que si la tradition populaire attribue le bonheur à ceux qui ont de la chance, au moins elle le place dans des biens qui font l'objet du désir des hommes.

Pour Saint Bernard, trois degrés permettent de s'élever à Dieu : la vie pratique, la vie contemplative, la vie extatique. Peut-être en est-il de même du bonheur, qui s'atteindrait par paliers successifs, du contentement à l'extase. Etre heureux dans son corps, c'est la santé ; dans la société, c'est la réussite, dans son cœur, c'est l'amour, dans son âme, c'est la vie en Dieu.

Nier le bonheur de la vie pratique par l'impossibilité d'être Dieu est une déformation professionnelle de philosophe. N'étant pas philosophes, nous tendrons hardiment à l'efficacité concrète : le plus grand bonheur du plus grand nombre d'hommes (Bentham et l'utilitarisme). A chacun le bonheur qu'il peut atteindre.

Certaines bonnes âmes, de beaux esprits, proclament que le bonheur n'est pas le but de l'existence humaine et confondent sommairement le bonheur et la recherche du plaisir (hédonisme). Que ceux qui veulent se priver d'une vie heureuse le fassent.

Mais ils n'ont pas le droit d'en priver les autres. Tout être humain a droit au bien-être : une alimentation saine et suffisante, un logement décent et des vêtements, la santé physique et émotionnelle, le plaisir, l'instruction et l'information, les droits civiques et la liberté.

Ces droits ne sont acquis nulle part et jamais considérés comme le premier objectif des sociétés. Ils constituent pourtant un minimum dans une civilisation digne de ce nom.

L'espèce humaine dans toute son étendue et à travers toute son histoire passée et future, est un organisme solidaire auquel chacun doit contribuer et dont la survivance prime la destinée des individus. La satisfaction de quelques uns n'est pas le but de la vie. Le but de la vie nous paraît être le bonheur de tous et l'expansion illimitée de la vie et ce bonheur est la conséquence d'une existence juste. On en reparlera plus loin.

La source populaire

Il y a une trentaine d'années, J'ai photographié, dans le quartier des Marolles à Bruxelles (un quartier pauvre) trois enfants blonds, assis au soleil, sur un muret. Le premier croque une pomme, les deux autres jouent avec un chaton et une pelote de laine. A l'arrière-plan se devine la masse imposante du palais de justice.

Ces enfants sont pour moi comme un ruisseau d'eau vive : ils sont l'espérance de l'avenir. Quant au palais de justice, c'est le prétentieux monument des vanités de l'homme qui prétend tout savoir et tout juger.

Avez-vous vu le film Orfeo Negro ? Rappelez-vous ces scènes délicieuses qui se passent dans des cabanes en planches. Pour le bourgeois de Rio, il n'y a là que favelas, qui offensent la grande ville moderne.

Où plusieurs grands novateurs de la médecine, Hippocrate le premier, ont-ils trouvé leur science ? Dans les campagnes, chez les rebouteux. Où plusieurs compositeurs de musique ont-ils trouvé leur inspiration et leurs thèmes ? Dans les musiques populaires.

L'histoire est la chronique de la destruction, du saccage de la vie et des traditions populaires. C'est ce qu'ont fait les légions romaines et le christianisme pour les Celtes, Cortez et les missionnaires en Amérique du Sud, les aventuriers et les missionnaires en Amérique du Nord, la civilisation américaine vis-à-vis des Esquimaux, le régime soviétique vis-à-vis des minorités du camp socialiste, Napoléon, Hitler et la centralisation généralisée. L'unité nationale s'est faite partout pour la guerre et par la guerre.

Le peuple est dépositaire du grand fleuve souterrain des traditions. Mais il se laisse subjuguer, hypnotiser, dépouiller par des mirages : l'or, la pourpre, les fanfares et les grandes orgues, la vie facile et tous les faux dieux que des inconscients agitent devant eux comme dans un théâtre d'ombres.

Les trois réalités

… je voudrais proposer au lecteur mon analyse de ce problème essentiel. La première attitude fondamentale est de se placer devant la réalité honnêtement et de la regarder dans son objectivité. (LEPRINCE-RINGUET Louis, Science et Bonheur des hommes, Flammarion, 1973.) Ignace de Loyola disait : Accommodez-vous aux choses et ne prétendez pas qu'elles s'accommodent à vous.

Si la santé est normale et naturelle, il en va de même du bonheur, qui résulte d'une existence conforme aux lois de la vie. Le bonheur s'obtient en vivant en accord avec la réalité. Trois niveaux de réalité : culturel, sensible, spirituel. La réalité culturelle est ce sur quoi les hommes sont d'accord entre eux. Ce sont les idées communément admises. Exemple : les hommes se comportent en omnivores, mangent cuit et tombent malades. C'est une erreur, mais c'est une réalité.

La réalité sensible est ce que chacun sait grâce aux sens : le parfum d'une fleur, le goût d'un fruit ou la ligne de l'horizon sont des réalités sensibles. La ligne de l'horizon me trompe mais c'est une réalité. La réalité spirituelle est au-delà des apparences sensibles et de la culture, elle n'est pas relative mais absolue et nous ne pouvons l'appréhender qu'avec notre esprit – encore faut-il y croire.

Une action efficace impose de connaître, d'accepter, de voir en face la réalité. De bonnes relations avec autrui aussi bien que l'assimilation de la culture impliquent une bonne aptitude à la communication et donc la suppression des obstacles (les blocages de la personnalité ou les aberrations de notre mental dues aux émotions parasites).

Pour bien communiquer avec un interlocuteur je dois le regarder lui et non mon propre reflet dans ses yeux, le reflet de mes préoccupations. Je dois éliminer les écrans ou les aberrations de la vue dues à des émotions incontrôlées et les déformations en général. Exemple : un avare au cœur sec pourra interpréter les actes généreux comme des actes secrètement intéressés.

La Dentellière

Vous connaissez le tableau La Dentellière qui, comme la plupart des tableaux qui subsistent de Vermeer, nous montre des gens, des objets et des situations tout simples et très ordinaires, de belles étoffes parce qu'il en vendait, mais transfigurés par son art. Pascal Lainé raconte dans la Dentellière l'histoire d'un étudiant de l'école des chartes, de bonne famille, qui a une liaison avec une fille toute simple – si simple qu'il ne peut la supporter. Il la renvoie et elle devient folle.

Voici ce que dit l'auteur : il sera passé à côté d'elle, juste à côté d'elle, sans la voir. Parce qu'elle était de ces âmes qui ne font aucun signe, mais qu'il faut patiemment interroger, sur lesquelles il faut savoir poser le regard. Certes c'était une fille des plus communes. Pour Aimery, pour l'auteur de ces pages, pour la plupart des hommes, ce sont des êtres de rencontre, auxquels on s'attache un instant, seulement un instant, parce que la beauté, la paix qu'on y trouve ne sont pas de celles qu'on avait imaginées pour soi ; parce qu'elles ne sont pas où on s'attendait à les trouver. Et ce sont de pauvres filles. Elle savent elles-mêmes qu'elles sont de pauvres filles. Mais pauvres seulement de ce qu'on n'a pas voulu découvrir en elles. Quel homme n'a pas dans sa vie commis deux ou trois de ces crimes ? Nous pouvons aussi nous placer de l'autre côté, aux côtés de ces êtres qui se sentent misérables et découragés, inférieurs : qui de nous ne le fut pas un jour ?

Un mal qui répand la terreur

Un grand nombre de gens sont freinés dans l'existence par un sentiment qui leur fait honte, qui les fait se détester eux-mêmes, qui leur fait gâcher les chances offertes, les paralysent et laisse à l'état de rêves vagues et non réalisés leurs aspirations, leurs désirs et leur idéal.

Ce mal si commun et qui répand la terreur, c'est le complexe d'infériorité, le sentiment que les autres sont supérieurs à soi, le sentiment d'être incapable de ceci ou de cela que l'on envie chez autrui.

C'est le complexe d'infériorité qui maintient des millions de gens capables dans des travaux d'exécution, qui les empêche d'inventer, de concevoir, d'émettre leurs opinions, de convaincre, de diriger, comme de chanter, de dessiner, d'écrire, d'être quelqu'un.

Il s'y mêle une obscure culpabilité et, à titre de justification, l'idée si délétère d'à quoi bon ? quand cela ne va pas jusqu'au ricanement à l'égard de ceux qui réussissent, jusqu'à la critique sournoise.

Aimez-moi !

Les parents et les éducateurs partagent souvent la responsabilité de cette situation. Affirmer l'incapacité, la sottise, l'erreur d'un individu, avec le poids de l'âge, de la position, de l'autorité, du pouvoir, du prestige ; empêcher d'achever la phrase ou l'action ; ou couper court au projet constructif (celui de l'enfant qui veut aider sa mère, par exemple) implante ou renforce le complexe d'infériorité.

Inversement, l'éducation devrait consister dans une large mesure à inspirer confiance en soi. La mère qui apprend à son enfant à marcher et à parler l'encourage de toute sa tendresse. Il ne fait pour elle aucun doute que son enfant y arrivera et elle manifeste sa joie devant ses moindres progrès.

Le bon professeur est celui qui, paternellement, guide son élève malhabile ou timide et le persuade affectueusement qu'il peut réussir. C'est la chaleur de l'amour, de la confiance sereine qui fait fondre comme neige au soleil les hésitations, les doutes, le manque d'assurance, l'inquiétude, l'angoisse. La performance des artistes qui se produisent est en étroite relation avec le sentiment des spectateurs, avec la qualité de l'écoute. Aimez-moi disait le petit Amadeus en escaladant la banquette de son clavecin : et il se révélait Mozart.

Des lauriers pour votre front

Quelles qu'aient été les erreurs de nos parents, de nos éducateurs, il vient un moment où il faut prendre son existence en mains. Et il est possible à n'importe qui de corriger progressivement toutes ses incapacités aussi bien que son caractère : ils n'ont rien de définitif, contrairement à ce que l'on croit, parce qu'ils constituent, au sens strict, une vue de l'esprit.

A qui éprouverait des difficultés de cet ordre je dirai : oui vous êtes capable. Absolument de tout ce qui vous attire profondément. Vous pouvez obtenir tout ce que vous désirez fortement. La chaleur de l'amour, de la confiance sereine, de l'enthousiasme, il suffit que vous les appliquiez à vous-même. Cessez d'être votre ennemi. Soyez votre meilleur ami, dit le titre d'un livre américain (NEWMAN Mildred & BERKOWITZ Bernard, How to be your best friend, Random House, New York, 1971.) Croyez que, dans le fond de vous-même, vous êtes absolument parfait parce que c'est vrai ; Cessez de dire je ne suis pas capable de..., je ne suis pas doué pour..., ceci n'est pas mon fort... etc.

Ensuite exécutez une chose qui vous ferait réellement plaisir et où vous êtes sûr de réussir, si modeste que ce soit. Appliquez-vous à fond, surpassez-vous, recommencez, prenez tout votre temps ; faites de cette petite chose un chef d'œuvre. Ensuite admirez le résultat, félicitez-vous, félicitez-vous toujours abondamment de vos moindres succès : cela ne coûte rien, ne fait tort à personne. Au diable la modestie.

Un grand peintre cité par Dresden (dans l'Humanisme et la Renaissance, Hachette, 1967) se traçait, quand il peignait, des lauriers sur le front, en toute simplicité ! Faites comme lui. Imaginez-vous triomphant. L'image que vous vous ferez de vous-même finira toujours par se réaliser. Ce que vous pensez habituellement de vous, c'est ce que vous êtes et réciproquement.

Ne prenez jamais conseil de vos craintes ni de vos doutes. Le doute est notre pire ennemi à tous. Il tue dans l'œuf nos rêves qui sont les germes des plus belles réalisations – car les germes sont très fragiles : à l'état de plantule, le futur grand arbre s'écrase sous la semelle du promeneur. Dans n'importe quel groupe il y a toujours une lutte entre ceux qui doutent et ceux qui croient. De l'issue de ce combat dépend largement le succès des projets de ce groupe et, pour commencer, leur réalisation. Quand, pour une personne ou un groupe, il ne se passe plus rien de neuf, soyez sûrs que les doutes sont à l'œuvre et rongent : les doutes sont des rats qui mangent les semences du succès.

Admirez-vous !

La modestie est bien portée et prônée partout. Mais ceux qui souffrent plus ou moins du complexe d'infériorité, qui sont rongés de doutes à propos de leurs capacités, feront bien, pour un temps, de prendre le contre-pied de cet excès de modestie et, à titre d'entraînement, dans leur for intérieur, de se tresser des couronnes.

Suggestion : faites une longue liste de vos succès passés, petits et grands, dans tous les domaines. Rappelez-vous avec complaisance les éloges qui ont salué certains d'entre eux et encadrez-les mentalement. Préférez toujours les actions promises au succès : pourquoi courir à l'échec ?

La peur du méchant loup

Les tracas sont mauvais pour la santé. Ils sont aussi les mauvaises herbes de notre esprit. Ils nous gâchent la vie, étouffent nos possibilités et nous rendent malheureux. Le pessimisme est, avec l'égoïsme, la plus grande faute, la grande erreur. Craindre l'avenir c'est craindre ce qui n'est pas encore arrivé : c'est de la pure imagination. Nous sommes tous capables d'imaginer des choses agréables. D'où vient cette propension à imaginer des drames ? D'un funeste entraînement de notre esprit, d'une mauvaise habitude tout simplement.

Les habitudes sont difficiles à déraciner mais rien n'est impossible. C'est un travail de patience, qui consiste à remplacer trait pour trait, du tac au tac, la mauvaise habitude par une bonne. Vous surprenez-vous à dire : comme je vois les choses, nous aurons à nouveau un été pluvieux ? Reprenez-vous fermement et dites, affirmez : mais ce n'est qu'une impression et je suis bien décidé à profiter au maximum de mes vacances.

Compte tenu de l'ambiance générale, il est plus facile de dire : j'ai peur... plutôt que : j'ai confiance... Mais cet effort est payant. Et ce sont les premiers pas qui coûtent. Annoncer que tout est pour le mieux, que les choses s'annoncent bien, peut devenir une coquetterie, votre spécialité.

Beaucoup de gens ont peur du grand méchant loup, de tout et de rien. Ils ont peur, quelles que soient les circonstances. Au point que devant la chance, le bonheur évident d'un autre – ou le leur – ils diront : encore faut-il que çà dure ! Sous-entendu : cela ne durera pas.

Ainsi des voyages. Quelle somme de peurs ne suscitent-ils pas ? Peur d'arriver tard, de se perdre, des accidents, des maladies, du manque d'argent, des voleurs, des insectes, de la chaleur, de ce qu'on mange, de la fatigue... Ainsi du mariage des enfants, du changement d'emploi, de la situation économique et politique, des microbes... Cette peur généralisée et multiforme se communique aux enfants et c'est un crime.

Nager dans l'existence

Ce n'est pas vivre que vivre perpétuellement dans la peur. Emerson disait : Faites ce qui vous fait peur. C'est le meilleur moyen de tordre le cou à notre frousse. Un Canadien français, Jean-Guy LEBOEUF, auteur de Arrêtez d'avoir peur ! et croyez au succès ! a créé une école, l'Institut de Personnalité, où l'on s'entraîne à vaincre la timidité. Au cours de l'entraînement, les participants – dont, un jour, un évêque – sont invités à produire au sein du groupe les pires grimaces, le groupe les soutenant de sa bienveillante confiance. Et à l'issue du cours, pendant un banquet, chacun prononce avec aisance une allocution de quelques minutes et se voit décerner son diplôme.

Vous savez probablement nager. Bien. Rappelez-vous vos premières brasses : comme elles vous semblaient difficiles ! Comme vous craigniez à chaque instant de couler, de vous noyer ! Il vous semblait réellement impossible qu'un plus lourd que l'eau puisse flotter. Il vous semblait évident que tout objet pesant s'enfonce dans l'eau, n'est-ce pas ? Pourtant vous avez appris à flotter. Vous avez découvert qu'en vous allongeant bien et surtout qu'en vous détendant, mais oui, vous flottiez.

Dans l'existence aussi il faut apprendre à flotter et c'est possible, quelle que soit l'impression que le monde va nous engloutir et nous manger tout cru. Ce qui est déterminant, c'est la confiance. Si vous êtes confiant, la vie vous portera, comme l'eau porte le nageur.

La vie est belle et vaut la peine d'être vécue, les gens sont formidables et vous êtes quelqu'un d'extraordinaire : tout va s'arranger et vous vivrez heureux. Voilà ce que vous devez croire, dur comme fer.

Aide-toi et le ciel t'aidera. En accomplissant jour après jour ce qui se présente, vous avancerez, vous glisserez dans un sillage de joies. L'enthousiasme, voilà le moteur du progrès. Poussez même jusqu'à l'imprévoyance. C'est un devoir pour le croyant : Isabelle Rivière, soeur d'Alain Fournier, a écrit un beau livre à ce sujet qui s'intitule précisément : Sur le devoir d'imprévoyance.

Donnez-vous entièrement à ce que vous faites. Ne retenez rien de vous-même. La vie ne peut bouder un individu aussi généreux envers elle. Malheureusement la plupart des gens ne le font pas. En terminant un cours d'acrobatie, un roi du trapèze invita ses élèves à s'exercer sur la barre supérieure. Je ne peux pas ! Je ne peux pas ! s'écria un des élèves paralysé par la peur. C'est trop haut ! L'instructeur mit un bras autour de ses épaules et lui dit paternellement : – si, fiston, tu le peux. Et je vais te dire comment tu le peux. Ecoute bien : jette ton cœur par-dessus la barre et ton corps suivra. (PEALE Vincent Norman, Votre pensée peut tout, Presses de la cité, 1965.)

Le dynamique directeur d'une agence de publicité espagnole me racontait qu'à l'Institut Dale Carnegie à Paris, les séances commençaient par le cri cinq fois répété, de plus en plus fort : Cinq fois plus d'enthousiasme ! Et il lui arrivait d'entonner ce cri de guerre avec son équipe au début d'une réunion. Nous pouvons témoigner de l'efficacité de cette pratique. Agissez ! Suivez vos bons penchants, vos bons mouvements, vos impulsions, vos intuitions. Vivez par inspiration, comme disait Thoreau, en artiste qui crée son existence en forme de chef d'œuvre.

Le grain de moutarde

Celui qui croit profondément en la providence, au point de ne s'inquiéter le moins du monde, quelles que soient les circonstances, celui-là est dans le bon. Nul besoin de fréquenter une église sombre pour l'imiter : c'est un modèle universellement valable. La foi au début d'une entreprise hasardeuse est la seule chose qui assure le succès final de la tentative, a dit William James, un des sages de Concord (les transcendantalistes d'Emerson).

La foi fait des miracles. Elle guérit les sourds, les aveugles et les agonisants. Il est dit qu'elle déplace les montagnes. Rien n'est impossible à celui qui croit. La foi est un acte magique plus fort que tous les raisonnements, plus puissant que toutes les sciences réunies, plus essentiel que les pratiques religieuses.

Croire, c'est passer derrière le miroir des apparences. C'est se tenir dans une quatrième dimension où la matière, le temps, l'espace, l'énergie ne sont plus des barrières mais seulement des mirages.

Il faut croire vigoureusement pour projeter sa pensée hors du cercle où, subjugués, nous nous emprisonnons nous-mêmes.

Conseillé par le pasteur Peale, un Américain qui était, non dans la quatrième dimension mais dans le quatrième dessous, décida un jour de croire à la lettre la parabole évangélique du grain de sénevé (c'est-à-dire de moutarde) et, fort des résultats obtenus, fabriqua et vendit un grand nombre de petits bijoux contenant chacun une minuscule graine de moutarde dans une sphère transparente, accompagnés d'un mode d'emploi rappelant quotidiennement le pouvoir de la foi : il fit fortune.

Cela vous paraîtra peut-être trop américain mais cette naïveté a permis à ce peuple d'atteindre la Lune. Parce que Kennedy, son équipe et la nation y ont cru. Et les miracles de Lourdes, n'ont-ils pas été authentifiés par de nombreux médecins, catholiques ou non ? Alexis Carrel s'est rendu sur place et a dû constater le fait, sans pouvoir en donner l'explication. (CARREL Dr Alexis, le Voyage de Lourdes, Plon.)

Pouvoir de la pensée

La vie d'un homme est telle que ses pensées la font a dit Marc Aurèle, l'empereur moraliste. C'est la pensée positive qui change tout : une manière étonnante de voir, de visualiser les choses dans leur perfection, quelles que soient les apparences. En voici deux exemples, repris le premier du livre déjà cité du pasteur Peale, le second de Joseph Murphy (la Magie de la foi, Dangles, 1970).

Une femme était inquiète. Elle craignait que son mari ne la quittât. Elle vint trouver le pasteur, qui l'amena à reconnaître qu'elle s'était progressivement négligée, qu'elle était devenue désagréable, qu'elle avait en fait contribué à la situation qui s'était installée. Et il lui fit ses recommandations.

Quand elle rentra à la maison elle dit à son mari qu'elle consentait au divorce, à la seule condition que celui-ci patientât trois mois. Le mari continua à passer ses soirées au dehors comme il en avait pris l'habitude. Mais l'épouse l'imaginait dans son fauteuil, lui faisant la lecture comme aux premiers temps de leur mariage ou bien encore jouant avec elle une joyeuse partie de golf, comme ils l'aimaient tant jadis.

Or le mari, insensiblement, resta plus souvent à la maison le soir, se remit à lire à haute voix et, un jour qu'ils faisaient à nouveau une partie de golf ensemble, sa femme lui dit : tu sais, les trois mois sont écoulés, il va falloir prendre une décision. Mais celui-ci l'avait complètement oublié et ne songeait plus le moins du monde à quitter sa merveilleuse épouse.

Et voici la deuxième anecdote. C'est celle d'un homme qui avait mal à la jambe et ne pouvait plus se déplacer. Joseph Murphy lui demande ce qu'il ferait s'il pouvait marcher à nouveau. L'homme répond : je jouerais au polo et je ferais de l'alpinisme. – Fort bien, voici mon ordonnance : plusieurs fois par jour vous vous représenterez en imagination jouant au polo ou gravissant une montagne, avec tous les détails. Notre homme le fait et recouvre l'usage de sa jambe en quelques mois.

Vous voyez ainsi se dessiner la méthode : il faut se demander quel sera l'heureux résultat de ce qu'on souhaite et ensuite se l'imaginer fréquemment, avec confiance, en croyant que cela arrivera. Ce n'est pas plus difficile que cela. Mais il faut y croire et c'est cela qui est si difficile.

Créativité : pensée sauvage

Il est une application concrète de la pensée positive bien connue des hommes d'affaires modernes, ou qui devrait l'être, c'est le brainstorm ou tempête des cerveaux, dont Osborn est un des théoriciens. Il s'est développé ensuite en synectique, rêve éveillé, problem solving, etc. pour constituer ce qu'on appelle généralement la créativité : tout un arsenal de méthodes d'une surprenante efficacité, dont sont issus mille et un produits nouveaux d'usage quotidien.
J'ai pratiqué et enseigné ces techniques. Elles illustrent le pouvoir et les règles de la pensée positive. Voici comment cela se passe. Un petit groupe est réuni, dont aucun membre ne doit être un expert du problème à résoudre. Le point de départ est la recherche de quelque chose de nouveau : des idées, une solution originale, un produit. Il ne faut surtout pas s'encombrer de tout

ce qui existe déjà et ne donne pas satisfaction, puisqu'on cherche précisément autre chose.

Rédiger l'énoncé du problème constitue le point de départ : c'est aussi la première pierre d'achoppement. Il n'est pas si simple de savoir ce que l'on cherche. Cela exige d'imaginer une chose qui n'existe pas encore : le résultat obtenu grâce à l'idée ou au produit que l'on va trouver.

Les gens sont impuissants à se représenter un objet ou une situation qui n'ait pas les caractéristiques habituelles et les inconvénients qui y sont liés, que l'on veut éliminer ou réduire. Cela relève de la science-fiction. Le bon énoncé a toujours quelque chose de féerique propre à effrayer les conformistes, à heurter les cartésiens. Il doit aussi être dynamique dans son expression pour être stimulant. On le trouvera en se centrant sur le résultat espéré, non sur les difficultés.

Nous avons un énoncé qui prendra souvent la forme « Comment obtenir que… » Maintenant il faut se jeter à l'eau et lancer des idées. Toutes les idées qui traversent l'esprit quand on visualise le résultat anticipé dans l'énoncé. Piller les idées des autres, les associer, les retourner, etc.

Mais surtout, surtout, s'abstenir de tout ce qui ressemble à une critique, directe ou indirecte : la sélection et la critique ont lieu après la séance. Il est presque impossible de ne pas s'exclamer : mais cela coûterait bien trop cher ! ou : Un tel ne voudra jamais ! Cela existe déjà ! C'est idiot ! etc. Sans parler des ricanements, des mimiques dubitatives, des tapotements agacés sur la table dont chacun sait qu'ils signifient : nous perdons notre temps.

Une telle séance révèle à quel point nous sommes portés aux idées négatives. Les gens qui disent et répètent qu'eux sont objectifs et rationnels, sont le plus souvent et tout bêtement négatifs : des pessimistes qui s'ignorent.

On constate que lorsque l'esprit tourne en roue libre, des associations d'idées se créent, on pense par analogie et les analogies avec ce qui se passe dans la nature sont particulièrement riches. Un mille-pattes pourrait par exemple suggérer un nouveau moyen de locomotion. Cette technique est devenue une science qui s'appelle la bionique.

C'est aussi la démarche des poètes, qui s'expriment par métaphores. Exemple pris dans Homère : L'aurore aux doigts de rose. Penser par analogie, au moyen d'images, nous est naturel, mais le raisonnement, la pensée discursive, nous ont été présentés comme supérieurs, plus sérieux, plus intelligents.
L'imagination créatrice de beaucoup d'entre nous est rouillée d'avoir trop peu servi. Il faut la remettre en usage. C'est indispensable pour résoudre les problèmes de la vie quotidienne et pour se développer. Ce qui est merveilleux c'est qu'à moins d'une mauvaise volonté persistante, tout le monde peut trouver des idées nouvelles, peut créer, à égalité avec les inventeurs et les artistes.

Les séances de créativité en groupe le prouvent en même temps qu'elles révèlent les résistances, dans un premier temps, de la plupart des gens, même des enfants. Le grand moment arrive lorsque, tout d'un coup, la machine s'emballe et que surexcités, les participants sont plongés ensemble dans un univers onirique où tout devient possible, auquel chacun croit : les idées fusent, se complètent, se développent. Une lame de fond soulève le groupe entier et L'IDEE apparaît, dans sa fraîche nouveauté.

De nombreux objets de tous les jours, auxquels nous sommes maintenant habitués, sont issus de telles séances, suivies bien sûr de tout un travail : l'idée ne suffit pas. Mais elle est indispensable : c'est le plantule de l'arbre futur. Qui devra franchir tous les barrages, toutes les oppositions à ce qui est neuf et différent.

L'imagination n'est pas la folle du logis, c'est sa fée. C'est une des fonctions les plus hautes de l'homme. Elle est indispensable au bonheur et au succès. Tous la possèdent mais peu en sont des virtuoses.

Le professeur Rhine a montré par des expériences (contestées) menées aux Etats-Unis que, parfois, certains sont capables d'influencer le jet des dés et d'obtenir, par exemple, de longues séries de doubles six. Qui sait si l'attrait universel des jeux dits de hasard ne provient pas du secret espoir voire de l'obscure intuition, de notre aptitude à influencer le hasard ?

Divers pouvoirs ont ainsi été constatés, parfois de manière expérimentale, mais c'est notre expérience personnelle qui nous convaincra réellement du pouvoir de la pensée.

L'homme céleste

C'est encore le savant Alexis Carrel qui a dit : Les écrits de Ruysbroeck l'Admirable contiennent autant de vérité que ceux de Claude Bernard. Et : L'esprit passe presque inaperçu au sein de la matière vivante. Et cependant il est la plus colossale puissance de ce monde.

Si vous voulez personnellement découvrir le grand secret, il faut y préparer un esprit ouvert, entièrement réceptif et plein de confiance. C'est en esprit que doivent être comprises les choses de l'esprit.

Comme les plantes s'enfoncent dans la terre et poussent vers le ciel, l'homme possède deux natures : terrestre, il s'ancre dans la matière ; céleste, il reçoit son énergie de l'esprit et s'élève vers l'infini. Ainsi spécule Goethe (parmi d'autres).

D'une part, nous devons nous fixer dans le monde matériel ; d'autre part, nous devons nous orienter, c'est-à-dire nous tourner vers l'orient, vers le soleil levant, vers la lumière de l'esprit (le soleil spirituel), vers le beau, le bon, le bien, pour capter l'énergie spirituelle nécessaire à notre croissance.

Cette notion platonicienne a été longuement méditée par les néoplatoniciens, par les pères de l'Eglise et les mystiques, par saint Augustin, par les humanistes de la Renaissance, qui l'ont incorporée au christianisme, si tant est qu'elle ne s'y trouvait pas dès les origines. Voir I Corinthiens 15 :42-49.

Ainsi en est-il de la résurrection des morts (une résurrection symbolique, celle du vieil homme). Semé dans la corruption, le corps ressuscite incorruptible ; semé dans le mépris, il ressuscite glorieux ; semé dans la faiblesse, il ressuscite vigoureux ; semé corps animal (littéralement corps psychique), il ressuscite corps spirituel.

S'il y a un corps animal, il y a aussi un corps spirituel. C'est ainsi qu'il est écrit : Le premier homme, Adam, a été fait âme vivante (corps psychique) (Gen., 2 :7) ; le second Adam est esprit vivifiant. Mais ce n'est pas le spirituel qui vient le premier, c'est ce qui est animal : le spirituel vient ensuite.

Le premier homme, tiré de la terre, est terrestre ; le second est venu du ciel. Tel est l'homme terrestre, tels sont aussi les hommes terrestres ; tel est l'homme céleste, tels sont aussi les hommes célestes. Et de même que nous avons reproduit les traits de l'homme terrestre, ainsi nous reproduirons ceux de l'homme céleste.

Et dans l'évangile de Saint Jean 3 :14, 8 :28 et 8 :36 : Et comme Moïse éleva le serpent dans le désert, il faut de même que le Fils de l'Homme (l'homme céleste qui naît de l'homme terrestre, c'est-à-dire en chacun de nous) soit élevé, afin que tout homme qui croit aie la vie éternelle. – Quand vous aurez élevé le Fils de l'Homme, alors vous saurez qui je suis. – Si donc le Fils vous affranchit, vous serez réellement libres.

La question est posée à propos du sens de l'expression Fils de l'Homme, mais Jésus ne fournit pas de réponse nette (dans le texte). Saint Jean 12 :34-36 : On lui répondit de la foule (...) Qui est le Fils de l'Homme ? Jésus leur dit : (...) Pendant que vous avez la lumière, croyez en la lumière ; ainsi vous deviendrez enfant de la lumière.

En clair, il convient de développer nos facultés spirituelles, notre être intime. Le fils de l'homme dont il est question existe à l'état latent en chacun de nous. Nous devons nous déployer, nous épanouir – alors que bien des personnes en restent à l'état d'ébauche, de chrysalide, n'atteignent pas le complet développement qui, seul, permet de connaître la Réalité.

Le mythe de la caverne

Pense que les hommes ont pour demeure une caverne souterraine qui a une ouverture vers la lumière sur toute sa largeur. Ils sont dans cette caverne depuis l'enfance, les jambes et le cou pris dans les chaînes. Ainsi ils doivent rester immobiles, ne pouvant regarder que devant eux et ils ne peuvent tourner la tête à cause de leurs chaînes. La lumière leur vient d'un feu qui brûle au-dessus d'eux, assez loin derrière eux.

Entre le feu et ces êtres enchaînés, au-dessus d'eux, il y a un chemin le long duquel est construite une paroi, comme la barrière que mettent les montreurs de merveilles entre eux et le public et par-dessus laquelle ils montrent leurs curiosités. Vois maintenant des gens qui passent le long de cette paroi et qui portent des figures de toute espèce, en les élevant pour qu'elles dépassent le mur, des figures d'hommes et d'animaux en bois et en pierre et toutes sortes d'objets fabriqués. Comme on fait d'ordinaire, ceux qui les portent tantôt parlent et tantôt se taisent.

C'est une étrange comparaison, dit Glaucos et ces êtres enchaînés sont étranges. Ils sont comme nous, dit Socrate. Et ces êtres, verraient-ils selon toi quelque chose d'eux-mêmes et de leurs voisins, sinon les ombres projetées par le feu sur la paroi de la caverne qui leur fait face ? Comment verraient-ils autre chose, dit Glaucos, puisqu'une violence les contraint à tenir la tête immobile ? Et de même pour les objets qu'on transporte. Et s'ils pouvaient parler ainsi, nécessairement ils croiraient qu'en donnant des noms aux choses qu'ils voient, ils nomment des choses vraiment présentes.

Et s'il y avait un écho au fond de la caverne, quand un de ceux qui passent parlerait, ils penseraient que ce qui parle est l'ombre qui passe. D'une manière générale, de tels êtres croiraient qu'il n'y a rien de réel, sinon les ombres des objets fabriqués.

Et Simone Weil qui cite ce passage de la République de Platon dans la Source grecque (Gallimard, 1953) commente : Nous naissons et vivons dans le mensonge. Il ne nous est donné que des mensonges. Même nous-mêmes ; nous croyons nous voir nous-mêmes et nous ne voyons que l'ombre de nous-mêmes. Connais-toi toi-même : précepte impraticable dans la caverne. (…) On peut considérer que les chaînes sont tombées dès qu'un être humain a reçu par inspiration ou plus souvent par l'instruction d'autrui, orale ou écrite (souvent c'est un livre), l'idée que ce monde n'est pas tout, qu'il y a quelque chose de meilleur et qu'il faut chercher.
Dans le Théétète 176, Platon fait dire à Socrate : Il y a dans la réalité deux modèles, l'un divin et bienheureux, l'autre privé de Dieu et misérable. Ils ne voient pas qu'il en est ainsi. Leur stupidité, leur extrême ignorance leur cache que, du fait de leurs actions injustes, ils sont semblables au second et différents du premier. Ils sont châtiés par le fait qu'ils vivent la vie qui s'accorde avec le modèle auquel ils ressemblent.

Mais Platon lui-même n'a rien inventé : il s'est inspiré tantôt de son maître Socrate, tantôt de traditions grecques secrètes dont nous ne savons presque rien sinon par lui, la tradition orphique, la tradition des mystères d'Eleusis, la tradition pythagoricienne qui est la mère de la civilisation grecque et, très probablement des traditions d'Egypte et d'autres pays d'Orient. Ceci toujours d'après Simone Weil.

Il nous semble que l'Egypte aurait pu aussi bien initier la Grèce, ou que les deux civilisations ont pu s'abreuver à une source commune et nous pensons à la légendaire Atlantide. Si Héraclite (aurait) dit La loi, c'est ainsi d'obéir à la volonté de un, le voyant Edgar Cayce déclare (dans Visions de l'Atlantide, J'ai Lu, 1973) que les Atlantes spiritualistes étaient appelés Fils de la loi de Un et affirme leur rôle d'initiateurs des Egyptiens.

La clé d'or de la réalité

Dieu n'appartient à aucune religion, ne s'enferme dans aucun dogme. Pour Spinoza, ce serait le nier que de le définir. Dieu est synonyme de Bien dans de nombreuses langues et pour Saint Augustin, Dieu est un bien qui n'est autre chose que bien. Il importe peu qu'on l'appelle la Réalité, l'Intelligence infinie, l'Etre, la Vie, Allah ou Brahmâ. Ce qui compte c'est votre conception de votre idéal le plus élevé, dit Murphy.

La réalité spirituelle est au-delà des mots, des préjugés et des apparences : c'est la réalité absolue. En-dessous de l'uniforme du facteur, fonction sociale, il y a le corps physique de Mr X. Dans ce corps, il y a un être qui, consciemment ou non, participe à la vie spirituelle, la vie de l'esprit, la vie de l'être.

Cet être est ce que nous sommes. On peut l'appeler Moi profond ou l'homme originel, d'avant la chute dans la matière, ou l'homme céleste, ou l'esprit ou l'être spirituel, etc. Plus nous nous enfonçons dans la matière, plus nous devons croître sur le plan spirituel, voir au-delà des apparences, distinguer l'esprit de ses manifestations, accroître la conscience de notre moi profond et de la réalité absolue, répandre autour de nous les bienfaits comme un pommier ses pommes.

Incidemment, nous pouvons connaître le niveau de développement d'une personne en comparant son niveau de fortune avec les bienfaits qu'elle répand : il est clair, qu'à cette aune, peu de gens aisés atteindront la cheville d'une Mother Theresa.

C'est du moins ce que je pensais comme tout un chacun de ce prix Nobel qui sera bientôt canonisée par l'Eglise. Hélas je viens de lire un texte surprenant qui dévoile une réalité très différente. Les immenses fonds récoltés par les sœurs étaient essentiellement transférés sur des comptes bancaires, au Vatican et ailleurs, ou tout simplement dans des sacs. Les déshérités indiens n'en voyaient pas la couleur, et étaient abandonnés à la Providence divine, sans autres soins. Contrairement à la fondation Krishnamurti qui fait un bien immense en Inde et est méconnue en Occident.

Sans vouloir les comparer en rien, qu'un Maurice Chevalier, par exemple, vivait dans l'aisance n'est que justice : il communiquait la joie de vivre à des millions de gens. Mais il est choquant qu'une personne riche vive chichement, avaricieusement, sans générosité, sans amour pour personne : cette personne-là est une grande infirme et ne saurait être heureuse. La richesse est admirable quand elle retombe en bienfaits pour tous.

Nous pouvons retrouver la conscience de notre être spirituel, nous ressentir en tant qu'êtres spirituels et ainsi nous revivifier. Dès lors nous retrouvons l'aptitude à voir les choses telles qu'elles sont dans l'absolu, sans nous laisser impressionner par les apparences sensibles, les évidences de la logique, les dogmes religieux ou scientifiques, les préjugés.

L'homme qui a perdu le contact avec lui-même, avec l'énergie universelle, avec la réalité de l'amour, est un handicapé : il est aveugle et il se heurte à tous les obstacles. Au contraire, la conversion du point de vue (de l'extérieur vers l'intérieur), qui implique la mort du vieil homme entraîne une renaissance spirituelle : c'est la clé d'or de la réalité. Et celui qui la retrouve s'écrie, dans la lumière retrouvée : Je vois ! Je vois ! Telle est la vérité que recherchent tous les hommes et que les religions enseignent ou devraient enseigner – sans en avoir le monopole.

L'être, entité spirituelle, a pleins pouvoirs. Le pouvoir de créer son existence, de construire sa destinée, de se sculpter lui-même, grâce à la force spirituelle qui est en lui et autour de lui.

Bonnes vibrations !

Nous vivons dans un univers de vibrations qui se répondent et s'accordent. A tout moment nous recevons et émettons des vibrations. Voici ce qu'en dit Marcelle Auclair dans son Livre du Bonheur, de 1959 : La pensée, la parole, la lumière, de même que le son forment des vibrations toutes puissantes. Pensez joie, amour, santé, abondance, paix et non seulement il émanera de vous des ondes bienfaisantes, mais vous attirerez tout ce qui est conforme à ce radieux programme. Par contre, entretenez des idées de maladie, de découragement, répétez plusieurs fois par jour : je n'ai pas de chance... personne ne m'aime… je ne sortirai jamais de mes difficultés… et non seulement vous construirez une muraille entre le bonheur, la réussite et vous mais vous attirerez les calamités comme le paratonnerre attire la foudre.

Une pensée d'espoir, d'amour dégagé de tout égoïsme, l'admiration, la générosité créent en nous des vibrations hautes, rapides, qui se rejoignent à toutes les vibrations analogues et forment avec elles une émission puissante (…) Les croyants ont une façon souveraine de hausser les vibrations défaillantes : la prière, l'appel à un Dieu de bonté, l'abandon à sa volonté, qui est joie et abondance.

Cette influence des vibrations pourrait expliquer le charme, l'envoûtement que crée la musique et son pouvoir : il a été prouvé que la musique avait un effet bienfaisant sur la croissance des plantes aussi bien que sur notre sang. Les musiques harmonieuses attirent les plantes au point que celles-ci vont jusqu'à s'enrouler autour des haut-parleurs. Et des médecins aussi bien que des psychothérapeutes prescrivent de la musique à leurs patients.

Nos pensées, à chaque seconde, créent le milieu dans lequel nous évoluons, elles réforment nos habitudes les plus invétérées, transforment notre caractère, notre situation, notre corps. Le moindre de nos désirs, la moindre de nos paroles créent des ondes similaires à celles que crée le caillou jeté dans l'eau. Les effets qu'elles déclenchent nous reviennent. Pensez maladie au sujet de qui que ce soit, maladie sera votre lot. Souhaitez le malheur à quiconque, c'est vous qui en éprouverez les premiers effets. Prononcez des paroles de concorde et la concorde embellira votre existence. dit encore Marcelle Auclair.

Si je suis cafardeux ou, pire encore, au bord du suicide, mes vibrations sont très basses. J'attire sur moi la malchance, les contretemps, les accidents, les catastrophes ; je vois tout en noir et ma vie sera un roman noir – ce qui s'est littéralement produit pour des écrivains de romans lugubres dont l'existence fut une longue suite de drames.

Les accidents

Voici ce que dit Georges Barbarin (les Clés de la Santé, Astra, 1962) : Le Hasard n'existe pas, si ce n'est dans la conception de l'homme, habitué à trouver des vocables mais impuissant à fournir des explications. Et il rappelle la définition du hasard : cause fictive, supposée, aux faits dont on ne connaît pas la cause réelle. L'accident dit-il est ce qu'il y a de moins accidentel et de plus préparé dans l'existence de l'homme.

(...) Au moment où un accident se produit, le mécanisme se met en marche comme un film réglé d'avance. L'être humain n'a d'initiative que pour modeler le futur (...) En vertu d'innombrables faits d'observation sur moi-même et sur d'autres, je puis dire en toute certitude que l'homme fabrique lui-même de toutes pièces ses accidents personnels.

(...) l'esprit est encore maître des conséquences que l'accident va entraîner (...) Les fractures de l'optimiste se consolident avec une rapidité qui déconcerte le chirurgien (...) L'avenir humain est le fruit de notre action spirituelle (...) Aussi chacun doit se plier à une vigoureuse discipline et chasser de lui l'égoïsme et le pessimisme. Emerson a dit Prends garde à ce que tu désires, car tu le recevras.

Si je suis enthousiaste, gonflé à bloc, je vois tout en rose, rien ne me résiste, tout marche bien pour moi. La foi, la confiance, l'attitude positive, font des miracles. Nous devons tout voir sur un plan spirituel : là est la paix, l'harmonie, la douceur, la joie, le bonheur. Nous devons corriger sans cesse les émotions, les pensées et les situations qui vont vers le bas et, quelles que soient les apparences, les hausser en esprit, en paroles et en actes.

Affirmer la santé, le succès, l'amour, le bonheur, même contre l'évidence, entraîne leur réalisation. Il faut d'abord qu'une chose soit réelle sur le plan spirituel, c'est-à-dire dans notre esprit, pour qu'elle devienne réelle sur le plan matériel (pour qu'elle se réalise, comme on dit si justement).

Regarder la réalité spirituelle en face, c'est voir le monde, la vie, nous-mêmes, parfaits (ce qu'ils sont en esprit) et agir fermement en conséquence. Une énergie fantastique est à notre disposition : il faut et il suffit de bien s'en servir, de jouer juste dans la grande symphonie universelle.

Manger des aliments cuits abaisse nos vibrations. Manger des aliments crus élève nos vibrations. Manifester sa mauvaise humeur, critiquer aigrement, se replier sur soi, spéculer avec mesquinerie, craindre, abaisse les vibrations. Chanter, rire, admirer, aimer, se rendre utile, élève les vibrations.

C'est pour cette raison que le bonheur, dit-on souvent, consiste à rendre heureux autrui, à s'oublier. Nous avons tous déjà ressenti cette sensation bienfaisante de chaud au cœur et de légèreté qui nous saisit lorsque nous offrons un cadeau. Si nous agissons à tout moment (pourquoi ne pas essayer ?) pour le plus grand bien du plus grand nombre, nous ne devons plus nous soucier le moins du monde de nos intérêts : ils sont en bonnes mains. Rien ne nous manquera, comme il est dit dans le Psaume de David : Le Seigneur est mon berger, je ne manquerai de rien.

Le miracle du café

Pourquoi résister au plaisir de citer encore Marcelle Auclair ? Donner déclenche l'abondance. J'en ai eu la preuve, pour la première fois pendant la guerre. En septembre 1940, réfugiée à Lyon avec ma famille, je rencontrai un agent de publicité avec qui j'avais eu de vagues rapports professionnels. Il me dit : – je quitte la France. M'achèteriez-vous cinq kilos de café qui me restent ?

Le prix était modique, j'acceptai. Et immédiatement, dans un appartement que j'avais eu la chance de trouver place Bellecour, pour tous mes amis, le café coula à flots. Pour mes amis et les amis de mes amis ; on m'amena même une troupe théâtrale… J'étais ravie. Quelques-uns me firent la remarque : – vous prodiguez le café comme en temps de paix. Vous feriez mieux de l'économiser, de le garder pour vous…

A quoi bon ? Toute provision a une fin, mais l'amitié n'en a point. Pouvais-je boire mon café en cachette ? Nous vivions en des jours où une petite satisfaction prenait de grandes proportions, comment aurais-je hésité à faire plaisir ? Or, pendant toute la guerre, jamais je n'ai manqué de café, sans en acheter au marché noir.

Lorsque les cinq kilos tirèrent sur leur fin, on m'envoya du café de Suisse. Et puis cela devint un sujet de plaisanterie ; j'ai reçu du café de partout : d'Argentine, du Chili, d'Espagne alors que les Espagnols en manquaient, du Mexique, du Brésil… C'était comme l'huile de la veuve de Sarepta : elle avait donné ce qui lui restait pour faire un petit pain pour le prophète Elie, et depuis ce jour dit la Bible la farine du pot ne manqua point et l'huile du vase ne diminua pas.

Après la Libération, alors que nous croyions nos pénuries finies, le café manquait toujours – sauf chez moi. Pourtant un matin on me dit : – il reste du café pour déjeuner, mais c'est la fin… Comme je sortais, la concierge m'aperçut et m'appela : – un colis pour vous. Elle me remit un sac en jute, à moitié plein. Je tâtai : des grains. Je regardai l'étiquette d'envoi : nom inconnu. Provenance : Castelnaudary. Je me suis mise à rire : – Au toucher on dirait du café, mais comme cela provient du pays du cassoulet, ce sont sans doute des haricots…

C'était cinq kilos de café vert ; le chiffre cinq bouclait la boucle. Une lettre m'informa : une ancienne lectrice de Marie-Claire avait envoyé de Saigon dix kilos de café à une amie, en lui recommandant de m'en expédier la moitié…

Cette anecdote nous fait entrevoir ce qu'est le monde réel pour qui a développé son aptitude à voir et à agir sur le plan spirituel : c'est le même monde mais comme il est différent !

Un restaurant existait à Paris où chacun paie ce qu'il veut – ou rien. On raconte que chez Jacques Prévert, qui connaissait un grand nombre de gens et dont la maison était toujours pleine, l'argent était dans une soupière, que chacun pouvait remplir ou vider à sa guise.

L'Eglise Radio de Dieu, fondée par Herbert Armstrong et qui fait d'importantes émissions de radio à destination de l'Amérique, de la Grande Bretagne, de l'Australie et de l'Allemagne, publie un magazine moderne en quadrichromie, La Vérité Nue et le diffuse par les magasins de journaux, comme n'importe quel magazine, à la différence près que ce magazine est gratuit – un appel étant fait aux lecteurs pour qu'ils versent leur contribution volontaire. Ceci n'empêche pas le fondateur de parcourir le monde aux fins d'évangélisation à bord de son jet personnel.

L'argent

L'argent, dit-on, n'a pas d'odeur. Cette expression est souvent utilisée dans un sens péjoratif, par exemple pour condamner les personnes sans scrupules ni remords, qui l'ont gagné par des procédés douteux ou des personnes qui ont accepté cet argent tout en connaissant sa provenance illicite.

Pour les bien-pensants, pour les âmes délicates, l'argent est sale. Il est l'image de tous les trafics, de toutes les compromissions. C'est l'emblème du capitalisme et l'idéal des matérialistes. Pourtant l'argent n'est qu'un terme d'échange. C'est un moyen extrêmement pratique pour transformer un sac de pommes de terre en poupée, d'où son universalité.

L'argent est représentatif de la valeur accordée aux biens par la société et il en est le représentant, de cette valeur. L'argent vaut tant de kilos d'un produit ou tant d'heures de travail. Les ouvrages de la nature et des hommes ne sont pas sales, l'argent ne l'est pas davantage. Et c'est foncièrement vrai que l'argent n'a pas d'odeur : il est neutre. Il manifeste quelque chose de caché, une idée (celle de la valeur). La signification de l'argent est spirituelle. Les biens qu'il représente ont une valeur spirituelle.

L'argent est une chose sacrée, car il exprime la valeur qu'a su donner dans ce monde de la matière un facteur spirituel d'ordre quelconque (...) Une valeur spirituelle, aussi haute soit-elle, qui ne réussit pas à mettre en mouvement l'expression générale des valeurs matérielles, c'est-à-dire l'argent, ne sera ni accessible, ni utile aux humains. (BO-YIN-RA, le Livre du Bonheur, Oliven, 1934.)

L'utilité de l'argent est dans sa neutralité et dans sa fluidité. L'argent qui dort ne rapporte rien. Tous ceux qui en possèdent savent qu'il doit travailler. L'argent s'anime en circulant et s'éteint quand il est thésaurisé. Ceci est flagrant en période d'inflation.

Mais il faut ouvrir ici une parenthèse pour dénoncer le vol des économies populaires par l'Etat et les grands organismes financiers, lorsqu'un intérêt inférieur au taux de dépréciation de la monnaie est servi, pratique dénoncée par Alfred Sauvy dans son livre déjà cité. Inversement, les emprunts à long terme, non-indexés constituent souvent une excellente affaire pour les emprunteurs.

L'activité selon les lois de l'esprit produit de l'argent, qui doit être réintégré dans le circuit, comme dépense, comme placement ou comme cadeau. Comme un petit caillou peut provoquer une avalanche, la moindre piécette peut mettre en mouvement de fortes sommes.

Le petit grain d'or

Rabindranath Tagore a écrit un merveilleux poème, ici dans la traduction d'André Gide :

J'étais allé, mendiant de porte en porte, sur le chemin du village lorsque ton chariot d'or apparut au loin, pareil à un rêve splendide et j'admirais quel était ce Roi de tous les rois !

Mes espoirs s'exaltèrent et je pensais : c'en est fini des mauvais jours et déjà je me tenais prêt dans l'attente d'aumônes spontanées et de richesses éparpillées partout dans la poussière.

Le chariot s'arrêta là où je me tenais. Ton regard tomba sur moi et tu descendis avec un sourire. Je sentis que la chance de ma vie était enfin venue. Soudain, alors, tu tendis ta main droite et dis : Qu'as-tu à me donner ?

Ah ! quel jeu royal était-ce là de tendre la main au mendiant pour mendier ! J'étais confus et demeurai perplexe ; enfin de ma besace, je tirai lentement un tout petit grain de blé et te le donnai.

Mais combien fut grande ma surprise lorsque, à la fin du jour, vidant à terre mon sac, je trouvai un tout petit grain d'or parmi le tas des pauvres grains. Je pleurai amèrement alors et pensai : que n'ai-je eu le cœur de te donner mon tout !

L'argent entretient d'étroits rapports avec la générosité. Celui qui ne fait que ce qu'il doit, ne reçoit que ce qu'il mérite. Il faut donner le meilleur de soi-même, sans mesurer ses efforts, pour que le travail produise l'abondance. La fortune, dit-on sourit aux audacieux. Et : un bienfait n'est jamais perdu. Et encore : l'argent attire l'argent.

Il faut aimanter le peu qu'on a de beaucoup d'amour et même de tendresse. Ainsi traité l'argent attire l'argent. Se plaindre et gémir, mépriser le peu toujours relatif que l'on possède, c'est s'exposer encore à le perdre. Tandis qu'avec une confiance forte et décidée, doublée de patience, on fait réellement des miracles.

S'activer pour le plus grand bien du plus grand nombre, là où on est, en toute simplicité, produit tôt ou tard ce dont on a besoin, l'argent compris et souvent d'une manière ou d'une autre, les choses s'arrangeront. Il faut une vive impulsion à ce postulat pour projeter en avant l'énergie émise.

Visualiser le résultat comme s'il était acquis, avec tous les détails (forme, dimensions, couleurs, sons, parfums...) et le considérer comme acquis, répétons-le. Ensuite vaquer à ses occupations, bien tranquillement, sans plus y penser : balayer le trottoir ou visiter ses clients, conformément aux exigences immédiates de la situation, comme si de rien n'était.

Lorsque dix fois, cent fois, vous aurez inopinément été tiré d'affaire, par un concours de circonstances parfois étonnantes – si on vous les avait annoncées au préalable – vous acquerrez une force incomparable et vous pourrez dire, quoi qu'il arrive : j'ai confiance, cela s'arrangera.

A ce moment vous comprendrez la vanité des spéculations et, mais oui, le devoir d'imprévoyance qui est, en fin de compte, l'attitude la plus juste et même la plus scientifique. Rappelez-vous le miracle du café. Il faut donner sans cesse, de son argent, comme de sa personne, sans y regarder. Plus on distribue plus on reçoit. On ne peut donner que ce qu'on a mais on peut tout recevoir. Et le sourire que l'on reçoit vaut souvent plus que le cadeau offert.

En apprenant à gérer de petits biens et de petites sommes (on juge souvent mal ce que l'on a), on s'exerce à gérer des sommes et des biens plus importants. Il faut apprendre à tenir sa maison et ses affaires, soigner ses possessions comme on se soigne soi-même, les utiliser, les faire servir, comme on s'applique à servir soi-même.

Gagner plus

Si tu te juges mal rétribué, cherche à obtenir dans le cadre de tes possibilités une meilleure rémunération ; mais n'oublie pas que même le plus maigre salaire ne te dispense jamais du devoir de penser et d'agir conformément aux lois de l'esprit si tu ne veux pas subir de préjudice pour avoir causé préjudice à autrui.

Pour gagner plus il convient d'être plus efficace, de s'intéresser de plus près à son travail. Il faut se renseigner sur le résultat final et sur l'attente de l'utilisateur. C'est la démarche des études de marché. A quelque niveau que l'on soit, il est profitable d'adopter cette attitude. Beaucoup d'inventions utiles et de produits nouveaux sont issus d'une observation attentive, d'une curiosité passionnée, à des détails même triviaux, ou encore à des rêves.

On peut obtenir des revenus supplémentaires en s'adjoignant une activité, qui peut révéler des possibilités insoupçonnées. C'est ce que font beaucoup de gens et c'est parfois l'occasion de mettre en valeur des dons inemployés, de débuter dans une activité indépendante ou artistique. Il est regrettable que les lois et les règlements réduisent ces possibilités – mais ils ne les ont pas supprimées.

Si vous gagnez déjà quatre fois plus d'argent que nécessaire (une caractéristique fréquente chez les personnes très haut de ton – les grands enthousiastes), ceci ne s'applique pas à vous. Sinon, lisez ce qui suit.

C'est le moment de reprendre votre plan de vie et de fixer ou revoir le montant des revenus annuels ou mensuels qui vous permettraient de vivre dans l'aisance, en fonction de vos aspirations.

Il vous faut trouver un chemin entre cet objectif et la situation actuelle : un chemin qui peut être sinueux mais qui monte. Prévoyez des étapes intermédiaires et des moyens intermédiaires. Prévoyez de consacrer plus de temps à votre activité, plus d'attention aux opportunités, de prendre peut-être plus ou moins de risques… Bref, ingéniez-vous à agir mieux et plus dans toutes les directions, en gardant toujours en vue le but final de toute activité : le service à la communauté.

Vous obtiendrez une juste rémunération de vos efforts si vous appliquez vos meilleurs dons à servir le plus grand nombre. Faites-le en gardant toujours une totale confiance dans le succès.

Le succès n'est pas toujours aussi facile et rapide qu'on l'espérait, il survient souvent à l'improviste et sans lien apparent avec les efforts consentis, mais il ne saurait manquer.

N'écoutez jamais les conseils de ceux qui n'ont pas réussi grand chose mais ne manqueront pas de vous décourager. Vous ferez bien de ne rien leur dire. Recherchez par contre la compagnie des gens bienveillants et constructifs qui se sont révélés des maîtres dans leur spécialité.

Mieux acheter

Il est également possible de dépenser moins en achetant mieux. Le bricolage, le do it yourself ne cesse de se développer : toute une gamme d'outils et de matériaux nouveaux répondent à ce besoin.
Chacun cherche à obtenir le maximum de satisfactions de l'argent dépensé. Il est bon de s'interroger sur le résultat d'une dépense projetée : va-t-elle servir réellement à nous rendre heureux, nous et notre famille, ou bien n'est-ce que du conformisme, une dépense faite pour les yeux des gens ? La maison, la voiture, les vacances, sont de gros postes du budget : à chacun de trouver l'équilibre qui lui convient. Certains hobbies sont coûteux, d'autres sont gratuits. L'ensemble des polices d'assurance souscrites peut s'avérer plus coûteux qu'un sinistre raisonnablement plausible (l'assurance, voilà bien le contraire de l'imprévoyance).

Il est souvent possible d'acquérir un bien ou un service à moindre prix. Les associations de consommateurs publient les résultats de tests comparatifs qui peuvent éclairer les choix. Et d'un magasin à l'autre, les prix peuvent être très différents. C'est ainsi que les centres Leclerc en France se contentent d'une marge bénéficiaire brute de 8 à 11 % sur le prix de vente contre 33 % pour les magasins traditionnels.

Dans certaines branches, les commerçants font la culbute : ils doublent leur prix d'achat – et parfois le triplent, spécialement dans les articles de mode et de luxe, comme la lunetterie par exemple, dont le cas nous a été rapporté par un spécialiste de la branche. D'une façon générale, les produits ou services qui flattent notre vanité sont coûteux. Le superflu coûte souvent plus cher que le nécessaire : un des produits les plus coûteux d'un supermarché est… l'after-shave.

L'aptitude à gagner de l'argent, à le dépenser avec discernement, à le conserver et à le faire fructifier, est évidemment en rapport avec nos autres aptitudes et, en dernière analyse, avec nos attitudes et émotions habituelles. Le manque d'argent persistant est souvent, dans nos sociétés, l'indice de difficultés personnelles davantage que d'une malchance particulière.

L'argent et le succès, la santé, l'amour, le bonheur, dépendent directement de notre attitude habituelle, du niveau de nos pensées, de nos émotions, de nos vibrations. C'est en travaillant au jour le jour à élever nos vibrations que nous quitterons les marécages des bas-fonds pour nous élever, graduellement, toujours plus haut, vers les cimes. Voici un petit aide-mémoire.
Suggestions pour élever les vibrations

1. Se reposer, se détendre, se relaxer, dormir suffisamment ; 2. rechercher le grand air, ouvrir la fenêtre, se promener, faire du sport, profiter des vacances, se remémorer les moments heureux ;
3. commencer chaque jour comme un jour nouveau, différent, plein de promesses et de joie de vivre, en homme nouveau sans passé accablant ni défaut ;
4. prendre le temps, manger à l'aise, travailler calmement, s'habiller selon ses goûts ;
5. prendre du bon temps, ne pas se refuser tel plaisir innocent, telle petite ou grande joie : se faire plaisir à soi-même aussi bien qu'aux autres, offrir des cadeaux ;
6. n'absorber que ce dont on a réellement envie en fait d'aliments, de boissons, de lectures, de nouvelles et d'affirmations d'autrui ;
7. rechercher les personnes, les lieux, les objets, les spectacles qui émeuvent et suscitent l'admiration, qui font se sentir bien, aller plus souvent en promenade, au musée, au concert… ;
8. ne commencer que ce qu'on peut mener à bien, achever ce qui a été commencé, mettre toujours du cœur dans l'ouvrage ; ne pas se ménager les compliments ; se rendre utile, sans cesse et toujours plus ;
9. être attentif aux injonctions de l'intuition et aux évènements : ils montrent le chemin ; ne jamais se désoler de ce qui arrive mais croire qu'il en sortira un bien supérieur.

10. Nous avons chacun un but fondamental dans l'existence. Nous devons être attentif à ce qui nous attire depuis toujours, retrouver ce but et réaliser nos rêves. Pour le maître japonais Ohsawa, fondateur de la macrobiotique, l'homme le plus évolué est celui dont l'amour tout embrasse et qui s'amuse en réalisant tous ses rêves l'un après l'autre toute la vie.

Maîtrise de l'art de vivre

Vous avez tout le temps qui vous reste à vivre pour appliquer ces quelques préceptes et devenir ainsi un maître dans l'art de vivre. Relisez souvent ce livre, ou tel passage en accord avec vos préoccupations. Vous baliserez ainsi votre itinéraire sur le sentier, sur votre sentier, vers les cimes.
Et pour ne pas vous abandonner sans provisions pour la route, vous trouverez plus loin cent doses de pensée positive (chapitre Broyez du noir ou voir la vie en rose ?).

Les Cimes de la culture

Introduction

Les hommes à imagination ouvriront la marche. (Saint-Simon).

La culture est une poursuite de notre perfection totale par le moyen de la connaissance de ce qui a été pensé et dit de meilleur au monde et par le développement ainsi mené de tous les aspects de notre humanité. (MATHEW Arnold, Culture and Anarchy, 1869).

Ces deux citations introduisent le sujet. Robert définit la culture comme le développement de certaines facultés de l'esprit par des exercices adéquats et par extension, comme l'ensemble des connaissances acquises qui permettent de développer le sens critique, le goût, le jugement. Robert propose ensuite : Ensemble des aspects intellectuels d'une civilisation et, enfin : Ensemble des formes acquises de comportement dans les sociétés humaines. Ce dernier sens, extensif et moderne, s'applique à la totalité de du livre, les sens précédents étant développés dans le chapitre qui suit.

Une vaste culture s'acquiert par la connaissance des hommes du passé et de leurs œuvres. Le début de cet ouvrage explique comment étudier et, par conséquent, comment acquérir une culture personnelle. Construire notre personnalité n'implique pas la recherche de l'originalité à tout prix (en refusant tout contact avec les autres et le passé par crainte de se laisser influencer) mais, au contraire, l'assimilation complète et l'intégration des éléments qui rencontrent en nous un écho.

Une galerie de grands personnages suit. Elle fait défiler des célébrités accomplies dans leur domaine. Il appartiendra, bien entendu, à chacun de se constituer un panthéon personnel et d'approfondir la connaissance des personnes et des œuvres chargées d'affinités.

Jusqu'à plus ample informé, les astres qui nous entourent sont déserts et sans vie. Nous sommes donc, actuellement, assignés à résidence sur cette planète-ci. Ni grande ni petite, la Terre présente son aspect actuel en fonction de sa topographie (ses mers et ses montagnes), de son climat, de sa flore, de sa faune et des établissements humains, bien entendu.

La vie est biologique et est aussi réelle et concrète que l'est notre propre corps. Je me pince et je sais que je vis. Je n'existe que parce que je vis. Je vis donc j'existe. L'intellect est lié au corps et, par là, au vivant et à la matière. En sortir ou y survivre relève de la prestidigitation.

Une planète, un corps donc une existence et une société, celle qui nous entoure. Non pas la société fictive contrôlée par les fonctionnaires, les technocrates, les bourgeois, les dirigeants de tout poil, qui sert leurs desseins névrotiques, mais la société des parents et des enfants, des voisins de palier et de quartier, celle des groupes amicaux et professionnels, celle enfin des affinités intellectuelles, artistiques et spirituelles.
Cela dit, une personne représente, au moins à ses propres yeux, une valeur absolue. Chaque personne a le droit de s'épanouir et de réaliser ses aspirations, d'autant plus que ces désirs contribuent à l'accomplissement de l'humanité – mais ceci n'est pas toujours évident. Une minorité y parvient assez pour marquer l'histoire et il arrive même que son influence en modifie le cours.

Mais ce ne sont pas les hommes au pouvoir ni les gens en place qui déterminent l'avenir de l'humanité – ils tentent seulement de nous le faire croire (encore la prestidigitation) mais plus souvent des hommes qui voient grand, loin, large, des hommes (et des femmes, bien entendu) qui ont étudié, réfléchi, travaillé, souvent en opposition avec la médiocrité et la mesquinerie ambiantes. Sans la moindre prétention de les désigner (selon quels critères ?), j'ai réuni quelques personnalités exemplaires. Et je tenterai par ce rapprochement, de saisir à quoi correspond, sinon le génie, du moins la grandeur et comment la favoriser. Comment faire surgir plus d'hommes et de femmes plus accomplis, donc plus utiles ? Et comment s'inspirer de leur aventure ?

Face à l'immensité de l'univers l'homme peut sembler minuscule. Mais un seul être humain, un enfant, tout frêle, ne présente-t-il pas plus d'intérêt qu'une immense boule de pierre inerte, qu'un milliard de milliards de boules inertes ? Et face à l'océan infini de notre ignorance, ce que nous croyons savoir est modeste et toujours provisoire. Au seuil de l'univers qui semble infiniment grand, sur la grève de l'océan des idées, voici quelques mots à peine, un tout petit drapeau planté là, presque par hasard, au son d'un tambour en fer blanc.
Il est temps, il est urgent, de rassembler nos faibles forces, de battre le rappel des grands ancêtres, de réunir autour d'un même idéal humaniste ceux qui, de tous temps et en tous lieux, ont osé, ont voulu, ont pu penser et agir, pour que l'humanité en laquelle ils ont cru, échappe à l'attraction du gouffre et trouve le chemin de son accomplissement.

A force d'étude, de travail, d'abnégation et d'indépendance, cette élite s'est élevée au-dessus des contingences, a vaincu les obstacles et, vilipendée, bafouée, battue, brisée, encore et toujours elle s'est dressée pour dire, pour chanter, pour gueuler que l'homme, si fragile, possède en lui un dieu qui veut venir à l'être, transfigurer le réel et prédire un avenir conforme à ses vœux.

Si certains paysages nous plaisent, c'est à travers la vision qu'en ont donnée les grands peintres. Bien plus, les arbres de nos paysages ont été plantés par l'homme, et de nombreuses essences ont été importées, de Chine par exemple. Sans ces arbres l'air que nous respirons ne serait pas, tout à fait, le même. Les fruits que nous mangeons proviennent d'arbres souvent importés, eux aussi, et toujours greffés. Notre corps lui-même est façonné par nos habitudes de vie et celles de nos ancêtres : à boire du lait après en avoir passé l'âge, par exemple, nous sommes devenus plus grands (… en centimètres).

Certaines harmonies sonores ou consonances naturelles nous séduisent spontanément et plaisent, à l'occasion, aux animaux, mais la musique que nous aimons nous ravit parce que notre goût s'est formé peu à peu. Si la musique asiatique nous paraît discordante ou monotone c'est parce que notre culture est différente. Ce sont des compositeurs comme Bach, Beethoven, Chopin, Debussy, Bartok (et des musiciens comme Louis Armstrong, voire Johnny Halliday) qui nous ont persuadé de l'excellence de notre musique. Et les anciennes mélodies populaires, si pleines d'invention et de fraîcheur, ne sonnent pourtant plus à nos oreilles avec le même naturel que par le passé.

Si nous pensons, enfin, comme nous pensons, c'est parce qu'Aristote a pensé avant nous, avec une fermeté incomparable. Et cette pensée a influencé très concrètement le développement scientifique autant que la religion, le droit et la pensée politique, déterminant finalement, au moins pour une part, tout un style de civilisation.

A qui vit sans penser tout paraît évident et naturel. Mais ce qui nous entoure a un passé et, le plus souvent, si les choses sont aujourd'hui telles, c'est parce que des hommes, nos ancêtres, ont agi, ont pensé, ont rêvé.

Jung a découvert ce fait extraordinaire que, pour évoquer nos rêves nous recourons, encore aujourd'hui, à des symboles hermétiques en usage à l'âge de l'alchimie et dont, en général, le sujet ignore tout.

Nous utilisons l'électricité sans y penser mais il est tout de même étonnant que cette électricité ne fut longtemps qu'une amusette de salon, perpétuée dans nos écoles, où des doigts tachés d'encre frottent vigoureusement un objet en matière plastique pour attirer des débris de papier.

Pour que l'électricité devienne notre électricité, avec toutes ses applications, il en fallu des recherches et des tâtonnements ! Des générations de chercheurs ont dû s'atteler à la tâche et y croire avant tout le monde, et expérimenter, inlassablement, souvent avec des moyens de fortune. Combien d'inventions aussi fabuleuses se dissimulent encore dans des jeux innocents, sous des apparences futiles (des cristaux de neige, par exemple) ?

Il n'est pas vrai que nous ayons besoin d'un Dieu extérieur à l'homme pour donner un sens à la vie. Le sens de la vie, c'est l'ensemble des êtres vivants qui le manifeste en vivant comme il vit, au jour le jour, en réaction aux événements, en conformité aux instincts ou dans le respect des traditions (peut-être n'est-ce pas si différent…) et parfois, avec créativité.

Les grands hommes qui nous ont précédé ont été proclamés génie, créateur, père de ceci ou de cela, parce qu'au lieu d'accepter les choses ils ont fait l'effort surhumain de relever la tête malgré les gardes-chiourmes, d'ouvrir les yeux malgré le soleil, de penser par eux-mêmes au risque de se damner, d'écouter leur dieu intérieur, de démolir pour reconstruire à neuf, de leurs propres mains. Les grands hommes sont ces fous dangereux pour notre facilité intellectuelle, qui ont contesté la médiocrité de nos existences et ont montré de quoi un surhomme (ou un homme) est capable.

C'est pourquoi nous dirons que les grands créateurs sont les pères fondateurs de l'humanité, qu'ils ont ouvert la route au progrès, qu'ils ont montré le chemin de l'émancipation de l'être humain : émancipation par rapport à un destin fatal, à un engourdissement spirituel, à une déchéance physique, toujours possibles et proches.

Si nous ne sommes pas des choses comme les pierres, c'est parce que nous avons du cœur et le courage de vivre. L'humanité, demain, sera ce que nous la créons aujourd'hui, chacun là où nous sommes. Pas tous géniaux, sans doute, mais tous nous pouvons tremper nos énergies au contact des grands êtres, dans leur intimité encore chaude, dans leurs œuvres qui nous laissent le meilleur d'eux-mêmes.

L'humanité va là où nous la conduisons, au fil de nos décisions quotidiennes. L'avenir n'a rien de fatal ni d'inexorable, c'est nous qui le projetons hors de nous par nos pensées et nos actes. Ma vision est résolument optimiste, par décision et par nécessité, et peut être qualifiée d'utopiste. C'est celle d'une humanité composée plus largement de personnalités achevées, pleinement épanouies, comme en ont donné l'exemple les grands esprits du passé. Je considère ces derniers comme des pionniers, comme l'avant-garde de l'humanité. Ces hommes de qualité constituent une élite, une aristocratie, qui transcende les sociétés. Ils proposent, au sens le plus large du terme, un authentique humanisme, qui n'a pas fini de féconder notre histoire.

Je pense à Akhenaton, Homère, Platon, Aristote, Hippocrate, Leonardo da Vinci, Shakespeare, Giotto et Fra Angelico, Michel-Ange, Dante, Rabelais, Molière, les Encyclopédistes, Bach et Beethoven, Kant, Mendel, Pasteur, Comte et Colette, Einstein et les Curie, tant d'autres enfin, sans parler des sans-grade, les éternels oubliés de tous les temps et de tous les peuples : les mères, par exemple.

Ce sont nos pensées et nos actions actuelles qui édifient l'avenir. Par conséquent, les pensées et les actions de nos prédécesseurs ont préparé notre actualité, voire notre avenir et ce d'autant qu'ils étaient grands, qu'ils voyaient loin, qu'ils se dégageaient de leur actualité immédiate. Ces grands anciens ont été des pionniers et leurs idées parfois, leurs attitudes souvent, peuvent encore nous inspirer.

J'ai retenu quelques grandes figures qui d'une façon ou d'une autre, m'ont touché et paru toujours vivants dans la culture occidentale francophone d'aujourd'hui, sans autre ambition que de partager mon enthousiasme et sans craindre ni la candeur ni la naïveté. J'ai simplement voulu rappeler quelques idées, quelques actes propres, encore aujourd'hui, à nous inspirer.

Nous sommes submergés par les faits divers et l'insignifiance. Voici des sentiments plus rares, des pensées plus élevées, de plus nobles actions, dont j'ai fait mon miel et que j'ai voulu partager au coude à coude.

Leur valeur exemplaire provient aussi d'un enthousiasme caractéristique. L'enthousiasme est un transport divin, vers les cimes. Exaltation du poète sous l'effet de l'inspiration, c'est aussi l'émotion positive par excellence, qui pousse à l'admiration et à l'action dans la joie. L'enthousiasme, c'est le feu sacré et le premier degré du génie. Qu'il nous emporte sur son aile loin de la médiocrité, de la mesquinerie, de l'égoïsme, vers un avenir meilleur parce que nous en aurons mieux rêvé, pour qu'enfin se réalise l'Humanité.

J'ai suivi page à page l'Encyclopaedia Universalis et l'ai pillée du début à la fin, croyant plus honnête et plus sûr de m'en remettre aux remarquables spécialistes qui ont traité un sujet qu'ils connaissent, que de prétendre à des lumières universelles. Mon seul mérite et mon seul risque se situe au niveau du choix des personnages et des citations. Le lecteur ne manquera pas de consulter son encyclopédie pour des informations plus complètes. Une vie ne se résume pas en dix lignes ; en un mot, fût-il bon, moins encore.

S'il est cocasse de faire se succéder les Transports (Economie des), les Transports membranaires (ou échanges à travers les parois des cellules) et les Transuraniens (qui ne sont pas des habitants d'Uranus en transit mais le plutonium, l'einsteinium, le rutherfordium…), ce que font néanmoins les encyclopédies, il est déjà moins absurde d'adopter l'ordre alphabétique pour présenter ceux qui ont en commun d'être humains et grands, mesure dans laquelle, précisément, ils nous intéressent.

D'Akhenaton à Zola

- A -

AKHENATON
(Aménophis IV – XIVe s. av. J.-C.)

L'Egypte a atteint l'apogée de sa richesse et de sa gloire sous le règne de son père et de la reine Tiyi. Akhenaton épouse une autre femme extraordinaire, Nefertiti. Ils croient l'un et l'autre que le divin ne peut se représenter mais que le disque solaire en propose un symbole universel. Fort de ses convictions, mais politique médiocre, Akhenaton va se mettre le clergé à dos et mettre l'empire en péril. C'est un grand poète inspiré qui prêche que tout doit être sacrifié à la vérité, source de l'équilibre, de la justice, de la vie, reflet du divin. Ses hymnes constituent un des sommets de la littérature universelle.

ALAIN
(1868-1951)

Ce professeur écrivit trois mille Propos, un peu dans la manière de Montaigne et dans celle de Socrate. Il reprend à Platon l'image du sac de peau de l'homme : le ventre où sont les besoins, le torse où siègent le caractère et les passions, la tête qui pense. Il faut que l'esprit gouverne en toutes choses même si les besoins doivent être assouvis. Il s'est beaucoup préoccupé de politique, pour s'opposer au pouvoir à caractère magique, qui ne serait pas strictement contrôlé. Et il a beaucoup regardé les gens et les choses, pour constater qu'on ne ruse pas avec la nature, qu'il faut s'accommoder de la dureté des pierres, du froid de l'hiver, et des passions des hommes. C'est donc dans le monde tel qu'il est, à l'intérieur de l'ordre établi, auquel il faut obéir, qu'il faut œuvrer, à coup de changements imperceptibles et en premier lieu sur soi.

ALBERTI (Leon Battista)
(1404-1472)

Ce mathématicien a écrit un livre qui traite du bonheur familial, dans lequel il dit que l'homme doit forger son bonheur. Ce moraliste fut un grand théoricien de l'architecture. Mais il a aussi rédigé la première grammaire italienne afin que tous puissent s'exprimer, dans la langue du temps (et non plus en latin), d'une manière claire et précise. Il écrivit encore les premiers traités de peinture et de sculpture depuis l'antiquité.
Pour Alberti, l'architecture (élargie à l'urbanisme) est l'art de la vie sociale. Elle la structure, l'embellit et perpétue son histoire. Cette architecture humaniste, inspirée de l'antiquité, doit être claire et symétrique, par opposition aux constructions

chaotiques du Moyen Age. Il écrit (livre IX, chap. V) : la beauté est une espèce d'harmonie et d'accord entre toutes les parties, qui forment un tout construit selon un nombre fixe, une certaine relation, un certain ordre tels que le principe de symétrie, qui est la loi la plus élevée et la plus parfaite de la nature, l'exige.

AMPERE (André-Marie)
1775 – 1836

L'unité d'intensité du courant électrique porte son nom. C'est justice. C'est lui qui a créé la notion même de courant électrique. Mais il est resté pauvre : ses maigres ressources suffisaient à peine à construire les appareils dont il avait besoin. Fatigué, malade, il va mourir. Il n'en déclare pas moins à un visiteur : Ma santé ? Il s'agit bien de ma santé ! Il ne doit être question entre nous deux que des vérités éternelles, des choses et des hommes qui ont été funestes ou utiles à l'humanité. Chercheur infatigable, il est prompt à s'enthousiasmer devant une idée, toujours prêt à l'expérimenter, et obsédé comme Newton par l'immensité de notre ignorance.
Le tout, théorie et expérience, semble avoir jailli en pleine vigueur et complètement armé du cerveau du Newton de l'électricité dit d'ailleurs de lui Maxwell, qui ajoute : La forme est parfaite, la rigueur inattaquable, le tout se résume en une formule d'où peuvent se déduire tous les phénomènes et qui devra rester la formule fondamentale de l'électrodynamique.

AMUNDSEN (Roald)
1872 – 1928

Une simple lecture de jeunesse lui donne la certitude d'une vocation inattendue, celle d'explorateur des régions arctiques. Il s'entraîne par de grandes randonnées en montagne, s'engage comme marin, apprend à piloter, étudie le magnétisme terrestre et se lance, finalement, sur un vieux bateau avec six compagnons. Amundsen détermine le pôle magnétique et, le premier, franchit le passage du Nord-Ouest. L'Américain Peary, le devançant de peu, atteint le pôle Nord avant lui. Mais, remarquablement entraîné et organisé, Amundsen et ses compagnons l'emporteront sur Scott au pôle Sud. Et c'est en se portant au secours d'un rival, son ancien compagnon, qu'il disparaîtra quelque part dans l'océan Arctique.

ANDERSEN (Hans Christian)
1805 – 1875

Fort pauvre, Andersen décide de devenir célèbre et écrit force œuvres sans succès. Mais ses 168 contes pour enfants, écrits par amusement seront, eux, traduits en 80 langues et atteignent la popularité des contes des Mille et une Nuits. Il a su transfigurer les songes de son père, les superstitions de sa mère, les rêveries de sa grand mère et les souffrances du peuple en une œuvre profondément humaine et universelle. La Petite Marchande d'Allumettes, c'est chacun de nous, qui brûlons notre vie à la flamme de nos rêves d'enfance… Toujours rempli d'étonnement, admiratif devant les splendeurs de la vie, tressaillant d'émotion devant la nature vivante, il manie l'humour tendre et la bonne humeur même s'il est fondamentalement pessimiste. Amoureux des voyages et de l'Italie en particulier, il a dit : Ma vie est un beau conte, riche et heureux.

ANGELICO (FRA)
(1400 – 1455)

Prieur de son couvent dominicain, Fra Angelico peint d'abord pour ses moines, afin de les entraîner à imiter les anges et à mériter, ainsi, le paradis. Passionné de l'antiquité, c'est un humaniste qui n'a pas renoncé aux valeurs gothiques. Son art aussi savant qu'émouvant a eu les audaces chromatiques du génie. Michel Ange a dit de lui : Il faut croire que ce bon moine a visité le paradis et qu'il lui a été permis d'y choisir ses modèles. Et c'est vrai que ses anges dépassent la condition humaine pour refléter un état plus proche du divin.

ANONYME

Au grand homme inconnu il faudra bien un jour dresser un monument. Sans nom point de renommée. Les écrits restent mais l'encre pâlit, le papier brûle ou moisit. Et la gloire si capricieuse, si injuste souvent, est toujours éphémère. Après quelques millénaires déjà, toute mémoire s'efface : on ne parle plus la même langue, on ne prie plus les mêmes dieux, les murs s'écroulent, chaque ville se construit avec les pierres de la ville ancienne, chaque civilisation se taille une culture dans la dépouille de la précédente. Rome rase l'Etrurie, glorieuse pendant des siècles, et fonde un nouvel empire : du précédent il ne subsiste plus ni ville, ni livre, à peine quelques cimetières…

Que sont tant d'efforts sublimes devenus ? Dans les sciences, les arts, les lettres, les métiers, tant d'hommes et de femmes ont donné, ont produit, avec prodigalité, pour que l'Humanité soit plus grande, plus noble et plus belle. Mais où sont donc passés nos merveilleux artisans ? Ils ont dû partir sur la pointe des pieds, tristement, pour aller vendre au marché leurs outils, faute de pain. Où sont passés le lin brodé, les chansons de la veillée, les fêtes de la moisson ? Un grand autodafé a tout sacrifié au feu du gain facile et misérable de la grande ville. A tous ces ancêtres, si proches encore, qui n'ont jamais quitté l'anonymat, qu'un bref hommage ici soit rendu.

ARCHIMEDE
287 – 212 av. J.C.

Il n'a jamais bondi de son bain en criant Eurêka. Mais le savant le plus illustre de l'Antiquité est inséparable de sa légende. Il aurait inventé le levier, la vis sans fin, le boulon et son écrou, la roue dentée, les poulies mobiles. Et il aurait été tué bêtement, alors qu'il était perdu dans ses pensées, par un soldat qui n'obtenait pas de réponse à ses questions. Mais cet ingénieur en chef de Syracuse fut un extraordinaire mathématicien, qui dit peser en pensée les segments de droite, est l'auteur de traités Sur la sphère et Sur le cylindre où il discute, entre autres, de l'équation générale du troisième degré. Il trouva la valeur la plus approchée de pi, de nombreuses formules géométriques complexes et approchera, enfin, du calcul différentiel et intégral. Ceci malgré que le tyran de Syracuse le préférait occupé à des applications plus immédiates…

ARISTOTE
384 – 322 av. J.C.

La patron de la boîte parisienne de strip-tease Crazy Horse Saloon, a dit un jour que son critère d'engagement des effeuilleuses était qu'elles aient... de l'âme. Se savait-il aristotélicien ?

Dans son traité De l'âme, Aristote soutient, en effet, l'unité substantielle de l'âme et du corps, en faisant de l'âme la forme du corps. C'est qu'il se démarque radicalement de l'idéalisme platonicien. Il veut substituer une pensée analytique appliquée à la nature à une inspiration poétique dérivée des mystères initiatiques. Sa pensée méthodique est à ce point moderne qu'elle imprègne toujours notre logique, notre grammaire – pour ne pas parler de la théologie – et toute la vie intellectuelle actuelle.

Aristote expose la théorie formelle du syllogisme, dont l'exemple le plus classique est :
Tout homme est mortel
Socrate est un homme
Socrate est mortel.

Paul Valery en a dit ironiquement : Ce n'est pas la ciguë, mais le syllogisme, qui a tué Socrate. Le syllogisme a, par ailleurs, été traité de solennelle futilité. Et il est sûr que les enchaînements rigoureux des mathématiques sont moins évidents ailleurs. Aristote y recourt peu dans son œuvre scientifique et a lui-même préconisé l'opération inverse, dite inductive, qui fait remonter du particulier au général.

Dans sa philosophie de la nature, Aristote indique que sans âme il est impossible que le temps existe, c'est-à-dire que le temps n'existe que dans la conscience de l'observateur, qui distingue un avant et un après.
Après avoir été, chez Platon, mythique, le monde devient relativement intelligible et Aristote s'efforce à grand peine de le comprendre dans toutes ses parties. Son enquête le conduit à observer les animaux, leur anatomie, leur physiologie et jusqu'à

leur embryologie. Et ses classifications prépareront celles de Linné.
Sa psychologie est plus extraordinaire encore. Il indique notamment la relation entre l'imagination et la mémoire, la nécessité des figures en mathématiques – et celle des images en général – pour penser dans le temps ce qui est hors du temps.

Dans l'éternelle question du bonheur, Aristote se montre réaliste puisqu'il préconise d'agir au mieux en fonction des circonstances comme le bon cordonnier qui, du cuir qu'on lui a confié, fait les meilleures chaussures possibles. Et cette vertu est le fruit d'un entraînement délibéré. Le même réalisme lui fait compléter l'ordre juridique de la justice par l'équité, plus accueillante aux cas particuliers, et la prudence ou le discernement. En politique, également, on recherchera la meilleure constitution possible étant donné les circonstances. Il propose le gouvernement d'une petite équipe compétente soumise à un contrôle strict. Mais ce gouvernement ne peut réussir que si certaines conditions sont réunies : que la ville soit assez petite pour être embrassée du regard, qu'existe une classe moyenne, gage de stabilité, etc.
Aristote s'est encore occupé de rédiger un art poétique que les tragédiens classiques français mettront en application… un peu plus tard ! Finalement, il serait plus simple de se demander ce que cet analyste unique dans l'histoire n'a pas décortiqué et ordonné : assurément rien de ce qui occupait ses contemporains, plus bien des choses qui nous passionnent mille six cent ans plus tard.

ARMSTRONG (Louis)
1900 – 1971

Un des génies qui a créé le jazz. Trompettiste et chanteur, Armstrong s'est émancipé du cadre étroit de la musique New Orleans sans renier, pour autant, son répertoire. Il a contribué ainsi à rajeunir la sensibilité musicale contemporaine et à lui faire retrouver les sources d'une inspiration populaire. Chaleureux, il a touché le cœur de millions d'entre nous. Merci Satchmo.

ASTURIAS (Miguel Angel)
1899 – 1974

Chantre surréaliste de l'Amérique latine métisse, Asturias est guatémaltèque comme ses Hommes de maïs, dont il ressuscite la mythologie. Il s'est engagé contre la dictature et contre l'impérialisme des grandes compagnies. Il a reçu le prix Nobel en 1967.

AUGUSTIN (Saint)
354 – 430

Cet autodidacte, ce penseur profond, a influencé le christianisme et toute la philosophie. Pour lui, Dieu est le bien suprême et cette jouissance de Dieu est le but de toute vie humaine – assurément de la sienne. Son œuvre, très liée aux circonstances, consiste souvent à réfuter une hérésie, spécialement celle de Pélage qui mettait l'accent sur le libre-arbitre de l'homme et l'obligea à préciser sa pensée. Mais il a écrit aussi sur la musique, le jeûne ou la virginité.

Il commente l'Ecriture, qu'il connaît par cœur, comme il connaît Virgile, Cicéron et les néo-platoniciens qui l'ont fort impressionné. Il est véritablement le créateur du latin ecclésiastique et fait la synthèse de l'Antiquité et du christianisme, préparant ainsi le Moyen Age. Pour lui la foi doit être nourrie par la raison même si Dieu demeure un mystère.

Deux amours ont bâti deux cités. L'amour de soi jusqu'au mépris de Dieu, la cité terrestre. L'amour de Dieu jusqu'au mépris de soi, la cité céleste. L'une se glorifie en elle-même ; l'autre dans le Seigneur (Cité de Dieu, XIV, 28). Et c'est le bon usage des biens terrestres qui leur confère la qualité de vrais biens. La méditation, toujours plus profonde, de l'évêque d'Hippone face aux invasions barbares qui sonnent le glas de l'immense majesté de la paix romaine, allait alimenter la théologie pendant des siècles et le faire désigner comme le maître incontesté de toute l'Eglise, immédiatement après les apôtres. Pour n'en citer qu'un, Erasme peut être considéré comme un fils spirituel de saint Augustin.

AVICENNE
980 – 1037

Connu par les Musulmans sous le nom d'Ibn Sîna, Avicenne se situe au carrefour des pensées orientales et occidentales. Il est contemporain de la constitution du corpus ismaélien, c'est-à-dire de l'ésotérisme de l'islam.

Il s'était déjà assimilé toute la science de son temps à l'âge de dix-sept ans. Il dut pourtant, paraît-il, relire la Métaphysique d'Aristote… 40 fois avant de la comprendre. Il compose un Canon de médecine qui fera autorité en Europe pendant des siècles et n'a plus cessé d'être étudié et commenté dans le cadre de la philosophie orientale chère à Henri Corbin, mais si éloignée du matérialisme occidental qu'il est impensable de la résumer ici. Quand les psychologues contemporains feront l'effort de se l'assimiler, ils pourraient bien renouveler leur approche et (re)faire un certain nombre de découvertes…

- B -

BACH (Jean-Sébastien)
1685 – 1750

Ce Père de la musique est-il, encore aujourd'hui, un incompris ? Bach est logique et rigoureux, mais il fut toujours un homme libre, au franc parler, expressif, plein de fougue et d'invention, jamais engoncé dans l'habit d'un notable protestant, père de vingt-et-un enfants et d'œuvres innombrables. Il voulait raviver la musique et ceux qui l'écoutent. Et Debussy a vanté la courbe de sa musique, si pleine de méandres et de moires.
Ce géant spirituel renvoyait les sots, intrigués par son apparente facilité, en disant : Quiconque travaillera autant que moi pourra faire ce que je fais. Peu, depuis, paraissent avoir suivi le conseil avec succès.

BACHELARD (Gaston)
1884 – 1962

Employé de bureau jusqu'à 29 ans, Bachelard deviendra licencié en maths aussi bien que docteur ès lettres et professeur à la Sorbonne. Frappé par le dogmatisme de philosophes ignorant superbement les sciences, il montrera que celles-ci s'échafaudent par négations successives des acquis antérieurs, toujours provisoires. Cet épistémologue est contemporain de la théorie de la Relativité qui remet en question deux millénaires de géométrie euclidienne. Il fait de l'imagination la racine commune de la science et de la poésie, et la revalorise, en recommandant bien d'éviter le mélange…

BACON (Roger)
1214 – 1294

La tradition et l'invention peuvent également conduire au vrai. La première implique la connaissance du passé, la seconde est tributaire de la raison et de la méthode comme les mathématiques en montrent l'exemple, mais encore de l'expérimentation. Au treizième siècle, l'enseignement de telles nouveautés conduit à la prison et il y reste longtemps. Il n'en démontrera pas moins sa maîtrise scientifique dans les domaines les plus variés.
Théologien, enfin, il enseigna que l'action fonde l'unité de la personne et rêva d'une synthèse totale du savoir… pour en faire le lieu d'une société universelle, coextensive au genre humain (E. Gilson).

BAKOUNINE (Michel)
1814 – 1876

Ce libertaire s'est opposé à Marx. Il a prévu les dangers d'un socialisme autoritaire et d'un Etat bureaucratique. Nous repoussons, écrit-il dans Dieu et l'Etat, toute législation, toute autorité et toute influence, privilégiée, patentée, officielle et légale, même sortie du suffrage universel, convaincus qu'elle ne pourrait jamais tourner qu'au profit d'une minorité dominante et exploitante, contre les intérêts de l'immense majorité

asservie. Voilà dans quel sens nous sommes réellement anarchistes. Et de fomenter des insurrections, de fuir, de se faire exclure de la Ière Internationale, d'être emprisonné par le tsar…
L'ordre étatique est trompeur et ne profite qu'à une minorité. Et ce profit dégrade l'esprit et le cœur des privilégiés qui deviennent dépravés. La solution qu'il préconise est aussi extrême que sa critique est radicale : nous devons nous unir au monde aventurier des brigands qui sont les véritables et uniques révolutionnaires de la Russie. Concentrer ce monde en une seule force pandestructrive et invincible, voilà toute notre organisation, notre conspiration et notre tâche.
Si la critique semblera dépassée aux nantis, l'application de la solution au terrorisme international est, elle, d'une brûlante actualité. Que les intérêts gigantesques des trafiquants de drogue, ces bandits modernes, dont l'énorme butin est fatalement recyclé dans l'économie soient forcément associés quelque part au pouvoir politique, qui pourrait en douter ? Est-ce à dire que même le terrorisme le plus sanglant ait pu être récupéré, au moins à l'occasion : c'est à craindre.

BARTOK (Béla)
1881 – 1945

Il donne son premier concert à onze ans et y dirige sa première composition, Le Cours du Danube. Nationaliste, il n'hésite pas à se présenter au conservatoire en costume national hongrois, mais il adore la France et Paris. Il bat la campagne hongroise en compagnie de Zoltàn Kodàli pour y récolter de vieilles mélodies et, simultanément, découvre Debussy. Ce sont finalement douze mille chansons qu'il enregistrera dans différents pays. Mais il est aussi passionné de botanique, d'entomologie, de géologie, d'astronomie et connaît toutes les langues ou presque. Son œuvre musicale est attaquée constamment et partout. Peu de concerts, peu de succès, guère d'argent, une leucémie qu'on lui cache, voilà le maigre lot, l'aigre récompense du génie. Avant de condamner sans appel la musique moderne, il faut écouter sa musique merveilleusement effervescente et tendre.

BEETHOVEN (Ludwig van)
1770 – 1827

Si Bach est le père de la musique, Beethoven en est le héros, qui veut entraîner l'humanité à conquérir la joie, dans la liberté, par l'action temporelle. Mozart vient de mourir, Schubert tarde à naître, il est seul et renonce à plaire. Sa volonté créatrice est bandée vers l'expression de lui-même et, quand il le faut, il fait agrandir, renforcer, perfectionner le piano et les autres instruments – pour exister davantage. Il est sourd mais sa musique résonne (littéralement) en lui. Ce qui suscite mes idées, ce sont des dispositions d'esprit qui s'expriment avec des mots chez le poète et qui s'expriment chez moi par des sons résonnant, bruissant, tempêtant, jusqu'à ce qu'enfin ils soient en moi de la musique. Il dit ailleurs : Quand j'entends quelque chose en moi, c'est toujours le grand orchestre. Sa musique, enfin, venue du cœur, qui va au cœur est celle de l'optimisme héroïque.

BERNARD (Claude)
1813 – 1878

De présentation médiocre, mal marié, malade, il n'achèvera jamais son œuvre et, quelques fois, se trompera. Mais sa Méthode expérimentale appliquée à la physiologie, considérée comme strictement physico-chimique, et qui peut sembler évidente aujourd'hui, était neuve et ouvrait la voie à Pasteur. Bien des choses sont de lui, à commencer par cette idée merveilleuse du milieu intérieur (celui qui baigne nos cellules), dont on n'a pas fini d'épuiser la fécondité.

BERTHELOT (Marcellin)
1827 – 1907

Il a collaboré avec le précédent (Claude Bernard), qu'il a connu au laboratoire, mais il fut, lui, mieux marié et sans doute, plus heureux. Plusieurs fois ministre, il n'en produisit pas moins 1 600 publications. Ami de Renan, il réalisa la synthèse, réputée impossible (du fait de la force vitale), des composés organiques comme les acides formique et oxalique, l'éthylène et

l'acétylène, le méthane et le benzène. Il s'est aussi beaucoup intéressé à la production de chaleur des êtres vivants, qu'il découvrit liée à la transformation des aliments.
Ce positiviste résolu ne s'en tint pas là. Il étudia l'alchimie et les rapports de la science avec la philosophie, la morale, l'éducation et la libre pensée. Berthelot meurt quelques instants après sa femme, après quarante-cinq années de l'union la plus étroite du cœur et de la pensée. Il a dit Le bonheur et le bien-être ne s'acquièrent pas par de vaines paroles... On y parvient surtout par la connaissance exacte des faits, par la conformité de nos actes avec les lois constatées des choses.

BLAKE (William)
1757 – 1827

L'Angleterre a rendu justice à son plus grand graveur : la National Gallery lui a aménagé une salle exclusive, remarquable. Blake est un des artistes les plus visionnaires, une de ces natures comme Victor Hugo ou Walt Whitman. Il proclame la valeur sacrée de l'énergie créatrice... source du divin. Pour Blake le gnostique, l'homme doit reconquérir l'unité divine. Et c'est par l'imagination qu'agit l'immanence du divin dans l'homme. Blake écrit et illustre des livres prophétiques, apocalyptiques, qui doivent développer le pouvoir visionnaire des hommes, nettoyer les portes de la perception, pour faire apparaître le monde tel qu'il est, infini.

BOSCH (Jérôme)
v. 1450 – 1516

Ce peintre dont on a tout dit et le reste, serait pour certains l'illustrateur de l'itinéraire mystique des alchimistes et son œuvre serait son grand œuvre. La clé des énigmes se trouverait alors dans ce mouvement mal connu, qui traversa les villes flamandes et rhénanes de l'époque et aurait trouvé refuge dans les béguinages. Eminemment philosophique en tout cas, et onirique assurément, cette peinture décrit le Chemin de la vie, la Tentation de saint Antoine, le Jardin des Délices...

BOTTICELLI (Sandro)
1455 – 1510

Son trait, ciselé comme au burin, il le doit sans doute à sa formation d'orfèvre. Et l'entrelacs de ses cheveux, de ses drapés, ne va pas sans maniérisme. Mais d'où vient sa fraîcheur émerveillée, sa grâce, sinon d'une inspiration mythologique et religieuse, vécue, qui donne un même visage sublime à la Vierge et à Vénus ?

BOUDDHA
v. 536 – v. 480 av. J.C.

L'éveillé à la vérité est celui qui a découvert la réalité cachée derrière les apparences et les illusions. Mais la voie de la délivrance est rude : elle implique le renoncement et l'ascétisme. Ses enseignements sont aussi peu dissociables de ceux des premiers disciples que ceux du Christ des siens. Mais contrairement au christianisme, qui permet d'effacer les fautes, le bouddhisme indique que tout acte entraîne inexorablement ses fruits.
Seule une justice (une justesse) parfaite permet d'échapper au cycle des réincarnations. Et il faut recourir aux méditations ou exercices spirituels pour aboutir à la sérénité. Un repas par jour doit suffire aux moines mendiants, qui dorment au pied des arbres, du moins dans la communauté primitive.

BRETON (André)
1896 – 1966

L'écriture automatique, sans contrôle (?), à l'écoute de la voix intérieure, des désirs profonds, des forces inconnues – bref la littérature d'après Freud, voilà bien l'essence de ce surréalisme dont il sera un pape, parfois encombrant. Toute œuvre, désormais, devra contribuer à l'émancipation de l'homme et le poète à venir surmontera l'idée déprimante du divorce irréparable de l'action et du rêve. Une nouvelle Pléiade l'associera successivement aux grands poètes français du temps, comme Philippe Soupault, René Char, Paul Eluard et bien d'autres. Il collabore aussi avec Léon Trotski et fonde une section de la Fédération internationale de l'art révolutionnaire indépendant. Il ne renoncera jamais à la quête de l'Amour fou et écrira une Ode à Charles Fourier. Ses nombreuses revues, parfois sans lendemain, ses réunions dans les cafés, autant que ses écrits propres, tout est mis au service d'une vision généreuse : contre l'oppression, le crime et l'imposture, pour la liberté, la justice et la dignité de l'homme. Il a incarné, pour une époque, la poésie, l'amour, la liberté dans un acte de foi sans limites dans le génie de la jeunesse.

BRONTE (LES)
XIXe siècle

Charlotte, Patrick Branwell, Emily, Jane et Ann Brontë naissent de 1816 à 1820. Le père, irlandais, pasteur, écrivain à ses heures, dit de sa progéniture : Bien souvent, j'ai cru discerner la naissance de talents tels que j'en avais rarement ou même jamais observés chez des enfants de leur âge. Comme ils avaient peu d'occasions de se trouver en compagnie de gens instruits ou policés, dans leur campagne retirée, ils formaient entre eux une petite société, ce dont ils semblaient satisfaits et heureux. Un Leopold Mozart, en somme... L'Angleterre sera fascinée par Jane Eyre, Les Hauts de Hurlevent, Agnes Grey. Le presbytère familial est aujourd'hui un lieu de pèlerinage, mais il n'existerait guère d'édition intégrale de l'œuvre familiale, indissociable. Tout se passe comme si le public, qui s'est si bien reconnu dans tel livre, préfère ne pas connaître l'œuvre dans sa réalité. Ne serait-ce pas le destin de toute œuvre, d'ailleurs, que d'être liée aux modes et aux appréciations superficielles ?

BRUEGEL L'ANCIEN (Pierre)
Vers 1525 – 1569

Bosch est encore du Moyen Age, Bruegel, c'est déjà la Renaissance. Il a voyagé – en Italie évidemment. Il est instruit, connaît les Anciens. Pourtant il est fidèle au peuple, qu'il aime autant qu'il aime la nature. La Chute d'Icare et la Tour de Babel sont dédramatisées avec une sagesse qui a été comparée à celle de Montaigne. Ses estropiés, par exemple, peuvent voisiner avec un verger florissant. Sérénité, plénitude, bonheur : voilà ses thèmes. Et que sa leçon de morale a de charme !

BUFFON (Georges Louis Leclerc, comte de)
1707 – 1788

Le naturaliste est aussi écrivain et philosophe. Excellent administrateur, il sera riche et célèbre ; Louis XV le fera comte. Sa grande Histoire naturelle s'ouvre sur une réflexion à propos de la connaissance humaine, fondée sur les faits. En biologie, Buffon a beaucoup étudié la reproduction, principale propriété du vivant. Et il en déduit un critère de classement des espèces et des familles. Il aussi écrit une Histoire naturelle de l'homme où il se montre un précurseur de nos sciences humaines. Confiant dans les progrès de l'humanité, il prédit, avec un bel optimisme, notre maîtrise totale de la nature.

BUÑUEL (Luis)
1900 – 1983

Ils appellent Bunuel de tous les noms : traître, anarchiste, pervers, diffamateur, iconoclaste. Mais ils n'osent pas l'appeler fou. Il est vrai, c'est la folie qu'il décrit, mais ce n'est pas sa folie à lui. Ce chaos puant qui, pour une brève heure ou tout comme, s'amalgame sous sa baguette, c'est la folie de la civilisation, le constat des réalisations de l'homme après dix mille ans de raffinement (…) Sa violence est une catharsis. Il n'y pas une miette de dépravation en elle. Ses imprécations sont plus pures que les hymnes de l'Eglise chrétienne. S'il utilise la musique de Wagner, c'est seulement parce que ses oreilles sont accordées à son puissant blasphème. Il n'est abusé par rien, pas même les charmes factices de l'art. Ils prendraient Bunuel et le crucifieraient ou, du moins, le brûleraient sur le bûcher. Il mérite la plus grande reconnaissance que l'homme puisse vouer à l'homme. (Henri Miller)

BYRON (George Gordon)
1788 – 1824

Ce romantique célèbre à la vie romanesque n'admirait que les classiques. Les œuvres qui ont fait sa gloire étaient alimentaires. Son épopée de 16.000 vers, Don Juan, fut interrompue par une mort précoce. Elle mêle la satyre et la farce à la comédie de caractères la plus fine, et révèle un des plus grands humoristes anglais. Allez croire, après cela, à la renommée !

- C -

CAVENDISH (Henry)
1731 – 1810

Avant lui, l'eau et l'air étaient, avec la terre et l'eau, deux éléments naturels, entrant dans la composition de tout le reste. Personne ne mettait la chose en doute. Après lui c'étaient les composés chimiques que nous connaissons aujourd'hui… même si quelques voix se sont élevées pour mettre en doute l'unité de l'eau qui, on le sait, cristallise selon neuf formes différentes.
Il devint fabuleusement riche sur le tard mais resta aussi peu dépensier qu'il était misogyne et peu communicatif, bref, le type même de l'inhibé.
Ses recherches sur l'eau et l'air – où il a découvert, sans l'identifier, l'argon – l'ont conduit à s'intéresser à l'électricité, qu'il ne pouvait que mesurer sur lui-même, par le choc ressenti, et à vérifier la loi d'Ohm, qui ne sera formulée que 50 ans plus tard. Il a reproduit l'organe électrique du poisson torpille, anticipant sur ce qu'on appellera plus tard la bionique.
Avec des moyens toujours aussi rudimentaires et en s'entourant de soins méticuleux, il se sert de quelques boules de plomb et détermine la densité du globe terrestre à 2 centièmes près de la valeur généralement admise actuellement.

CELINE (Louis-Ferdinand)
1894 – 1961

Même si tel était le commerce de sa mère, il ne fait pas dans la dentelle. Son antisémitisme est choquant. Douze métiers, treize misères lui permirent de faire les meilleures études de médecine et, médecin, il ne soigna jamais que les pauvres. Les riches tournent les pauvres en saucisson de bataille et l'argot permet à l'ouvrier de dire à son patron qu'il déteste : tu vis bien et moi mal, tu m'exploites et roules dans une grosse voiture, je vais te crever. Le Voyage fut une révélation pour Henry Miller. Son communisme est avant tout une vocation poétique. Sans poésie, sans ferveur altruiste brûlante, le communisme n'est qu'une farce. Il fit œuvre d'écrivain pour, dit-il, être un créateur d'enthousiasme.

CELLINI (Benvenuto)
1500 – 1571

Mû par un idéal de liberté totale, Cellini a su dépasser ses passions, et a donné vie à un monde de beauté idéalisée, non moins original que sa vie tumultueuse. Son chef d'œuvre d'orfèvrerie est la Salière de François 1er : une salière qui ne doit rien aux salières communes, dit-il fièrement dans ses mémoires. Le socle seul de l'objet reprend en miniatures exquises les nus des tombeaux des Medici. Et de son Persée il a dit J'ai assez de cœur pour faire la statue trois fois mieux que le modèle.

CERVANTES (Miguel de)
1547 – 1616

La première partie de Don Quichotte paraît quand l'auteur a cinquante-sept ans. Son expérience d'homme y culmine. C'est que ce génie perd la main gauche à Lépante, connaît le bagne à Alger puis, à son retour en Espagne, mène une existence besogneuse, endettée, faite d'expédients ou d'emplois comme celui de recouvreur de contributions, qui lui donne bien du fil à retordre.

Or la grande âme garde sa fraîcheur. L'homme doit, pense-t-il, avoir la fierté de sa destinée, quelle qu'en soit la misère. Et frère spirituel de Shakespeare, qui mourra la même année que lui, il écrit : là où il y a musique il ne saurait y avoir chose mauvaise. Expérience aussi de la société, de la noblesse et du peuple, qu'il sait faire parler comme personne. Quand parlent Don Quichotte et Sacho Pança, toute l'Espagne se reconnaît et fait du livre sa bible. Parce que Cervantès lui renvoie l'image du meilleur d'elle-même, d'une humanité bouleversante d'héroïsme, mais plus encore de bonté et d'amour et qui place, enfin, la liberté au-dessus de tout.

CHAPLIN (Charles)
1889 – 1977

Il est au-dessus de tout éloge puisque c'est le plus grand (Jean-Luc Godard). Voici comment sont racontés ses débuts, à l'âge de cinq ans, dans Histoire de ma vie : J'étais dans les coulisses quand la voix de ma mère (chanteuse de music-hall) se brisa pour n'être plus qu'un souffle. Le public se mit à rire, à chanter d'une voix de fausset, à siffler... Tout cela était confus et je ne comprenais pas très bien ce qui se passait. Le directeur du théâtre décida, paraît-il que l'enfant remplacerait sa mère. Au milieu du tohu-bohu, je le revois me conduisant par la main et, après quelques mots d'explication au public, me laissant seul en scène. Et, devant l'éblouissement des lumières de la rampe et des visages perdus dans la fumée, je commençai à chanter, accompagné par l'orchestre qui tâtonna un peu avant de trouver quel ton j'avais adopté... Au beau milieu de la chanson, une pluie de pièces se mit à tomber sur la scène. Je m'arrêtai aussitôt pour annoncer que j'allais ramasser l'argent d'abord et chanter ensuite. Cela fit beaucoup rire... En toute innocence, alors que je reprenais le refrain, j'imitai la voix de ma mère qui se brisait et je fus surpris de voir quel effet cela avait sur l'auditoire. Il y eut des rires et des acclamations et une nouvelle pluie de monnaie.
La vie n'a pas de sens, elle n'est que désir... Je connais un homme qui n'a pas de bras et qui joue du violon avec ses pieds (Limelight).

CHOPIN (Frédéric)
1810 – 1849

Son ami Liszt qui, lui aussi, mérite mieux que sa légende, a donné sa juste place au Polonais en lui reconnaissant un si rare génie mélodique, de si heureux et remarquables agrandissements du tissu harmonique (...) des beautés d'un ordre très élevé (...) qui feront époque. Et Marcel Proust a finement défini la musique du Pianiste en parlant des phrases au long col sinueux et démesuré, si libres, si flexibles, si tactiles, qui commencent par chercher et essayer leur place en dehors et bien loin de la direction de leur départ, bien loin du point où on avait su espérer qu'atteindrait leur attouchement, et qui ne se jouent dans cet écart de fantaisie que pour revenir plus délibérément – d'un retour plus prémédité, avec plus de précision, comme sur un cristal qui résonnerait jusqu'à faire crier – vous frapper au cœur.
Ceci n'a pas empêché, pendant longtemps, des rats de conservatoire de rectifier ses partitions afin d'en raboter le génie à leur niveau.

CICÉRON
106 – 43 av. J.C.

Sur lui repose en partie l'humanisme même s'il reste encore toujours à réhabiliter. Ses laudateurs ont pu dire que l'humanisme est son invention : Cicéron apportait à la fois le modèle d'une recherche de l'absolu, d'une préservation de la tolérance, d'une simplification du langage – tout ce qu'il faut pour communiquer, pour se comprendre, pour affirmer à tous les plans l'universalisme de l'humain. Et son existence s'est déroulée entre des Catalina, des Clodius, des Sylla, comme Saint Augustin, qui lui doit beaucoup, vécut parmi les hérétiques.

CLAUDEL (Paul)
1868 – 1955

Le théâtre est la majestueuse ouverture sur le mystère dont on est au monde pour envisager la grandeur. Cette phrase de

Mallarmé, Claudel va la vivre. Au confluent des grandes traditions culturelles, celle du théâtre grec et de Virgile, de Shakespeare, de Dante et de Dostoviesky, de Wagner, du nô japonais et de la bible, il pourrait être considéré comme le premier poète planétaire. Tous les thèmes claudéliens se retrouvent dans le Soulier de satin, emportés par un sentiment périphérique d'enthousiasme. Et Saint John Perse a dit de lui : Portant magnifiquement sa charge d'interrogation humaine, il a su se tenir à hauteur de la joie.

COLETTE
1873 – 1954

Enfin une femme à croquer, et quelle femme ! Son don d'émerveillement et sa liberté en ont fait, selon Francis Jammes une femme vivante, une femme pour tout de bon, qui a osé être naturelle. Ce qu'elle peut aimer la nature ! Ne l'a-t-on pas dite notre plus grand peintre animalier ? Un goût de la vie très fort et très sain la caractérise. En ce sens elle est humaniste. a dit un autre commentateur.

COMTE (Auguste)
1798 – 1857

Il a inventé la sociologie et fondé le positivisme, religion de l'humanité, qui consiste à aimer et à servir l'humanité, ce Grand Etre. Noble dessein, pensée auguste, retour aux lointaines origines, prescience de notre avenir, ce fut tout cela. Trop, bien sûr, pour la légion des médiocres qui ne manquèrent pas de le railler. Il n'eut jamais de fonction stable, fut souvent à court d'argent, fut interné quelques semaines comme fou dangereux.

CURIE (Marie)
1867 – 1934

Marie Curie a donné le nom de radioactivité à la propriété que possèdent certains éléments de se transformer spontanément en émettant de l'énergie. C'est au prix d'un travail exécuté dans des conditions misérables que Pierre et Marie Curie ont obtenu du chlorure de radium : un inconfortable hangar fut le cadre, légendaire, de ce travail. En 1902, pas au Moyen Age. A la majorité des voix, l'Académie des Sciences refusa d'élire Marie Curie : c'était une femme. La chimie nucléaire, comme on l'appelait, avançait à pas de géant, mais les hommes – ici les mâles – marchaient à reculons. Nous savons, depuis, le mauvais usage qui sera fait des admirables travaux des physiciens de notre siècle.

CUVIER (Georges)
1769 – 1832

La lecture de Buffon lui révèle sa vocation. Avant lui, l'anatomie comparée n'était qu'une collection d'observations. Cuvier en fait la synthèse et écrivit le Règne animal distribué d'après son organisation. Il émet ensuite l'idée, extraordinaire, d'animaux totalement disparus, antérieurs à la création actuelle. Et sa connaissance de l'anatomie lui permet de déduire la forme des pieds d'un animal disparu en observant ses dents fossilisées. Pour lui, en fait, la faune actuelle ne serait qu'un résidu appauvri des faunes du passé. En serait-il de même pour l'humanité actuelle ?

- D -

DALI (Salvador)
1904 – 19989

Ami de Lorca, d'Eluard, de Breton, de Bunuel, avidadollars ensuite. Explorateur de l'imaginaire, Dali se sert des procédés les plus académiques, qu'il maîtrise parfaitement. L'avenir jugera – paraît-il – s'il avait du génie.

DANTE ALIGHIERI
1265 – 1321

Béatrice a huit ans et lui de même, quand il s'en éprend pour l'éternité : la dévotion amoureuse, qui lui fera voir les confins de la béatitude, ne le quittera plus. Et c'est Béatrice qui, dans la

Divine Comédie, sera son guide au Paradis. Avec lui l'Italie a été fondée pour la deuxième fois (la première fois, ce fut par les Etrusques, comme en témoigne la louve de Rome). Elle est renée.

DARWIN (Charles Robert)
1809 – 1882

L'auteur de l'Origine des Espèces a, semble-t-il, prouvé l'évolution, liée à une sélection naturelle novatrice, suite à un voyage autour du monde, notamment aux Galapagos. L'ascendance animale de l'homme ne pouvait plus faire de doute et cela devait faire grincer pas mal de dents pendant longtemps. Quant à moi, je crois à une évolution qui serait la conséquence totale de l'ensemble des actes posés par l'ensemble des individus en réaction aux conditions rencontrées.

DEBUSSY (Claude)
1862 – 1918

Le plus grand pour Bartok, et d'une autonomie absolue. Le vent qui passe est son seul maître. Stravinsky et son Sacre le mettront en état de choc, mais ce n'est pas une raison pour interpréter sa musique comme celle d'une jeune fille phtisique au bord du crépuscule.

DESCARTES (René)
1596 – 1650

Existe-t-il un philosophe qui, depuis, ne soit cartésien ? Mais la vocation de Descartes s'affirme au cours d'une nuit d'enthousiasme pleine de rêves merveilleux. Son but sera d'instaurer une science certaine à l'instar des mathématiques, qui rende les hommes maîtres et possesseurs de la nature et assure leur liberté.

DIDEROT (Denis)
1713 – 1784

Son siècle est celui des Lumières et il planche vingt-cinq ans sur l'Encyclopédie. Catherine II, cette fine mouche, lui achète sa bibliothèque en viager. Et Diderot peut écrire tranquille : de la critique d'art, qu'il aurait inventé, des écrits polémiques encore et toujours, de la philosophie, de la morale, du théâtre. Son père était petit industriel coutelier et Diderot écrira lui-même l'article Coutellerie de son Encyclopédie, parmi d'autres, se révélant un pionnier de la pensée technique contemporaine. Mais que d'ennuis, que d'obstacles, que d'opposition n'aura-t-il pas rencontrés ? Il sera d'ailleurs emprisonné.

DOSTOIEVSKI (Fiodor Mikhaïlovitch)
1821 – 1881

Il a connu le bagne, lui aussi. Joueur, malchanceux, tragique, comme ses personnages. Mais il persiste à croire en son Russe chrétien idéal. Ce sera l'Idiot, pur et sans amour-propre, l'errant Macaire de l'Adolescent, l'Aliocha des Frères Karamazov. Il connaît la gloire en 1880, sept mois avant de mourir. La psychologie des profondeurs était née.

DÜRER (Albrecht)
1471 – 1528

Rien, jamais, ne fut autant copié et imité que ses estampes. Sa suprême habileté artisanale à rendre la réalité est inséparable de l'idéalisme artistique de la Renaissance et de son intérêt universel qui l'a fait comparer à Léonard de Vinci. On a dit de Dürer qu'il a représenté le moment classique de la peinture allemande (classique signifie, comme chacun sait le meilleur). Son humanisme, en tout cas, l'a préservé de tous les excès et lui a donné une conscience, très neuve de son temps, de sa valeur.

DURKHEIM (Emile)
1858 – 1917

Avec lui la sociologie est devenue une science. Si le suicide est plus fréquent en été qu'en hiver, il ne suffit plus, désormais, d'interpréter cela comme une conséquence d'un état d'énervement dû à la chaleur – ou n'importe quelle autre opinion qui va de soi. Les spécialistes des études de marché en tireront plus tard la leçon. Mais, si l'on excepte les sondages utilitaires à caractère économique ou politique, cette sociologie scientifique reste peu appliquée. On continue, même pour les décisions importantes qui engagent l'avenir, à s'en tenir aux opinions du petit cercle que l'on fréquente, si subjectives et mal informées soient-elles.

- E -

EINSTEIN (Albert)
1879 – 1955

Les masses ne créent plus de forces d'attraction, elles courbent l'univers autour d'elle. Le soleil courbe l'espace-temps permettant, notamment, à un observateur, de voir une étoile située derrière le soleil. La force de gravitation si mystérieuse est expliquée. Euclide et Newton ont trouvé sinon leur maître, du moins un émule. L'énergie atomique était libérée, ouvrant, pour le meilleur et pour le pire, une nouvelle ère. Et l'être humain, plus que jamais, doit se défier de ses sens et de son expérience quotidienne, impropres à rendre la réalité. Même si Einstein persistera à affirmer que la pensée pure est compétente pour comprendre le réel, ainsi que les Anciens l'avaient rêvé. Car c'est dans les mathématiques que réside le principe vraiment créateur. Que les mathématiques constituent le sommet de notre activité intellectuelle, c'est possible ; mais elles n'ont jamais créé quoi que ce soit : ni une pomme, ni une poire, ni un robinet.

EISENSTEIN (Serge Mikhaïlovitch)
1898 – 1948

C'est l'intellectuel du cinéma, qui réinvente celui-ci après avoir été ingénieur civil et étudié les mathématiques et les langues orientales. Et toute sa science, il la met au service de sa sensibilité poétique. Car c'est l'extraordinaire de ce monde de pensée (et l'écriture des vénérables langues de l'Est) qui m'a aidé ensuite à saisir la nature du montage. Et à me rendre compte que c'était le cheminement normal d'une logique affective interne… Or la linguistique et le structuralisme étaient encore dans les limbes. Ses écrits sont aussi passionnés que ses films : Une idée surgit. D'abord maîtriser. Puis détruire Apprendre les secrets de l'art. Leur ôter tous leurs voiles. Le maîtriser. Devenir un maître. Puis arracher le masque, mettre à nu, démolir. confie-t-il. Les quelques films qu'il a pu tourner resteront les chefs-d'œuvre du cinéma russe et universel, et porteront témoignage de l'élan communiste, encore dans mille ans.

ERASME
1469 – 1536

Prince de l'humanisme, en tout cas fin lettré, cosmopolite et grand pacifiste, il a écrit : J'aimerais mieux qu'on se trompât sur quelques points que de lever le glaive pour la vérité avec un si grand tumulte dans le monde, révélant une sagesse omniprésente dans son œuvre, notamment dans son plaisant Eloge de la folie. Accusé d'avoir pondu l'œuf que Luther avait couvé, il a publié une traduction réformiste du Nouveau Testament, contesté l'Eglise et la société, tout en approfondissant une foi authentique et en défendant savamment les positions orthodoxes.

EUCLIDE
IIIe s. av. J.C.

Sa géométrie a été la seule géométrie pendant plus de deux millénaires. Mais est-ce réellement l'œuvre d'un seul homme, qui l'aurait créée de toutes pièces ? C'est improbable. La lumineuse beauté des Eléments rivalise, dans son genre, avec le Parthénon comme ultime expression du génie grec.

- F -

FARADAY (Michael)
1791 – 1867

Apprenti libraire à 14 ans, il lit l'article Electricité de l'Encyclopaedia Britannica et ceci décide de sa vocation. Il définira le courant électrique comme la vibration provoquée par les alternances rapides de tension dans les molécules des bons conducteurs. C'était trop neuf, ses contemporains n'en voulurent pas, comme ils rejetèrent sans examen ses théories des champs. L'énergie de l'aimant se trouve, dit-il en substance, dans l'espace avoisinant, non dans la barre de fer. Ainsi va la science, à coup d'intuitions justes, d'illuminations, qui contredisent une masse inerte de sottise et de vanité. L'histoire de l'électricité qui débute comme une amusette d'amateur, est une longue succession d'efforts et de tâtonnements, au milieu d'une incompréhension générale. Plus tard chacun se sert des applications rendues possibles, en toute ingénuité, comme si tout allait de soi.

FAURE (Élie)
1873 – 1937

L'art, pour lui, est un souffle vivant qui anime les formes en leur donnant un esprit. Annonçant Malraux, ce médecin des pauvres, qui griffonne sur ses manchettes entre deux agonisants, est le poète d'une histoire universelle de l'art étendue à l'art nègre et au cinéma.

FORD (John)
1895 – 1973

J'aime sentir le parfum du grand air a dit ce pionnier du cinéma américain pour qui il n'y a rien de plus beau qu'un cavalier dans la sierra. Il a inventé le western des grands espaces, peuplé de citoyens américains décents. Orson Welles a déclaré avoir vu la Chevauchée fantastique 40 fois.

FOURIER (Charles)
1772 – 1837

S'il est de grands peintres naïfs, les philosophes naïfs (reconnus) sont plus rares. Ch. Fourier a séduit les théoriciens du socialisme et enthousiasmé bien des intrépides qui ont tenté de pratiquer sa doctrine. Pour lui, notre destin dépend de l'ampleur et de l'intensité de nos désirs. Mais s'il a eu des disciples par trop bourgeois et des lecteurs avisés, comme Engels et Marx, Jaurès et d'autres, il attend toujours ceux qui, explorateurs de son Nouveau monde amoureux, sauront en distiller mieux qu'un phalanstère sans lendemain, l'ébauche d'une humanité rajeunie.

FREUD (Sigmund)
1856 – 1939

Un de ces hommes qui ont changé notre façon de voir, de sentir, de comprendre, d'aimer, il n'a imposé que difficilement son idée de l'inconscient, lieu de souvenirs refoulés et de désirs interdits. C'est que, comme Copernic et Darwin, chacun dans leur genre, il heurtait la sottise et la vanité qui gonflent tant d'importants. Ne se sentant, au début, pas de vocation particulière, il étudia la zoologie, la botanique, la chimie, aussi bien que la philosophie et, finalement, s'orienta vers l'observation rigoureuse du cerveau et du système nerveux. Or, manquant d'argent, Freud se résigne à devenir médecin et se trouve confronté, comme ses collègues, aux patients nerveux, inguérissables et embarrassants, parce qu'ils se plaignent de mille maux sans présenter la moindre lésion organique. Pressé par le besoin d'argent autant que par la curiosité, Freud, qui a connu Charcot à Paris, va s'intéresser à eux, c'est-à-dire à l'hystérie et se fera taxer de charlatan. Mais si Charcot parla un jour en privé de l'importance de la chose génitale dans les troubles névrotiques, ni lui ni ses confrères n'en parlaient dans leurs publications. De même que la passion que les thérapeutes

inspiraient à leurs patients était volontairement occultée. Freud accorda à ce genre d'observations, de même qu'aux évocations des rêves, le statut de faits cliniques.
Mais il n'est pas possible de narrer ici, par le menu, toute l'histoire de la psychanalyse, et encore moins de critiquer l'interprétation de l'histoire que Freud finira par extraire de son autoanalyse dans Moïse et le Monothéisme.

- G -

GALILEE
1564 – 1642

Et pourtant elle tourne aurait dit Galilée parlant de la Terre. Le Saint-Office l'aurait alors emprisonné férocement. Mais l'homme ne se réduit pas à sa légende et le débat occupa toute son époque. Galilée a substitué un univers physique régi par des lois mathématiques à un cosmos mythologique (et théologique), en parfait représentant de l'esprit nouveau, de la révolution culturelle qui s'amorçait. Si les inquisiteurs ne l'ont pas raté ils avaient pour cela les meilleures raisons, notamment celle-ci que le christianisme avait vécu. Et l'Eglise a résisté trois siècles, sur sa lancée, avant d'abandonner une partie définitivement perdue. L'Accademia del Cimento en 1657, la Société Royale de Londres en 1662, l'Académie des Sciences de Paris en 1666, donneront à la Science, cette nouvelle religion, leurs premiers temples. En attendant la fondation du socialisme, caricature de la religion de l'humanité que voulut fonder Auguste Comte.

GANDHI (Mohandas Karamchand)
1869 – 1948

Cet avocat de formation, qui a travaillé en Afrique du Sud, a dit de lui-même je suis un idéaliste pratique et il a intitulé son autobiographie Expérience de la vérité, suite à ses deux intuitions majeures : Dieu est vérité et La vérité est Dieu. Retour en Inde où il deviendra le Mahâtmà et appliquera dans ses luttes politiques et sociales la doctrine de la non-violence ou revendication civique du vrai et la désobéissance civile d'Henry David Thoreau. Apôtre de la paix, il ne pourra empêcher la partition du Pakistan et ni ses jeûnes ni son rouet ne seront venus à bout du féodalisme et de la misère. Mais qui d'autre, de son temps, s'est honnêtement intéressé, avec une telle foi et un tel charisme, aux gigantesques problèmes du tiers et du quart monde ?

GARCIA LORCA (Federico)
1899 – 1936

La faim des autres lui a toujours coupé la parole. Il a dit à la fin de sa vie : La douleur de l'homme et l'injustice constante qui sourd du monde, mon propre corps et ma propre pensée m'empêchent de transporter ma maison dans les étoiles. Il plantera son chapiteau dans les villages et fera de son théâtre comme de sa poésie un engagement total, de communication et d'amour, dans l'ici et maintenant, comme la danseuse, le torero, le chanteur du vieux cante jondo.

GAUSS (Carl Friedrich)
1777 – 1855

Prince des mathématiciens, il a illuminé l'avenir comme nul autre ne l'a fait et fut proche de la pensée contemporaine par son intuition claire des structures sous-jacentes aux concepts mathématiques. Il eut, parmi les premiers, conscience de problèmes fondamentaux comme celui des rapports entre les mathématiques et la réalité. Il a compris la nécessité de géométries non-euclidiennes et d'espaces à plus de trois dimensions. Mais il appliqua aussi son esprit pénétrant à la physique. En astronomie, en optique, en mécanique, en électricité enfin, où son nom désigne l'unité d'induction magnétique. L'étude du magnétisme a dévoré vingt ans de son existence.

GIOTTO
1266 env. – 1337

Chacun se pâme à Assise devant les fresques du cycle de St François. Mais voilà que l'attribution en est contestée : que c'est ennuyeux ! Nous voudrions tous croire au merveilleux et si souvent il nous est refusé. Giotto, comme l'Angelico ou Rubens, a eu un grand atelier, rempli d'assistants : il fut un... entrepreneur. Et les assistants pouvaient fort bien avoir la valeur du maître sans en avoir la réputation. Dans une entreprise pas plus que dans un gouvernement, ce n'est pas forcément le premier rôle, le plus en vue, qui est le plus compétent. Ceci dit, les œuvres attribuées traditionnellement à Giotto illustrent le génie précoce de l'Italie, cette terre de beauté qui, après l'Egypte et la Grèce, a civilisé l'Europe, et l'église de saint François reste le plus beau livre d'images de la chrétienté.

GOETHE (Johann Wolfgang von)
1749 – 1832

Le grand Goethe a vécu longtemps et n'a cessé de se renouveler, pour s'accomplir. Son Faust, avant Freud, explore le rêve et l'inconscient. Werther le rend célèbre à vingt ans. Lui s'amuse. Ou dote le duché de Saxe-Weimar d'un budget moderne et d'un cadastre. Ou se passionne pour la minéralogie, la botanique, l'anatomie, l'optique. Il découvre un os qui, chez l'homme, prouve les ancêtres animaux, annonçant Darwin. Sa maison devient un musée d'histoire naturelle.
Il passe près de deux années en Italie (les plus heureuses de son existence). Il regarde la nature, dessine, veut comprendre le pourquoi des choses et des formes. Il se reconnaît trois maîtres : Shakespeare, Spinoza et Linné. Avec Schiller, il représentera, en littérature, le classicisme allemand, fait de noble simplicité, de claire et sereine grandeur, sans fracas ni apparat. Ancêtre de la lutte contre la vivisection il se refusa même à briser la lumière dans un prisme.

GOYA (Francisco)
1746 – 1828

500 peintures, 300 eaux-fortes et lithographies créées au prix d'un immense labeur, éclairé et visionnaire. Peintre du roi, portraitiste à la mode, il tombe ensuite en défaveur et, malade, devient sourd. Et voilà Goya devenu le peintre des hallucinations et des rêves macabres : son Enterrement de la sardine annonce James Ensor. Plus tard, il décrit les Désastres de la guerre, tombe encore malade. Nouveaux cauchemars, nouvelle audace dans la facture : la peinture moderne est née.

- H -

HEGEL (Georg Wilhem Friedrich)
1770 – 1831

La pensée de Hegel est complexe et si elle n'est pas ambiguë elle est équivoque. Il n'est ni existentialiste ni formaliste ni rationaliste athée, quoiqu'on ait pu dire. Aristote des temps modernes, il faudra sans doute encore quelques siècles pour en faire le tour… ou pour l'oublier, ce qui est également vrai d'autres philosophes germaniques dont les exposés rebutent la mentalité française.

HEMINGWAY (Ernest)
1899 – 1961

Le Vieil homme et la mer, son testament, est un des livres préférés des Américains. Il suffit de le lire. Avant ou après le Petit prince.

HERACLITE
v. 576 – v. 480 av. J.C.

Une centaine de fragments (des bribes), peu sûrs et obscurs, subsistent de son oeuvre. Infiniment moins que la glose des spécialistes à leur sujet.

HIPPOCRATE
v. 460 – v. 377 av. J.C.

Père de la médecine, il rejetait – déjà – toute hypothèse à priori au profit d'une observation scrupuleuse des faits suivie de déductions logiques. L'hygiène et la diététique sont au premier plan de ses préoccupations puisqu'il aurait écrit : Que l'aliment soit ton unique médicament. La cohorte des jeunes médecins qui prête, encore aujourd'hui, le serment qu'il a rédigé, a de quoi méditer.

HÖLDERLIN (Friedrich)
1770 – 1843

Le Mozart de la poésie allemande aura pour condisciples Hegel et Schelling, pas moins. Beau comme Apollon, musicien dans l'âme, il vit un amour impossible et sublime. Il a reçu le baiser de la muse a dit de lui Bettina Brentano. Mais celui que Nietzsche plaçait au-dessus de tous les poètes de tous les temps vivra 35 ans dans la démence.

HUGO (Victor)
1802 – 1885

Ce n'est pas un poète, c'est un monument, une montagne et son œuvre est sa pyramide. Mais ses ailes de géant ne l'ont pas empêché d'arpenter son siècle, de converser avec les esprits, de peindre avec un méchant pinceau bricolé à la diable, trempé dans du café au lait ou de la suie.

HUMBOLDT (Alexander von)
1769 – 1859

N'est-ce pas le plus grand géographe, ce savant d'une curiosité universelle qui a décrit les paysages qu'il a vus, les volcans qu'il a escaladés, les plantes qu'il a cueillies, les sociétés humaines qu'il a fréquentées et qui, partout et toujours, a appliqué sa méthode personnelle d'empirisme raisonné ?

JEAN DE LA CROIX
1542 – 1591

Le poète mystique, ami de Thérèse d'Avila, qui a écrit la Nuit obscure, recommande le dépouillement absolu de soi (volonté, intelligence, mémoire). L'amour lui fournit de nombreuses métaphores, décrivant l'itinéraire et l'union mystique. Mais les œuvres les plus audacieuses ont été détruites et lui fut emprisonné : le Saint Office veillait.

JEANNE D'ARC
v. 1412 – 1431

Les pièces des procès entraînent la conviction : Jeanne ne fut ni sainte ni sorcière, si elle fut bel et bien brûlée, après avoir été jugée par le fameux Cauchon, évêque de Beauvais et le dominicain Jean le Maître, vicaire de l'Inquisiteur de France, avec l'appui de l'Université de Paris. Les beaux esprits, tel Beaumarchais, la présenteront plus tard comme une gardeuse de brebis manœuvrée par des gredins ou comme une hallucinée naïve et pure entre les mains des ecclésiastiques (Anatole France).

JOYCE (James)
1882 – 1941

Celui qui, dans son Ulysse, a écrit une Odyssée du XXe siècle et inventé les longs monologues intérieurs du roman moderne, a dit avoir atteint les confins du langage.

JUNG (Carl Gustav)
1875 – 1961

Ou la psychanalyse après Freud, au-delà du sexe, et comment l'homme peut aller au-delà de lui-même. Jung s'est intéressé aux grands mythes de l'humanité, présents dans ce qu'il a appelé l'inconscient collectif. Pour lui, l'homme clôt la série de l'évolution des espèces. Et, au-delà, chaque personnalité peut se lancer dans la grande aventure d'une transformation intérieure de longue haleine. Résultat ? Une réponse aisée aux événements, une sorte d'abandon libre proche de celui des stoïciens et des chrétiens, une confiance sereine, image même de la sagesse. Jung a découvert que nos rêves, aujourd'hui, véhiculent souvent des symboles alchimiques, pourtant inconnus du rêveur, archaïques mais toujours présents et qui n'ont pas fini, semble-t-il de modeler l'humanité.

- K -

KAFKA (Franz)
1883 – 1924

Tout ce qui n'est pas littérature – dit-il – m'ennuie et je le hais. Mais il est aussi conscient de ses insuffisances qu'il est exigeant. Il fera donc le Procès du monde, inventera l'Odradek, un objet familier qui ne saurait exister et fera de son œuvre entière un impossible labyrinthe.

KANT (Emmanuel)
1724 – 1804

Il approchait de la soixantaine quand il publia sa première œuvre importante, la Critique de la raison pure, où il explique comment la raison peut connaître à priori (sans le support de l'expérience sensible). Et il fonde une logique aussi neuve qu'a pu l'être, dans son domaine, la révolution copernicienne. Comme l'a remarqué Schopenhauer, tout philosophe allemand, après Kant, se situe selon la place qu'il occupe en acceptant ou en rejetant la coupure instaurée entre ce qui apparaît (le phénomène) et ce qui est en soi. Mais comment avouer n'y rien comprendre et manquer de courage pour relire l'œuvre quarante fois ?

KING (Martin Luther)
1929 – 1968

Le véritable pacifisme, a-t-il dit, n'est pas la soumission irréaliste au mal ; c'est plutôt la lutte courageuse contre le mal, avec la certitude qu'il vaut mieux subir la violence que l'infliger. Et ceci : J'ai encore un rêve. Mon rêve fait partie du rêve américain. Je rêve qu'un jour notre pays se décidera à appliquer véritablement ses principes, d'après lesquels nous tenons ces vérités pour évidentes que les hommes sont nés égaux. Prix Nobel de la paix en 1964, il est assassiné 4 ans plus tard. Ce qui déclenche des émeutes preuve de sa popularité personnelle et de la faible influence de sa doctrine.

KLEE (Paul)
1879 – 1940

Pourquoi ne pas lui décerner le titre de père du graphisme contemporain, à ce témoin de notre temps, aussi proche du Bauhaus que du surréalisme ou du fauvisme, cultivé et personnel, au tragique intériorisé et transcendé ? Ce soi-disant petit maître de l'expressionnisme a connu Rilke et peint, à la fin de sa vie les Anges, ces êtres qui sont passés du visible à l'invisible, accomplissant la grande unité – ce que l'artiste appelle le cristallin.

- L -

LA FONTAINE (Jean de)
1621 – 1695

J'aime le jeu, l'amour, les livres, la musique.
La ville et la campagne, enfin tout ; il n'est rien
Qui ne me soit souverain bien
Jusqu'au sombre plaisir d'un cœur mélancolique…
Et, de la poésie, il a écrit :
Il n'appartient qu'à moi de montrer les ressorts
Qui font mouvoir une âme, et la rendre visible.

Seule j'expose aux sens ce qui n'est pas sensible.
Son commentateur conclut ainsi : Il semble que ses poèmes, ses fables, certaines admirables pages de prose ne soient que le reflet lumineux et réel de ses songes invisibles.

LAMARCK (Jean-Baptiste de Monet de)
1744 – 1829

Le fondateur de la biologie en a, pour longtemps, défini un axe de recherche majeur : le conflit dynamique des forces organisatrices et désorganisatrices qui conduisent les êtres vivants, au sein de l'évolution, vers une complexité croissante. A vingt-cinq ans, employé de banque, il rencontre Rousseau et herborise avec lui : sa carrière commence. Vingt-cinq ans plus tard le voilà professeur de zoologie. Personne ne voulait de cette chaire des Invertébrés (les animaux à sang blanc, comme les vers, etc.). Il meurt enfin méconnu des uns, oublié des autres, trois fois veuf, aveugle et ruiné, après avoir formulé la théorie de l'évolution, dans laquelle Darwin allait s'illustrer, lui, plus brillamment.

LINNÉ (Carl von)
1707 – 1778

Si, inspiré par Condillac qui a dit une science est une langue bien faite, Lavoisier a créé la langue de la chimie, on a dit que Linné a créé celle de l'histoire naturelle. Sa méthode convertit la réalité en un monde intelligible, schématisé selon les exigences de l'esprit scientifique. Il se livre à des inventaires considérables avant d'arrêter son opinion sur le critère de classement le meilleur : le nombre, la figure, la proposition et la situation de toutes les parties différentes de la fructification, (pour les plantes les étamines et le pistil).
Il présente sa méthode à l'âge de 28 ans, dans une dizaine de pages qui deviendront, au fil des rééditions une véritable bible pour les naturalistes. Le système des classes, ordres, genres et espèces, c'est lui ; des termes comme flore, faune, mammifère, primate, toujours lui. Mais il sera stupéfait de découvrir que de nouvelles espèces peuvent apparaître, qui n'ont donc pas été créées par Dieu à l'origine. Et ce n'est que dans la dixième

édition que l'homme figure parmi les animaux à mamelles, parmi les singes supérieurs. Pauvre christianisme qui recule à chaque avancée de la science. Mais Linné continue à professer une foi inébranlable. Parce qu'il voit dans toute la création une unité profonde de conception et c'est là, paraît-il, tout le génie de son regard. Sans doute sera-t-il encore longtemps malaisé de faire entendre raison à tous ceux qui créditent le dieu du christianisme de tout ce qui les émerveille.

- M -

MENDEL (Gregori)
1822 – 1884

Prêtre, enseignant, il occupe ses loisirs à diverses recherches, hybride des pois pendant 8 ans, publie ses conclusions, dirige sa communauté religieuse. Son œuvre ne sera reconnue comme un apport majeur à la génétique que 35 ans plus tard. Il a pourtant, le premier, découvert que chaque facteur héréditaire associe un facteur récessif, en quelque sorte dissimulé, et un facteur dominant qui se manifeste. Le croisement de 7 caractères faciles à reconnaître d'une plante facile à hybrider (forme, couleur ou taille de la graine ou de la gousse, notamment, du pois) de trois générations d'hybrides, lui a permis d'établir les bases de l'hérédité. Des loisirs bien employés.

MENDELEÏEV (Dmitri Ivanovitch)
1834 – 1907

Nous lui devons, chacun le sait, la classification des éléments de la chimie qui paraît évidente… après coup. Son critère est simple : l'ordre croissant des poids atomiques. Mais il fallait de solides connaissances pour aboutir et, plus encore, la foi dans son intuition d'un ordre interne naturel. Notamment du fait que les informations disponibles étaient incomplètes et entachées d'erreurs. Sa table deviendra un type classique de matrice de découverte, permettant d'identifier, dans d'autres domaines, les éléments manquants d'une série. Au moment de sa présentation, dans son livre Principes de chimie et lors de sa présentation devant ses pairs, Mendeleiev n'aura guère de succès. C'est lui qui devra rappeler qu'il avait annoncé, six ans d'avance, l'existence et les propriétés du gallium – en même temps que celle d'une longue série de terres rares, d'ailleurs – qu'on découvre à ce moment. Et ce sont, en 1913, les théories sur la structure de l'atome qui montrent que le numéro de case, dans le tableau périodique, représente le nombre d'électrons gravitant autour du noyau atomique.

MESSIAEN (Olivier)
1908

Homme de vaste culture et de toutes les recherches, il allie l'amour de la nature à un christianisme mystique dans un travail aussi méthodique que créatif. Il écoute les oiseaux et les torrents comme d'autres ont noté les mélodies populaires, utilise les rythmes anciens et asiatiques, et lorsqu'il lit une partition il y voit spontanément des couleurs. Messiaen écrit en 1944 : Primauté à la mélodie. Elément le plus noble de la musique, que la mélodie soit le but principal de nos recherches. Il récapitule tout notre passé musical qu'il actualise dans une synthèse géniale et influencera toute la musique après 1945. C'est, d'ores et déjà, un de nos classiques.

MICHAUX (Henri)
1899 – 1984

Le poète francophone le plus original du siècle explore le monde intérieur qu'il décrit sèchement, sans pittoresque, avec des mots exorbités et une véhémence d'exorciste. Son désir aboie dans le noir et il vit dans un monde d'énigmes. Les drogues et leur Misérable miracle font perdre le chemin du Château de l'être ou, parfois, suscitent l'extase des mystiques, une démesure qui est la vraie mesure de l'homme, de l'homme insoupçonné.

MICHEL-ANGE
1475 – 1564

Ce géant qui a sculpté son célèbre David, haut comme une tour, dans un seul bloc de marbre, participera à un concours de peinture où se présente – quelle époque – Léonard de Vinci. Il peint la voûte de la Sixtine (que les Japonais restaureront admirablement) puis se consacre à l'architecture, particulièrement au projet de reconstruction de la basilique Saint Pierre, la balise de son génie. Quand un tel homme s'extériorise, on s'en souvient longtemps.

MICHELET (Jules)
1798 – 1874

Animé d'une prodigieuse curiosité intellectuelle, il se persuada d'interpréter la totalité des expériences humaines et résume, dans son Introduction à l'histoire universelle, sa philosophie de l'histoire, c'est-à-dire du combat de la liberté contre la fatalité. Et il montre dans son Histoire de France comment le peuple naît, s'enracine dans des lieux qu'il façonne et comment il détermine, finalement, le cours des événements. Encore un romantique que cet homme au cœur ardent et généreux. Il a aimé le peuple mais aussi la nature. Il a, enfin, défendu la sorcellerie et son élan dionysiaque.

MILLER (Henry)
1891 – 1980

Il aima la vieille France, plus encore la Grèce (lire son Colosse de Maroussi), mais c'est l'individu lui-même qui doit s'affranchir des contraintes sociales et communiquer avec les dieux. L'homme doit retrouver le secret de ses propres forces. Autodidacte, il se remarie cinq fois. Il jure de devenir écrivain ou de crever : liberté absolue ou rien. Le coup de pied aux fesses de Dieu. Qui peut avoir le moindre respect pour ces gouvernements, ces lois, ces codes, ces principes, idées et idéaux, totems et tabous d'aujourd'hui ? Voilà qui est parler. Bien sûr il connaît la misère, la faim. Et ce n'est que dans… la septantaine qu'il sera fêté dans son pays. Le Tropique du

Cancer lui a valu une soixantaine de procès, un record ? Mais celui par qui le scandale arriva est aussi un écrivain magnifique, l'un des plus grands sans doute.

MOLIERE
1622 – 1673

Il a commencé sa carrière emprisonné pour dettes après la faillite de son premier théâtre. Louis XIV mit à sa disposition la salle du Palais Royal mais les comédiens du roi et les dévots, les médecins et les petits marquis voulaient sa peau. Son triomphe commence avec les Précieuses Ridicules, se poursuit avec l'Ecole des Femmes, qui montre une femme libérée dans sa recherche du bonheur, et par le Tartuffe qui ne pourra être joué qu'après la mort du soutien des dévots, la reine mère. Mais si le Misanthrope aime une coquette, c'est aussi le cas de Molière qui aime Armande et en est cocu. Molière se passionne pour les comédies ballets comme le Bourgeois Gentilhomme et autres Amour médecin, qui se placent entre son Avare et ses Femmes savantes. Imprégné de toutes les littératures qui l'ont précédé, savantes comme populaires, il ose aussi mettre en scène les quatre médecins de la cour, par exemple, que les contemporains reconnaissaient sans peine. Comme ses maîtres, les humanistes, Molière croyait dans la valeur morale de la scène et sa morale ne doit rien aux préjugés, tout à la générosité du cœur. Comédien royal, Molière rêve de brouiller définitivement les frontières entre la vie et le jeu et d'instaurer un théâtre total, à la mesure de l'irréalité de l'existence.

MONET (Claude)
1840 – 1926

Confronté à une toile de Monet, le jeune Kandinsky a dit : La peinture m'apparut tout à coup d'une puissance fabuleuse. Il découvrait cet impressionnisme de Monet qui, succédant à la photographie, privilégiait les jeux de lumière et la peinture elle-même, au détriment de la figuration des choses. Il ose et sait rendre l'impression presque palpable de l'air, du vent, de la lumière, du soleil inondant une ombrelle ou redoublant le rouge d'une fleur : un réalisme atmosphérique immédiat, éloigné de la

mélancolie, atteignant une maîtrise extraordinaire. Ce que je ferai ici (à Fécamp) aura au moins le mérite de ne ressembler à personne, parce que ce sera l'impression de ce que j'en aurai ressenti, moi tout seul. Mais il est si pauvre qu'il est bien près de se suicider.
Son rayonnement et sa vitalité reprennent cependant le dessus et Renoir ou Manet pourront dire que, sans lui, ils auraient renoncé. A plus de 80 ans il donne des nymphéas de son jardin une vision panthéiste, instantanée, qui en fait le miroir magique de la réalité a dit Proust.

MONTAIGNE (Michel Eyquem de)
1533 – 1592

Il donne à penser. A Shakespeare, à Tolstoï, à Alain qui, au jeu de l'île déserte, l'auraient sans doute désigné comme le livre à emporter. Pour le comprendre, il n'est que de le bien lire dix ou vingt fois dit Etiemble qui signe l'article. Entendez-vous soupirer tous ces gens trop occupés pour lire un livre dans l'année ?

MOUNIER (Emmanuel)
1905 – 1950

Il faut reconstruire un humanisme capable d'intégrer à une civilisation nouvelle toutes les données de l'histoire et des sciences de l'homme. L'axe de cet humanisme, c'est la personne. Et ce qui importe ce n'est pas le confort matériel mais la justice, l'amour, la création. Catholique fervent il prôna la laïcité pluraliste à l'école. Animateur de la revue Esprit il a refusé fascisme, colonialisme et autres totalitarisme. On en redemande de ces utopies-là.

MOZART (Wolfgang Amadeus)
1756 – 1791

Un film remarquable l'a révélé au grand public : Mozart n'était pas un enfant de chœur. Travailleur acharné il a fait la synthèse de toute la musique accessible qui l'a précédé et anticipé pour longtemps. Point facile mais limpide, cristallin mais profond, il s'est posé les grandes questions du sens de la vie et de la mort et, plus que quiconque, a cherché, désespérément, le bonheur. C'est en Italie qu'il acquiert sa science de la polyphonie vocale, si admirable dans ses grandes scènes d'opéra et c'est à Paris qu'il prend le goût d'une sobre élégance toute classique. Enfin il reprend Bach, déjà tombé dans l'oubli, grâce à un manuscrit trouvé par hasard. Et ce sera sa grande messe en ut mineur K427. Il dédie ensuite six quatuors à Haydn qui dira à Leopold : Je vous déclare devant Dieu, en honnête homme, que je tiens votre fils pour le plus grand compositeur que je connaisse. Dans six ans, après avoir écrit les Noces et Don Juan, ses grandes symphonies, Cosi, la Flûte, son propre Requiem et il le savait, sans parler du reste, il sera jeté à la fosse commune, comme une ordure.

- N -

NEWTON (Isaac)
1642 – 1727

L'université de Cambridge ferme en 1966 pour cause de peste. Newton retourne à la maison. En deux ans il crée un nouveau monde scientifique, présenté plus tard dans Principes mathématiques de la philosophie naturelle (tout un programme) et l'Optique, où il a définitivement chassé les chimères concernant la nature des couleurs et doté la théorie de la lumière d'un impressionnant ensemble de données expérimentales.

NIETZSCHE (Friedrich)
1844 – 1900

Jakob Burckardt a dit de lui : Il a augmenté l'indépendance dans le monde. Il a héroïquement recherché la liberté de l'esprit. L'homme projette son impulsion à la vérité, son but, en quelque sorte hors de soi pour en faire un monde de l'être, un monde métaphysique, une chose en soi, un monde déjà existant écrit-il et : simple, transparent, d'accord avec lui-même, constant, toujours égal, sans repli, sans volte-face, sans draperie, sans forme : voilà l'homme qui conçoit un monde de l'être sous la forme d'un Dieu à son image. Et cette métaphysique que Nietzsche découvre omniprésente dans l'histoire de la pensée, il va s'attacher à la surmonter (surmonter les philosophes par l'annihilation du monde de l'être). Pour préciser encore, citons son L'homme cherche un principe au nom duquel il puisse mépriser l'homme ; il invente un autre monde, pour pouvoir calomnier et salir ce monde-ci ; en fait il ne saisit jamais que le néant et fait de ce néant un Dieu, une vérité, appelés à juger et à condamner cette existence-ci. L'Idéal, c'est le néant érigé en idole et les métaphysiciens sont des décadents guidés par l'intention cachée de se venger de la vie, intention d'ailleurs couronnée de succès. Toutes les valeurs de la culture et de la civilisation sont niées : c'est la crise, en tout cas un fameux coup de pied dans la fourmilière des idées. Mais il ne fait que reprendre Héraclite quand il dit voir dans le réel le changement, le devenir, la pluralité, l'opposition, la contradiction, le combat. Animé d'une juste volonté de puissance l'homme doit dépasser l'homme et accomplir son destin. L'avènement de ce surhomme implique non la domestication par l'éducation morale mais la compétition et la mise en œuvre d'un égoïsme constructif. L'homme supérieur, explique-t-il en songeant aux modèles de la Grèce, de Rome et de la Renaissance italienne serait celui qui aurait la plus grande multiplicité d'instincts, aussi intenses qu'on les peut tolérer. En effet, où la plante humaine se montre vigoureuse, on trouve les instincts puissamment en lutte les uns contre les autres... mais dominés. Et de condamner une démocratie qui donne des droits égaux à des hommes inégaux et porte au pouvoir les représentants des médiocres, une classe bourgeoise sans esprit. Quant au socialisme, il l'avait vu, il ne fait qu'apporter de l'eau à ce moulin-là. Nietzsche aura été mis à toutes les sauces mais il serait temps, peut-être, de le goûter tout cru, et d'en vivre.

NOVALIS
1772 – 1801

Il fut fleur bleue. Ce que j'éprouve pour Sophie n'est pas de l'amour, mais de la religion a dit le poète comme il a déclaré : Le monde supérieur est plus proche de nous que nous ne le pensons ordinairement. Ici-bas déjà nous vivons en lui et nous l'apercevons, étroitement mêlé à la trame de la nature terrestre. D'après Tieck, cet autre romantique allemand, il se mouvait dans la vie quotidienne comme au cœur d'un conte merveilleux. Un mouvement contemporain comme la Nouvelle gnose de Princeton saura s'en souvenir et séduire de distingués physiciens.

- O P -

PASCAL (Blaise)
1623 – 1662

Il démonte les passions de l'âme et construit une machine à calculer. Mais on continuera longtemps à calculer de tête. L'homme du monde écrit, fort bien, sur la grâce, invente le calcul des probabilités et son fameux pari : nous avons tout à gagner et peu à perdre à parier sur l'existence de Dieu. C'est le langage de toutes les loteries : le gros lot ne coûte qu'un petit billet.

PASTEUR (Louis)
1822 – 1895

Il débute par la chimie, malgré sa note médiocre en la matière au baccalauréat. Et il fonde la stéréochimie en s'intéressant à ce qui différencie le vivant de l'inerte : la dissymétrie moléculaire. Il approfondit pendant vingt ans l'étude des fermentations, découvre l'action du ferment (levure), un organisme vivant et, subsidiairement, que la génération spontanée n'existe pas. Mais l'action d'un ferment étranger est destructrice. Un chauffage brusque peut l'éliminer, c'est la pasteurisation. Il en déduira plus tard l'asepsie indispensable des objets en contact avec les plaies, et des instruments médicaux. Il crée ensuite les vaccins et injecte avec succès à un enfant atteint de la rage de la moelle animale infectée desséchée. Ce qui frappe chez Pasteur, c'est la présence d'une force irrépressible qui l'obligeait sans relâche à se poser des problèmes avec la double hantise de les résoudre et de servir, au même moment, l'humanité.

PICASSO (Pablo)
1881 – 1973

Le petit taureau noir s'est jeté toute la nuit contre son ombre et le matin il était mort. Mais là où il a planté les cornes, on a retrouvé des chefs d'œuvre, à profusion. Les périodes bleue ou rose composent déjà des œuvres complètes mais ce n'est qu'un premier tour de piste. Les Demoiselles d'Avignon arrivent en 1907 et c'est le cubisme, cette étrange aventure qui brise nos miroirs. Picasso va son chemin, cherche encore, part en Italie, retrouve les antiques, crée les décors des Ballets Russes. Il aime les femmes comme un barbare, sculpte et grave. Puis Guernica éclate. La joie revenue Picasso se fixe dans le midi, plus prolifique que jamais. Les seuls droits de succession, payés en nature, rempliront un musée entier, créé dans le Marais.

PLANCK (Max)
1858 – 1947

Selon Einstein, il a doté le monde d'une grande idée créatrice dont la base devint la base de toute la recherche en physique au XXe siècle. Cette grande idée c'est l'existence des quanta d'énergie : le quantum élémentaire d'action joue dans la physique un rôle beaucoup plus important que je n'étais porté à le pressentir au début, et cette acquisition me fit clairement sentir la nécessité d'introduire des méthodes radicalement neuves de calcul et de raisonnement dans le traitement des problèmes atomiques. Max Planck fit honneur au monde scientifique en prenant ouvertement parti pour ses collègues juifs menacés par les nazis. L'abus de la puissance politique l'obligea à abandonner ses critères (de loyauté envers l'Etat).

PLATON
428 – 348 env. av. J.-C.

Le divin Platon est le père de la philosophie idéaliste et son école dura mille ans, avant d'être fermée par l'empereur

Justinien en 529. Sans lui le christianisme ne serait pas ce qu'il est et la philosophie serait peut-être réduite à une rationalité. Le Banquet, Phédon, la République, Phèdre développent les théories platoniciennes de l'Idée, de l'Ame, de l'Amour. Platon s'est fort intéressé à la question de l'éducation : comment fait-on des hommes remarquables ? Les premiers dialogues s'efforcent ainsi de donner des bases solides à la morale : le courage, la sagesse, le goût du beau… mais cette science des valeurs n'est pas aisée à définir. Il aimerait aboutir à une science de la vie humaine, dans laquelle consiste la vertu de l'homme et du citoyen. Sa République propose un modèle de cité idéale et un modèle pédagogique. Mais c'est la théorie des Idées qui illumine tout l'édifice de la philosophie platonicienne. Ce n'est pas de la comparaison des objets ronds que j'ai tiré l'idée du cercle ; mais c'est l'imperfection des cercles empiriques qui m'oblige à concevoir la circularité idéale, définie par l'égalité des rayons ; et, si mon esprit est capable de former des idées à priori, au moyen de pures relations, c'est explique Platon, parce que notre âme, avant de venir dans le corps, a contemplé les divines Idées, des essences éternelles et immuables, et que, à l'occasion des données sensibles, elle s'en ressouvient. La théorie de la Réminiscence exprime ainsi le caractère à priori de l'Idée (…). La prééminence des mathématiques, science idéale, est manifeste. Et En tous les domaines de la connaissance, on peut atteindre à la certitude de la science à condition de s'élever au-dessus de l'observation pour tenter de les reconstruire idéalement au moyen de relations intelligibles, de les rejoindre déductivement à partir d'hypothèses mathématiques. L'homme lui-même est un être idéal, spirituel qui aspire à l'absolu : où, sinon, serait sa grandeur, sa noblesse ?

POINCARE (Henri)
1854 – 1912

Il faut, a dit ce mathématicien éblouissant, résoudre les problèmes qui se posent et non qu'on se pose. Il est l'auteur de plus de cinq cents mémoires que, de son temps, une demi-douzaine d'hommes seulement étaient capables de comprendre, comme il l'a déclaré. N'est-ce pas, là aussi, un problème qui se pose ?

PROUDHON (Pierre Joseph)
1809 – 1865

Je sais ce que c'est que la misère, écrit Proudhon. J'y ai vécu. Tout ce que je sais je le dois au désespoir. Une telle vie aurait pu faire un aigri. Une formidable santé physique et morale, une prodigieuse intelligence, un tempérament résolument pragmatique en firent un réaliste. Proudhon décide de consacrer sa vie à l'émancipation de ses frères et compagnons. Il est trop réaliste pour être dogmatique : le monde, la société sont pluralistes. Son programme c'est l'autogestion ou anarchie positive qui combine travaillisme pragmatique, réalisation de la justice sociale, fédéralisme autogestionnaire.
Dès 1863 Proudhon prévoit toute l'organisation politique et économique d'une Europe confédéraliste : agence, conseils, justice, budgets confédéraux, marché commun (liberté des échanges et taxe de compensation, liberté de circulation et de résidence). Mais ce marché commun inclut la socialisation mutuelliste des économies fédérées. Avec le recul, Proudhon apparaît comme un père fondateur du socialisme et de la sociologie : Ce géniteur reconnu de la sociologie moderne, du pragmatisme, du solidarisme, du personnalisme, des théories du droit social, a prévu, il y a un siècle, l'essor effectif de la civilisation industrielle. Il a pressenti la division du monde en deux blocs politiques, le risque de guerre totale, l'émancipation de l'Algérie et du Tiers Monde, l'opposition entre pays développés et pays sous-développés, la révolution russe, le culte des individualités, le communisme dictatorial, la guerre sociale, la constitution d'un capitalisme international, le réveil de la Chine, le prodigieux développement de la législation du travail, l'ère des fédérations, la société de consommation. Il a inspiré la création de la Société des Nations, la Communauté Européenne, le régionalisme moderne, les courants de réforme des entreprises (participation, autogestion), de l'agriculture (coopérativisme, agriculture de groupe), de la distribution (coopératives de consommation), du crédit (banques populaires, crédit mutuel) et une large part des réformes pédagogiques

modernes (universités autonomes, promotion sociale, éducation permanente, liaison universités entreprises). Et l'on pourrait encore évoquer son influence sur le réalisme dans l'art, et sur de nombreux écrivains, dont Proust, Bernanos et Camus.
Mais cet homme fut en premier lieu un ouvrier, mari d'une ouvrière, qui a connu comme il se doit les procès et la prison. Ses cinquante volumes ont été écrits au milieu des difficultés de toutes sortes.

PROUST (Marcel)
1871 – 1922

Proust est l'un des grands innovateurs du roman au XXe siècle. Il invente une forme originale, il forge de nouveaux procédés. Il se place dans la lignée de certains de ses prédécesseurs tout en étant profondément lui-même. Moraliste comme Montaigne, mémorialiste comme Saint-Simon, il est poète visionnaire, créateur d'un monde véridique comme Balzac, psychologue comme Stendhal. Artiste, soucieux de la forme et de l'expression, il est aussi romancier de la vie contemporaine comme Flaubert. Humoriste comme Cervantès, Dickens, Thackeray, il est styliste comme Chateaubriand.
Son premier livre publié, Du côté de chez Swan, ne le sera pas moins à compte d'auteur. Il obtient le Goncourt et la consécration à 48 ans, 3 ans avant de mourir. Mais A la recherche du temps perdu, il n'aura pas vécu en vain.
On l'a cru dilettante, pessimiste, morose, dénué de conviction et de principes, amoral ou même immoral – l'éternel reproche –, déséquilibré, alors que sa correspondance et son œuvre nous le montrent tout autre – l'éternel refrain.

PURCELL (Henry)
1659 env. – 1695

Le Mozart anglais. ...si généreusement doué pour traduire les émotions du cœur, les angoisses de l'âme et toutes les situations d'un drame... Son œuvre est d'une si incomparable qualité que, dans tous les domaines, opéra, musique de scène, cantates, musique de clavier ou musique de chambre, il a éclipsé tout ce que ses contemporains ont pu composer dans ces mêmes

genres. Ouvert aux influences françaises et italiennes en même temps que profondément enraciné dans les traditions nationales, il a su tirer de ces éléments opposés la plus heureuse synthèse musicale. Et son Didon et Enée, écrit à la demande d'un brave directeur de pensionnat, est le seul opéra digne d'être retenu entre Monteverdi et Mozart.
Or, même en Angleterre, nombre de ses œuvres n'ont jamais été exécutées.

- Q R -

RABELAIS (François)
v. 1494 – 1553

Un des géants de la littérature, qui rit à gorge déployée, a écrit à Erasme : Le peu que je suis et tout ce que je peux valoir, je l'ai reçu de vous seul. Mais c'est un drôle de paroissien que ce cha... moine-là. Si pour Erasme, la philosophie est la musique suprême, le véritable géant de Rabelais, c'est sa parole. Joyce et Henry Miller seuls retrouveront cette obéissance totale d'un corps assumant le destin d'une gestuelle de l'écriture au cœur de la matière, tout en gardant la praeclare lanterne de l'éveil.

REICH (Wilhem)
1897 – 1957

(...) l'énergie sexuelle, ou libido, posée comme expression fondamentale de l'organisme, du vivant, est une réalité physique, étroitement liée à l'activité du système neurovégétatif ; elle constitue, par ailleurs, une manifestation spécifique de ce que Reich appelle l'orgone : énergie cosmique primordiale, omniprésente dans l'univers – réalité matérielle, souligne Reich, et donc observable, mesurable, susceptible d'expérimentation et d'applications, mais d'une matérialité radicalement distincte de la matière inerte, mécanique, de la physique traditionnelle (...)
Critique sévère du mécanisme technico-scientifique comme des multiples avatars idéologiques du mysticisme, cette pensée ne

saurait être limitée ni à ses visées thérapeutiques, ni à ses développements politiques, ni à l'ambitieuse promesse de l'orgonomie : elle s'offrirait plutôt, dans sa structure centrale, intitulée par Reich économie sexuelle comme la tâche par excellence de ceux à qui Reich dédia ses travaux et ses ultimes réflexions, les enfants de l'avenir. Les nazis brûlent ses livres et assassinent ses amis. Il est exclu de l'Association psychanalytique internationale et sera chassé du Danemark, de la Suède, de la Norvège. Aux Etats-Unis où il s'est réfugié, un jury de cinéma le condamne à la prison où il meurt. Notre civilisation moralisante et antisexuelle empêche la régulation naturelle de l'énergie vitale ; au lieu du bonheur c'est l'angoisse (...) La misère sexuelle est liée à l'aliénation économique et sociale. Et cette perte émotionnelle est le terrain d'élection de tous les totalitarismes (...) renversant l'image glorieuse que l'homme se donne de lui-même comme homo sapiens, être pensant, il voit dans l'avènement de la conscience, le retour de l'homme sur soi, un phénomène traumatique, un saisissement originel où s'enracine le processus de rigidité caractérielle. Un fou à lier, un de plus, donc. Plus simple de le lier que de nous délier...

REMBRANDT
1606 – 1669

Le clair-obscur a fourni un thème facile à tant d'imitateurs que son œuvre authentique est complètement inconnue et inaccessible. Tant de sottises ont été dites que je m'en voudrais d'ajouter un traître mot.

RESTIF DE LA BRETONNE
1734 – 1806

Un beau nom pour commencer. Une œuvre vaste ensuite, riche de 194 volumes qu'il composera souvent lui-même puisqu'il est typographe. Restif est le seul écrivain de son siècle qui soit d'origine paysanne et ses romans sont des inventaires ethnographiques. Il a pu dire que tel Parisien, instruit des usages des Iroquois, ignore tout des usages français dans nos villages. Il reprendra à l'échelle du pays tout entier, son rêve adolescent d'un grand village harmonieux, son utopie de communautés limitées à un isolat rural. Mais ce que la postérité a retenu de son œuvre, naturellement bien sûr, c'est sa dépravation.

RODIN (Auguste)
1840 – 1917

Plusieurs fois refusé à l'Ecole des Beaux-Arts et longtemps confiné à un obscur apprentissage, Rodin a introduit la pensée dans la forme et laisse une œuvre immense que nous n'avons pas fini de découvrir.

ROGERS (Carl)
1902 – 1987

Psychologue non-directif il a introduit, lui, la modestie dans la pratique thérapeutique. C'est le client qui importe, sa parole mérite l'attention. Il sait ce qui ne va pas et c'est lui qui peut résoudre ses propres difficultés. La thérapie centrée sur le client est née. Pour elle il faut libérer les tendances positives du développement humain, et pour cela, écouter l'autre avec compréhension. Si je peux écouter les choses qu'il me dit, si je puis comprendre comment elles lui apparaissent, si je peux percevoir les significations personnelles qu'elles ont pour lui, si je peux sentir l'exacte nuance d'émotion qui les accompagne, alors je libérerai de puissantes forces de changement. – Un des concepts les plus révolutionnaires qui soit sorti de notre expérience clinique est la reconnaissance accrue que le centre, la base la plus profonde de la nature humaine, les couches les plus intérieures de sa personnalité, le fond de sa nature animale, que tout cela est naturellement positif, est fondamentalement socialisé, dirigé vers l'avant, rationnel et réaliste. Mais cette conception angélique de l'homme n'est pas au goût de tout le monde et peut déboucher, paraît-il, sur le renforcement d'une idéologie conservatrice…

ROLLAND (Romain)
1866 – 1944

Je n'appelle pas héros ceux qui ont triomphé par la pensée ou par la force. J'appelle héros, seuls, ceux qui furent grands par le cœur. – (…) sa vie qui est un chef d'œuvre musical, une quête infatigable de l'harmonie entre les êtres, fondée sur la conviction que comprendre et aimer ne se séparent pas (et il a écrit) Pour moi, né musicien, j'ai tâché toute ma vie de réaliser la synthèse sonore des éléments opposés de mon être et de leurs lois (…) (Vérité, Amour). Ami de Tagore, de Gandhi et de Claudel, il a écrit la biographie de Beethoven, de Michel-Ange, de Tolstoï, de Péguy et, musicologue, il a écrit Jean-Christophe, puis l'Ame enchantée et reçut le prix Nobel. Son appel vibrant aux hommes de bonne volonté a été entendu.

RONSARD (Pierre de)
1524 – 1585

(…) plus on se familiarise avec Ronsard, plus l'image de l'épicurien couronné de roses, transmise par la tradition scolaire, s'efface devant une autre image : celle d'un intellectuel anxieux et perpétuellement insatisfait, en dépit de ses airs fanfarons, angoissé par le destin de son pays et de son Eglise, et dont les appels au soleil, aux forces de la vie, aux astres, à l'amour, à l'été brûlant, à la musique sont autant d'efforts de conjuration par la lumière des menaces et des forces de l'ombre (…) Ses admirables derniers vers font d'un ancien poète de cour sur son lit de mort l'ultime héritier de Villon.

ROUSSEAU (Jean-Jacques)
1712 – 1778

Newton du monde moral pour Kant, il a stigmatisé la dénaturation croissante de l'homme, avant bien d'autres, ainsi que l'oppression de l'individu par une société injuste. Il lit un journal et comprend tout : Si j'avais pu écrire le quart de ce que j'ai vu et senti sous cet arbre, avec quelle clarté j'aurais fait voir toutes les contradictions du système social, avec quelle force j'aurais exposé tous les abus de nos institutions, avec quelle simplicité j'aurais démontré que l'homme est bon naturellement et que c'est par les institutions seules que les hommes deviennent méchants. (Pub non payée pour les enregistreurs de poche.) Ses solutions sont l'éducation dans l'Emile (où l'enfant découvre tout par lui-même), l'utopie sociale (La Nouvelle Héloïse) et le Contrat social, juste et légitime, où chacun écoute la voix de sa conscience. Le bonheur et la liberté sont incompatibles avec les privilèges de nature et le droit du plus fort : Rousseau a réinventé la démocratie. Le Parlement, la Sorbonne et l'Eglise s'empresseront de le condamner. Ayant commencé sa vie comme compositeur de musique, il l'achève en botaniste et rédige ses Rêveries du promeneur solitaire au fond d'une barque qui dérive doucement au fil de l'eau.

RUBENS (Pierre Paul)
1577 – 1640

Michel-Ange flamand, il passe huit ans en Italie, peint pour les grands de ce monde et publie un livre consacré à l'architecture des palais de Gênes. Anobli, diplomate comblé, riche de commandes, il épouse en secondes noces la jeune et belle Hélène Fourment. Heureux homme, l'un des rares parmi les grands, sans doute.

RUSKIN (John)
1819 – 1900

Proust, qui l'a traduit, a écrit Mon admiration pour Ruskin donnait une telle importance aux choses qu'il m'avait fait aimer qu'elles me semblaient chargées d'une valeur plus grande même que la vie. Instruit par ses parents, il écrit dès l'âge de sept ans et à quinze ans il est publié dans une revue. Commencent vingt années consacrées à l'art et la rédaction des 5 volumes de Modern Painters. Il y rejette une tradition classique trop éloignée de la nature mais le naturalisme, tout autant. Il collectionne les Turner et adore les nuages, puis découvre l'art italien, les préraphaélites, tout à sa vraie passion, celle de la vérité. De la critique d'art il débouche sur la critique sociale. Pour Ruskin La vie est la seule richesse et il dénonce le matérialisme moderne, le machinisme, le capitalisme.

RUSSEL (Bertrand)
1872 – 1970

Il a recherché vaillamment la vérité des mathématiques, de la connaissance et de l'éthique, la logique devant permettre une critique philosophique universelle. Trois passions simples, irrésistiblement ancrées en moi ont gouverné ma vie : le besoin d'amour, la soif de connaissance et une douloureuse communion avec tous ceux qui souffrent. Trois passions qui, comme de grands vents, m'ont balayé de-ci de-là dans une course capricieuse sur un profond océan d'angoisse qui me fit toucher les bords mêmes du désespoir. Pacifiste il a défendu la survie de l'humanité contre la menace thermonucléaire et s'est fait l'apôtre d'un gouvernement mondial. Il intervint vigoureusement à la Chambre des Lords et s'attira les foudres de l'Establishment dont il n'a pas craint de se démarquer. Bref, il a pensé.

- S -

SAINT-MARTIN (Louis Claude de)
1743 – 1803

Le philosophe inconnu a traduit Jakob Böhme et croit aux anges, dont nous pouvons nous faire aider pour notre régénération spirituelle. Il souligne les liens profonds (de l'homme) avec le Créateur, insiste sur ce qu'il y a de meilleur en lui : l'admiration, l'amour, la solidité des rapports humains, la valeur inestimable du grain de sénevé qui demeure enfoui dans le cœur de chacun mais qui peut nous porter jusqu'aux cieux, transfigurer la nature même, rendre à l'homme sa splendeur passée. Son Homme de désir est un des plus beaux livres de la langue française et un ordre martiniste existe encore aujourd'hui.

SAND (George)
1804 – 1876

Son nom d'homme, sa pipe et son pantalon sont plus connus que son œuvre immense et révolutionnaire, dans laquelle elle attaque le mariage bourgeois, défend la femme et se pose les questions de la foi religieuse et du doute. Elle aura connu Musset et Chopin : beau doublé. Ce qui ne l'empêche pas d'être surtout occupée du progrès moral de l'humanité. Après 70 romans et presque autant d'essais, pour ne rien dire des articles, elle écrit vingt-cinq pièces de théâtre. Quelle femme !

SCHILLER (Friedrich von)
1759 – 1805

Poète de l'enthousiasme, de l'amitié, de la liberté, il a inspiré Beethoven et son Hymne à la Joie (An die Freude), qui est devenu celui de la Communauté Européenne.

SCHUBERT (Franz)
1797 – 1828

Il a mis Schiller en musique, parmi cent autres et a composé un millier d'œuvres (pas seulement six cents lieder). Ignoré de son temps nous le découvrons à peine, lui et sa sensibilité frémissante comme une truite nageant entre deux reflets, dans une nature transfigurée.

SHAKESPEARE (William)
1564 – 1616

Shakespeare a existé bel et bien, n'en déplaise aux médiocres. Et il a bien écrit ses œuvres : 40 pièces, 150 sonnets et quelques milliers d'autres vers. Les tragédies historiques racontent la geste nationale, vécue par des héros de chair et de sang qui doutent et qui souffrent. Dans les comédies, par contre, Eros mène le train. Jeunes et beaux, les personnages sont amoureux, la vie est belle ; ils ont autant d'esprit que d'amour. Puis c'est la fissure avec le Marchand de Venise, la cassure avec Hamlet, le gouffre avec Othello et Macbeth, la démesure avec le roi Lear, le tombeau de l'idéalisme avec Timon d'Athènes. La Tempête, enfin, malgré son titre, apporte l'apaisement : Prospero livre aux flots sa baguette magique. Shakespeare drague près de 15.000 mots dans ses filets. Il les puise à tous les domaines linguistiques (...) Et puis, il y a les images, la poétisation de l'univers. Après lui le monde est plus beau, le cœur est plus chaud, l'âme chante mieux. L'humanité n'est plus la même, elle est meilleure. Comment, après cela, parler de Shaw et de Shelley ? Non, pas cette fois.

SMITH (Adam)
1723 – 1790

Sa Richesse des nations fonde l'économie politique. L'Angleterre l'appliqua et Pendant un siècle, elle resta le pays du libéralisme où les individus en quête de profit et guidés par l'intérêt personnel contribuent au bien-être général. Devenue l'atelier du monde dans les années 1845-1870, elle s'efforça d'introduire une plus grande liberté dans les relations extérieures (par exemple avec la France en 1860). Les tâches assurées par l'Etat furent réduites au minimum, non seulement chez elle, mais dans nombre de pays, tandis que les règles relatives à la fiscalité prenaient l'aspect d'un dogme et constituaient le fondement des systèmes fiscaux.

Portées par la puissance économique dominante, les idées de Smith conquirent alors le monde. – D'autre part, le budget de l'Etat retient son attention. Pour lui, celui-ci doit être modifié. Les dépenses publiques indispensables sont en petit nombre (soit, dans l'ordre, les dépenses militaires, les dépenses de justice, les dépenses relatives aux travaux publics et aux institutions d'enseignement et enfin la dignité du souverain) et leur mode de couverture peut différer, en ce sens que, si tous doivent contribuer à certaines, les usagers doivent contribuer aux autres (par exemple pour la justice). En outre, les impôts doivent respecter quatre règles : dépendre des capacités des contribuables, éviter l'arbitraire, être perçus au moment le plus commode pour ceux qui les paient et être grevés des frais de gestion les plus faibles possibles. Ainsi la réduction de la place de l'Etat laissera-t-elle des ressources à la disposition des individus et facilitera-t-elle la croissance. Certains feraient bien de le lire.

SOHRAWARDI (Shihaboddin Yahya)
1155 – 1191

Le maître de la théosophie orientale a été condamné à mort et exécuté à 36 ans, après avoir écrit en arabe ou en persan les traités qui doivent amener le dévot de la philosophie à l'expérience mystique, et les livres d'heures qui permettent d'invoquer les puissances angéliques. L'Orient des Lumières c'est l'épiphanie de l'être. De même qu'il désigne dans le monde sensible la splendeur du matin, l'instant où le premier éclat de l'astre s'épanouit dans la pourpre de l'aurore levante, de même il désigne pour le ciel spirituel de l'âme l'instant épiphanique de la Connaissance de soi. (Henri Corbin)

SOPHOCLE
496 – 406 av. J.-C.

Ami de Périclès, d'Hérodote, heureux, aimé, comblé et couronné, il vécut jusqu'à quatre-vingt-dix ans. Sophocle est libre et il invente le héros tragique : (…) à la vision la plus tragique du destin de l'homme s'allie une des plus chaudes exaltations de sa grandeur. Ses héros, souvent des jeunes filles, sont purs et meurent de leur intransigeance, après un débat pathétique. C'est le théâtre du courage et de la solitude héroïques. Même broyés par les dieux, les héros de Sophocle respirent et inspirent la confiance en l'homme. Et tant de grandeur, se joignant à tant de misère, constitue précisément le plus pur ressort du tragique.

SPINOZA (Baruch)
1632 – 1677

Baruch Spinoza fut excommunié par les Juifs et haï par les Chrétiens, dont Malebranche et Leibniz. On tenta de l'assassiner et, mort, on s'en servit abusivement, comme d'habitude. Il polit ses lentilles en même temps que son système, celui qui doit permettre de trouver, au-delà des biens

éphémères, un bien véritable et une éternité de joie souveraine et parfaite. La raison et la connaissance rationnelles, chassant tous les fantômes, en seront les moyens.
Le point de départ est l'idée de l'Etre le plus parfait et ce n'est pas un Dieu personnel mais la Nature. Cette nature n'a rien de romantique ; elle n'est ni belle ni laide, ni ordre ni désordre ; pas davantage une force vitale. Sa nature n'est finalement qu'un système axiomatique, une règle du jeu philosophique, qui évacue tout mystère et toute transcendance. L'âme ou esprit est l'idée, la conscience du corps. L'homme est d'une pièce et c'est un être de désir. L'homme désire exister et s'affirmer ; il tend vers la joie, même s'il est handicapé par l'erreur et par l'illusion.

C'est la conscience de l'ordre véritable des choses qui constituera la liberté : Nous ne désirons pas une chose parce qu'elle est bonne, mais au contraire, c'est parce que nous la désirons que nous la disons bonne. Un renversement copernicien des valeurs. Spinoza s'oppose à tous les courants tragiques et pessimistes, d'Héraclite à Heidegger compris. Il réconcilie l'homme et sa vie, l'homme et le monde, qui n'avaient jamais été séparés que par l'illusion religieuse et métaphysique. – Ainsi, tout en préparant une nouvelle anthropologie, une nouvelle politique et une nouvelle histoire, le spinozisme est la doctrine qui fait de la philosophie la condition même de la liberté et de la joie des hommes. Un autre pan du christianisme s'écroule.
L'influence de Spinoza est des plus instructive. Il n'eut que peu d'amis, guère de lecteurs. Il fut incompris et travesti, pillé sans vergogne et haï. Beaucoup l'utilisent sans le dire. Il a marqué toute la philosophie qui a suivi, définitivement. Il a imprégné la pensée des Encyclopédistes et, finalement, contribué à préparer la Révolution française. Et si, tout tranquillement, Spinoza était le père des temps modernes ?

STEINBECK (John)
1902 – 1968

Steinbeck est avant tout l'écrivain de la générosité. Son œuvre fut une constante dénonciation de la misère des hommes au nom d'une confiance presque mystique en leur inépuisable possibilité de perfectionnement. La souris de son aliéné ou la longue marche des Raisins de la colère, par exemple, qui pourrait les oublier ?

STRINDBERG (August)
1849 – 1912

Ne serait-il pas l'héritier de Dostoïevski, ce dramaturge suédois fils d'un petit bourgeois et de sa servante, qui se livre à la vivisection de l'âme et du couple ? Mais il est alchimiste aussi et pauvre comme Job, fréquente le sar Péladan et Papus. Il a eu la prescience de toutes nos damnations modernes et son œuvre crie à la lune.

SWEDENBORG (Emmanuel)
1688 – 1772

Après avoir étonné le monde scientifique par ses dons et ses travaux, le Suédois Swedenborg, celui que l'on devait appeler le prophète du Nord, trouva dans ses rêves et dans sa communication avec les esprits les données d'une nouvelle foi théosophique. De naturaliste inspiré par Descartes et par la philosophie des Lumières, il devint soudainement un visionnaire préoccupé de construire une histoire naturelle du monde suprasensible. Et pour Emerson, il est l'un des six hommes représentatifs ; un esprit colossal qui ne peut être mesuré que si l'on se place à une distance convenable de lui, paraissant être, par la puissance et la variété de ses talents, un composé de plusieurs individus qui, tel Aristote, tel Bacon, Selden et Humboldt, démontre la possibilité d'un savoir immense, d'une quasi toute-puissance de l'âme humaine dans la nature.
Il faudra bien un jour que la psychologie continue l'œuvre de Jung et s'intéresse aux profondeurs abyssales de notre âme, aux cimes de notre esprit. Un jour, lointain sans doute, le symbolisme alchimique, la quête orientale des soufis, le tantrisme et toutes les mystiques apporteront à l'homme cet accomplissement que l'on aura cherché en vain partout ailleurs et, qui sait, cette grande réconciliation de la science et de la

conscience, dont nous sommes si éloignés aujourd'hui, courant à la catastrophe tête baissée, en aveugles, comme des chiens sans truffe ou des chats sans moustaches. Notre passé, même obscur et lointain, même féerique, a encore de l'avenir. A la complexité inouïe de la biologie correspondra un jour une complexité comparable de la psychologie. Dans cette perspective l'intelligence artificielle ne devrait pas être d'un grand secours.

SWIFT (Jonathan)
1667 – 1745

L'auteur des Voyages de Gulliver est le plus original des Irlandais, un ironiste féroce et humaniste, impitoyable aux hypocrites. Son Conte du tonneau est d'un humour terrifiant. C'est la misère du peuple irlandais qui lui inspire sa Modeste Proposition concernant les enfants des classes pauvres où peut se lire : Un Américain rencontré à Londres, m'a révélé qu'un bébé sain et bien nourri constitue à l'âge d'un an un plat délicieux... Et ses Voyages sont peut-être son éloge à lui de la folie.

- T -

TAGORE (Rabindranath)
1861 – 1941

De son vivant, Tagore fut considéré comme le plus mystique des poètes et le plus poète des mystiques (...) A la fois maître spirituel, peintre, réformateur littéraire et social, romancier, polémiste et poète, on lui doit d'avoir révélé à l'Occident le génie bengali. Dans son centre d'éducation (...) on vit éclore spontanément la poésie, la musique, la peinture, la danse, le théâtre. Gide a traduit son Offrande Lyrique qui devait insuffler un nouvel espoir dans le cœur humain.

TEILHARD DE CHARDIN (Pierre)
1881 – 1955

Ce poète de la paléontologie a voulu concilier sa vocation religieuse avec la recherche scientifique dans le Phénomène humain, qui pose Dieu comme l'avenir absolu de l'humanité et assimile brillamment toute l'histoire de la philosophie. Nous n'en avons pas fini avec sa synthèse prophétique de la religion, de l'art et de la science – à laquelle l'Eglise s'est opposée de toutes ses forces, bien entendu.

THERESE D'AVILA
1515 – 1582

Une femme docteur de l'Eglise, mince ! A l'époque présente, son message continue de répercuter celui du prophète Elie, père spirituel du Carmel : Il est vivant, le Seigneur devant qui je me tiens. (…) L'amoureuse attention aux choses de Dieu est, pour elle, le centre de la vie, le grand moyen d'exprimer l'amour qu'on a pour Dieu et de grandir en cet amour… Car, comme l'a dit Jean de la Croix, l'une de ses premières recrues masculines, le seul langage que Dieu entende est le silencieux amour. Mais cette maîtresse femme fut aussi, bien entendu, une administratrice de première force qui a fondé de nombreux monastères.

THOMAS D'AQUIN
1228 – 1274

Sa théologie s'est élevée comme une cathédrale et a dominé de sa stature tout le christianisme. Mais cette cathédrale s'est construite avec une passion juvénile, dans une contestation radicale. Et Thomas fut d'abord condamné par l'Eglise avant de devenir son docteur angélique. Imprégné de culture grecque, il croit en la raison (celle d'Averroès qui suit Aristote) et se réfère à la nature (même si ce n'est pas encore celle de Spinoza). La théologie pour lui est l'intelligence de la foi. L'augustinien Bonaventure, collègue et ami de Thomas, lui reprochera de mettre l'eau de la raison dans le vin pur de la sagesse divine ; à quoi Thomas répondra avec humour que, comme à Cana, l'eau se trouve changée en vin. La scolastique est née.

THOREAU (Henry David)
1817 – 1862

Le philosophe dans les bois est le poète de l'instant parfait. Il voulait faire de sa vie un poème et s'attacha à transfigurer l'existence quotidienne. Il construit une cabane de ses mains, fabrique des crayons avec son père, arpente les champs (au sens propre). Peu de choses, finalement. Seul au bord de son étang, Thoreau vit une expérience de pionnier, défrichant à la fois le sol et son âme. Robinson moderne, il invente un mode de vie qui remet en question toutes les habitudes et les traditions. Il rejette l'agitation vaine et frénétique qui ne vise que le profit et propose la réduction du temps de travail au prorata des besoins élémentaires. L'homme libéré peut ainsi s'adonner à l'oisiveté créatrice. Nouvel Adam régénéré par le contact avec une nature encore innocente, il peut aspirer à des expériences extatiques semblables à celles du yogi oriental. Et, dans la foulée, il refuse de payer ses impôts, pour protester contre la guerre au Mexique. Il écrit la Désobéissance civile dont s'inspireront Gandhi et Martin Luther King. Il défend aussi John Brown et le droit à la révolution. Ami des Indiens, apôtre de la vie marginale et naturelle, il sera redécouvert par les hippies.

TOLSTOÏ (Léon)
1828 – 1910

Noble, il sert dans les cosaques, propose un plan d'affranchissement à ses serfs (sans succès) et se préoccupe de l'éducation des paysans. Il s'élève contre toute tentative d'imposer aux paysans une instruction étrangère à leur mode de vie et à leurs besoins matériels et spirituels, et soutient que c'est l'élite cultivée qui doit s'instruire auprès du peuple, et non l'inverse. Il écrit, parmi d'autres textes, Guerre et Paix qui nous vaut l'inoubliable Natacha, le merveilleux Platon Karataïev et ses non moins inoubliables longueurs à propos de la stratégie (quelle barbe !). Il s'intéresse à l'émancipation de la femme dans Anna Karénine et dans Résurrection il peint un homme mis sur la voie de la conversion spirituelle par le sentiment de culpabilité qu'il éprouve en reconnaissant dans la prostituée qu'il doit juger la jeune paysanne qu'il a jadis séduite et abandonnée. Le prince Nekhlioudov découvre progressivement l'hypocrisie et la cruauté d'un système judiciaire, pénitentiaire, politico-administratif, ecclésiastique, dont la véritable fonction est de défendre les privilèges économiques et sociaux d'une classe de parasites. Moraliste intransigeant il n'en fut pas moins poète et universellement admiré, sauf par l'Eglise, qui l'a excommunié.

TURNER (Joseph Mallord William)
1775 – 1851

Autodidacte, il assume une personnalité déconcertante. Impressionniste avant l'heure et théoricien de la couleur il a produit des aquarelles particulièrement appréciées de Ruskin et conservées au British Museum (19.000 aquarelles et dessins), la Tate Gallery exposant 280 toiles.

- U V -

VALÉRY (Paul)
1871 – 1945

Il établit l'intelligence au sommet des valeurs et en fait le centre de ses préoccupations. Et je jouis sans fin de mon propre cerveau écrit celui qui a repris la devise de Léonard de Vinci : ostinato rigore. Après Mr Teste et autres essais, c'est la Jeune Parque qui expose le velouté de l'abstraction ou le passage du non-être de la conscience à (…) la prise de conscience de la conscience. Puis ce sera Charmes, le poème de l'énergie créatrice en action. Mon Faust incarne la prise de conscience de sa propre intelligence (…) la part démoniaque de l'esprit (…) et la part ineffable : la subtile et pure tendresse. A ses Variété I, II, III, IV, V s'ajoutent enfin les 29.000 pages des Cahiers tenus pendant un demi siècle, écrits à l'aube, aux heures de silence et de solitude : chacune des pages est, paraît-il, exceptionnelle. Valéry ou l'introspection à la française.

VERMEER DE DELFT
1632 – 1675

Fils d'un tisserand, lui-même marchand de drap, Vermeer n'oubliera jamais d'inclure ses tissus les plus beaux dans ses tableaux. Au point qu'on peut se demander si ceux-ci ne font pas valoir ceux-là, Vermeer se révélant alors illustrateur publicitaire. Mais censurons l'horrible sacrilège. S'il est un peintre poète c'est bien lui et chacun sait que ce serait incompatible... Ce petit bourgeois fut l'ami d'un grand savant et, passionné par l'optique, il se servit d'une chambre noire. Déroutant Vermeer, notre préféré. (J'ai commenté son œuvre dans Plus Oultre, *Mon Livres d'Images, in Poèmes.*)

VERNE (Jules)
1828 – 1905

A onze ans, déjà, c'est la fugue. Le futur Cinq semaines en ballon est refusé par 15 éditeurs. Le seizième est le grand Hetzel, célèbre à l'époque pour son flair, aujourd'hui pour son édition des œuvres de Jules Verne (reliure au phare ou au dirigeable), qu'il soutiendra et conseillera toujours. La grande idée de Verne, que Hetzel va l'aider à préciser et à mettre en forme, c'est celle d'écrire le roman de la science, c'est-à-dire de remplacer le merveilleux des fées par un autre, celui de l'humanité pensante et surtout savante. Les Voyages extraordinaires dans les mondes connus et inconnus vont se succéder pendant 40 ans et représenter une centaine de volumes. C'est l'épopée de l'homme de science, de l'ingénieur qui conquiert la nature. Riche, Jules Verne voyage à bord d'un yacht somptueux. Puis tout change. Il critique l'Amérique qui a déçu ses espoirs et la société en général, le savant fou et les dangers de la science. Mais ses grands romans, débordants de vitalité et d'allégresse, seront encore lus longtemps par des adolescents fiévreux.

VIRGILE
70 – 19 av. J.-C.

Toute sa vie, il a été un homme du souvenir, trouvant dans le passé ses raisons les plus sûres d'espérer dans l'avenir. Il était homme de méditation, ayant le goût de voir en chaque chose, au-delà de la surface où s'arrête un regard incurieux, d'autres réalités qui sont promesses. Dans les Bucoliques, Exaltation des pouvoirs de la poésie comme si elle était capable soit de nous faire oublier le réel, soit plutôt de le recréer, vierge et lumineux dans l'extase d'un instant. Dans les Géorgiques, Virgile n'a pas changé dans son jugement sur la société : la plus noble et la plus solide humanité n'est à chercher ni dans les écoles des philosophes ni parmi les importants de la ville, mais chez les cultivateurs et ceux qui honorent les dieux des champs. Encore – et ceci est nouveau – le paysan est celui qui le plus adéquatement peut être pris comme représentatif de la vocation de l'homme ; non pas parce qu'éventuellement il se ferait chanteur mais parce qu'il fait quelque chose, parce qu'il rend le monde plus beau et plus habitable, parce qu'il permet à la nature d'atteindre à une perfection qu'elle ne connaîtrait pas sans lui. De sa charrue il ouvre les voies de l'avenir, il révèle ce qui est.

VIVALDI (Antonio)
1678 – 1741

On sait que Bach fut quasiment exhumé par Mozart. Or ce sont les transcriptions de Vivaldi par Bach qui ont ressuscité Vivaldi : un trou noir d'un siècle a suivi la célébrité conquise de son vivant. Il en reste combien de ces génies, qui dorment dans l'oubli ? Vivaldi a puissamment contribué à créer le concerto de soliste et par là, la symphonie. Six cent compositions instrumentales, une quarantaine d'opéras, un volume à peu près égal de musique d'église : cette œuvre nous est à peine connue, et depuis quelques décennies seulement. Six cents concertos, mais six cent fois le même concerto a dit assez injustement Stravinsky. En tout cas son lyrisme (celui, donc, de Vivaldi) et ses soli, notamment dans les mouvements lents, sont d'un génie.

VIVÉS (Juan Luis)
1492 – 1540

Un des géants de l'humanisme. Foin de la scolastique, la dialectique n'est qu'un outil ; sus au pédantisme. Il connaît ses auteurs mais garde tout son esprit critique et s'intéresse avec ardeur aux mécanismes mêmes de la pensée, des passions, du mental. A partir de là, il réforme la pédagogie : endroit salubre mais assez austère, relativement isolé et loin des frontières ; bonne alimentation ; professeurs dévoués, convenablement rémunérés ; examen périodique des aptitudes et des résultats ; expériences variées (leçons de choses, jeux, recyclage) ; enfin effort pour l'apprentissage des langues. On doit pourvoir les femmes d'une éducation intellectuelle et morale très raffinée. Partisan de la souveraineté populaire, pacifiste intégral, il propose déjà une solution au chômage sous forme d'ateliers publics. Trois cents ans ont passé. Mais une telle pensée continue d'agir, garde son efficace.

VOLTAIRE
1694 – 1778

Le besoin de connaître, de comprendre et d'expliquer, un talent exceptionnel de clarification, la passion de penser tout haut, une soif ardente de justice et de vérité, un zèle inépuisable au service de ses convictions (…) - Mon Dieu, qu'il est bête, lui qui a tant d'esprit ! s'écriait Mme de Graffigny. Avec une intelligence supérieure, Voltaire accumulait bévues, maladresses, mesquineries insignes. Toujours mourant, toujours ressuscitant, il écrit son Ingénu, étincelant de jeunesse à… 73 ans. Sans rien qui pose ou qui pèse, il écrit comme il respire (18.000 lettres, par exemple). C'est le plus classique des Français, qui s'y entendent en littérature. Si périmé qu'il paraisse, son théâtre compte plus de pièces que ceux de Corneille et de Racine réunis. Mais il est industriel aussi et s'enrichit. Douteur mais non docteur il crie à Dieu : Je ne suis pas chrétien mais c'est pour t'aimer mieux. En histoire il veut rendre sensibles à tout lecteur de bonne foi les progrès de la raison, cette lente et irrésistible montée vers la lumière. En politique il veut harmoniser la loi, prévenir les délits pour ne pas avoir à les punir, renoncer à des pratiques affreuses comme la question, la roue, le bûcher, supprimer la vénalité de la magistrature : un tel programme ne vise pas à préparer la révolution, il prouve un désir de perfectionnement dans un domaine où la dignité humaine a voix prépondérante.

- W -

WAGNER (Richard)
1813 – 1883

Si sa musique prête à discussion il n'en est pas moins l'enchanteur de Bayreuth, le vieux mage du Nord qui a relancé le goût du sacré et de la cérémonie rituelle, le sens de la fête religieuse. Sa méthode de travail comportait cinq étapes : ébauche en prose du sujet, au cours de laquelle les personnages sont caractérisés par des thèmes musicaux et par des objets symboliques ; élaboration sous forme de poème ; fragments plus ou moins importants du futur drame musical ; réduction pour le piano ; orchestration complète.

Comme Wagner travaillait toujours à plusieurs œuvres à la fois, on peut dire qu'il a créé par l'imagination tous ses chefs d'œuvre entre 1848 et 1857, et passé le reste de sa vie à les réaliser et à les porter à la scène. Le théâtre est le lieu privilégié de l'union de tous les arts et Louis II de Bavière lui permet de réaliser son rêve, l'édification du Festspielhaus de Bayreuth. La scène est un endroit magique où tous les arts vivent en harmonie et produisent le sortilège. Le spectacle éveille en nous des énergies psychiques qui sommeillaient et il permet la communion effective (...) C'est donc à un art idéaliste et mystique qu'aboutit l'œuvre de Wagner.

Après avoir assisté à la représentation, nous vivons dans une sphère supérieure, nous nous sentons portés à la prière, au recueillement, à une exaltation religieuse très vague, mais intense. Les images symboliques wagnériennes s'enfoncent en nous et se confondent avec nos désirs, nos rêves, nos terreurs, nos espérances. Nous ne séparons pas la musique de Wagner de notre vie intérieure, de nos aspirations les plus secrètes. C'est ce qui explique la prodigieuse action qu'il exerce dans le monde entier, action qui dépasse le domaine purement musical et se rattache aux manifestations du sacré.

WELLS (Herbert George)
1866 – 1946

Son message tient en une formule qu'il a répétée au long de sa vie : l'avenir de l'humanité est une course entre l'éducation et la catastrophe. (...) L'éducation doit amener l'individu à prendre conscience des problèmes posés par l'évolution et à se placer volontairement au service de l'espèce. C'est son imagination visionnaire qui fit sa valeur plus que son esprit scientifique. Passionné par l'avenir il tenta d'en deviner les formes même si, à la fin de sa vie il s'aigrit et annonça la fin du monde.

WHITMAN (Walt)
1819 – 1892

Le poète américain. Ayant quitté l'école à 11 ans, il s'instruisit comme Mark Twain et d'autres en devenant typographe, puis journaliste. Mais personne ne sait ce qui, brusquement, fit du journaliste un poète. Il publia la première version de son unique recueil Feuilles d'herbe à compte d'auteur, alla le vendre de porte en porte et fut violemment critiqué.
Sauf par Emerson qui lui écrit : Je vous salue au commencement d'une grande carrière (...) Je considère votre livre comme le plus extraordinaire ouvrage que l'Amérique ait jamais produit. Son plus long poème s'intitule Chant de moi-même. Whitman s'y décrit en homme du peuple vigoureux et débordant d'optimisme, mais on sent derrière ce portrait de celui qu'il aurait voulu être le rêveur inquiet et secret qu'il était en fait. – La majesté et la beauté du monde sont latents dans n'importe quel iota du monde écrit-il.

WOOLF (Virginia)
1882 – 1941

Son premier roman s'appelle The voyage out (La traversée des apparences) et son dernier acte est de se noyer dans la rivière de son jardin. Elle fut obsédée par tout ce qui forme le halo lumineux, l'enveloppe semi-transparente qui nous entoure du commencement à la fin de notre état conscient, toujours à un doigt de sombrer dans la folie, mais soutenue par un mari compréhensif. Tout son travail littéraire sera une digue contre la désagrégation, l'égocentrisme, la mélancolie de naissance et le doute de soi. Elle ressentait douloureusement sa condition de femme face au monde brutal et violent des hommes renfermés, organisés, admirables, laconiques, objectifs, très bien pourvus. Et son chef d'œuvre, Les vagues, est celui de la solitude essentielle des êtres, qui seule délivre de la pression du regard, de la sollicitation des corps, de la nécessité de la parole et du mensonge.

WRIGHT (Frank Lloyd)
1867 – 1959

Il était temps d'en finir avec un académisme sclérosé et son influence sur l'architecture moderne sera décisive. Le traditionnel cube compact explose dans Prairie Houses : les volumes des différentes pièces sont projetés dans le paysage. Il construit cent quarante édifices puis explose à son tour. Brusquement, il balaie tout : en 1909, sans avertir personne, il abandonne son atelier de Oak Park, ses six enfants ; coupant les ponts avec son passé et sans se soucier du scandale, il s'enfuit en Europe avec la femme d'un client. Pourquoi ? Ne sachant pas ce que je voulais, je voulais partir, explique-t-il dans son Autobiographie. Alors que les rationalistes européens pratiquent une architecture décharnée, par élimination du poids et de l'épaisseur et réduction à des cloisons bidimensionnelles qui visent un idéal de transparence et de légèreté, Wright creuse, déchire, agresse le bois, la pierre, la brique, le ciment, le métal et le verre (…) et construit la Miniatura de Pasadena où les blocs de béton sont perforés de telle sorte que la lumière, plutôt que de pénétrer à travers des trous pratiqués dans les murs, semble leur être intégrée. En 1927, il découvre l'Arizona et aménage l'Ocotillo Desert Camp selon des formes extravagantes et en biais qui annoncent les habitations des communautés hippies. Le génie de Whright rebondit encore et c'est la Maison dans la Cascade : en 1936, pour la première fois dans l'histoire, édifice et nature s'intègrent dans un champ magnétique total. C'est une époque nouvelle qui commence, dont très peu ont alors conscience. Wright ira plus loin encore et les chefs d'œuvre prophétiques, libérateurs, se poursuivent, comme son musée Guggenheim, par exemple. Il voulut être le plus grand architecte de tous les temps et il le fut.

- X Y Z -

ZOLA (Emile)
1840 – 1902

Après la misère et la fin des illusions juvéniles c'est la gloire de l'Assommoir. Il est président des gens de lettres. Mais Dreyfus est en prison et Zola qui se souvient de son métier de journaliste, accuse, à la une d'un grand journal, les plus hauts chefs de l'armée. La société française tremble sur ses bases. Sa carrière est brisée et il meurt asphyxié dans des circonstances énigmatiques. Le credo du docteur Pascal fut le sien : Vivre pour l'effort de vivre, pour la pierre apportée à l'œuvre lointaine et mystérieuse, la seule paix possible en ce monde étant dans la joie de cet effort accompli. Comme la Seine coule à travers son Paris bien-aimé, le grand fleuve de son œuvre coule encore à travers l'histoire des hommes.

Epilogue

Le bourgeois a une panse imposante cousue d'or et quatre estomacs, comme les vaches. Il veut tout avoir et, dès lors, environné de flatteurs, croit tout savoir. Sa morale bienséante lui tient lieu de philosophie et ses préjugés sont coulés en forme de lois que nul ne peut ignorer.

L'autre, qui pense, est un gêneur, qui doit se cantonner dans ses livres : il est payé (par lui) pour cela. Plus un homme est grand ou héroïque, moins il a sa place dans une telle société. Plus un être est sensible et désintéressé, plus il conteste, par sa simple présence, les prétentions des sots gonflés d'importance. L'histoire n'est, de ce point de vue, qu'une longue suite de malheurs pour les génies.

Le grand homme est rarement une femme et il est souvent en conflit avec la société, qui ne l'aide pas. La place est déjà si chichement mesurée aux femmes dans la société qu'on leur pardonnerait encore moins d'être supérieures : leur rareté dans la liste ne s'explique pas autrement.

Le génie gêne de son vivant et, mort, on l'oublie ou on le glorifie hors de propos. Il grandit dans la curiosité, s'instruit par l'attention au passé qu'il récapitule, et par l'attention au présent qu'il expérimente. Soulevé par l'enthousiasme, par la foi, il surmonte tous les obstacles, ceux de son esprit n'étant pas les moindres. C'est un héros.

L'inspiration

Le but de la musique est de faire vibrer les âmes, d'ouvrir les cœurs. La musique comme la poésie nous introduisent dans un monde parallèle, hors de l'espace et du temps, suprapersonnel.

Les grandes œuvres sont créées par des maîtres dans leur spécialité, animés par une vision, une inspiration qui fait toute la différence. J'ai trouvé sur Internet à l'adresse
http://www.appeldes
un remarquable exposé au sujet de l'inspiration. Le compositeur Brahms, par exemple aurait dit :

Bien des compositeurs travaillent uniquement, hélas, avec l'intellect ; leurs compositions sont des productions du cerveau, mais il leur manque entièrement l'inspiration. D'autres ont de l'inspiration mais manquent de savoir technique, ce qu'il faut évidemment aussi pour pouvoir construire une œuvre, pour lui donner une forme digne de l'inspiration.

Beethoven disait : « Le soir, quand j'admire avec étonnement le ciel et le nombre impressionnant des astres, mon esprit s'envole bien au-delà des étoiles, jusqu'à la source éternelle d'où vient tout ce qui est créé et d'où s'écoulent sans fin de nouvelles créations. »

Mozart composait de la même façon. Il dit un jour : « En composant, je me sens comme dans un beau rêve. » Haydn, avant de composer, priait et demandait la force du Seigneur. Composer était pour lui un rite. Il endossait son plus beau costume et disait : « Je me mets en communication avec Dieu et il faut que je sois habillé en conséquence. »

De nombreux compositeurs illustres qui s'expriment chacun à leur manière et selon leurs convictions, partagent l'opinion développée encore par Brahms :

De grands auteurs et poètes comme Goethe, Schiller, Shakespeare et d'autres ont ressenti les irradiations cosmiques des vérités éternelles, parce qu'ils se sont liés à l'énergie infinie du cosmos, c'est-à-dire à Dieu. Toutes ces idées me préoccupent avant de composer ; ces méditations éclairent mon imagination et permettent une communication avec cette même force.

Richard Strauss confirme :

Pendant ces moments d'inspiration, j'ai certaines visions sous l'influence d'une force supérieure. Je sens le contact avec la source de la force éternelle et infinie, dont les hommes et les choses dépendent. La religion la nomme Dieu. Je n'ai pas la prétention de pouvoir expliquer une force cosmique mais je sais qu'il est possible jusqu'à un certain point de l'utiliser, ce qui devrait être pour nous autres mortels, notre désir principal.

Puccini a déclaré :

Par mon expérience de compositeur je sais qu'une influence surnaturelle me rend capable de recevoir des vérités divines et de les communiquer au public par mes opéras. L'homme ne pourra jamais écrire une œuvre de valeur durable sans l'aide divine. Dante, Raphaël, puisaient dans cette force toute puissante, une force extraordinaire qui fait vibrer l'âme. Elle est l'influence de Dieu.

Et Richard Wagner, parlant de son inspiration au moment de commencer l'Or du Rhin :

Je me trouvais au lit. Soudain, j'eus l'impression de me trouver allongé dans un torrent. J'ai cru être étendu au fond du Rhin. Je sentais l'eau en mouvement couler avec un mugissement autour de moi. Cette impression a pris corps dans l'accord de mi bémol majeur qui commence avec le contre-mi bémol des contrebasses. Je me trouvais dans un état de semi-somnolence. En me réveillant, j'ai reconnu immédiatement que cette vision était inspirée et que mon prélude avait pris forme en mon for intérieur.

Dernière confirmation, l'opinion de Max Bruch :

Lorsqu'un compositeur crée quelque chose de valeur, il se trouve en face de la force éternelle dont est issue toute vie et il puise alors dans cette force vivante. En se concentrant dans le calme et la solitude intérieure, il doit attendre les indications de cette force qui est supérieure à l'intellect. Sait-il établir la communication avec cette force, il devient comme un projecteur capable de transmettre dans le monde visible – ou du moins, pour le compositeur, dans le monde de l'audible, l'indéfinissable et l'invisible. C'est la même force à laquelle Bach et Beethoven ont puisé. Tous les compositeurs en dépendent s'ils veulent créer quelque chose de valable.

J'ai moi-même connu à mon niveau la transe de l'inspiration en improvisant au piano, en écrivant des poèmes, en battant la campagne pour prendre des photos. Le subconscient est une voie d'accès à une source, à des forces qui nous dépassent totalement, pour tout dire impersonnelles, à une sorte d'inconscient collectif.

Comment favoriser le développement personnel ?

Je reviens à des conclusions plus générales de mon enquête au sujet des célébrités de notre culture. Le christianisme est omniprésent dans l'histoire occidentale, pour le meilleur et pour le pire. Les universités, les sociétés savantes et les opportunités de rencontre, plus encore les livres, donc les bibliothèques, jouent un rôle décisif au profit d'une minorité : l'échelle sociale est une société sans barreaux. L'école abêtit le plus souvent et elle est fréquentée par la majorité.

Le problème n'est pas d'améliorer la qualité de l'homme, de lui faire enfin exploiter les quatre-vingt-dix pour cent inutilisés de son cerveau mais, plus simplement, de favoriser son épanouissement brimé par la société. L'éclosion des génies au siècle de Périclès ou à la Renaissance prouve probablement l'importance du milieu : les hommes potentiellement géniaux sont probablement bien plus nombreux que nous ne le pensons. Mais les sociétés et les institutions qui les encouragent sont rares.

Trois moyens nous ont paru avoir favorisé l'apparition d'hommes de qualité supérieure : 1) les dynasties sacerdotales en Allemagne, 2) l'éducation à la Renaissance et 3) le compagnonnage.

Les dynasties sacerdotales : Depuis la Réforme, il s'était formé en Souabe comme une race pastorale, par les deux procédés conjoints de la sélection et du croisement. La sélection : dès 1534, le duc Ulrich de Wurtemberg avait institué un système d'éducation recrutant au concours les plus doués parmi les enfants du peuple, pour les former à la mission évangélique et leur confier charge d'âmes. Le croisement : pour un jeune vicaire luthérien, le moyen normal d'accéder à une chaire pastorale était d'épouser la fille d'un pasteur et de succéder à son beau-père. Ainsi, en quelques générations, s'était formée une véritable race qui a donné une étonnante floraison de génies.

La seule descendance directe du ménage Burckhardt-Bardili, fondé en 1625, compte en quelque quarante ans (de 1760 à 1804), les noms de Mörike, Uhland, Schelling (pour ne citer que des noms très célèbres), Karl Friedrich Reinhardt au destin surprenant (après avoir été jacobin, il fut diplomate français, fait grand croix de la Légion d'honneur et finit comme comte Reinhardt, membre de l'Institut, pair de France), enfin Hölderlin. D'ailleurs pour l'ensemble de l'Allemagne (qui est loin de ne compter que des luthériens), entre 1550 et 1900, 26 p. 100 des célébrités reconnues sont issues de dynasties pastorales.

Ne croyant en rien à la race, nous ne pouvons attribuer le succès qu'aux autres causes : origine populaire des candidats, sélection des plus doués par concours, émulation, bonnes études, bon milieu.

Comme il serait beau de rassembler, par un coup de baguette magique, tous les grands génies de l'histoire en même temps en un même lieu, dans un grand village, dans une abbaye qui serait une nouvelle Thélème, et quelle !

Imaginons qu'ils s'implanteraient en un lieu de délices, propice à leur méditation et à leurs recherches, qu'ils trouveraient sans difficulté le moyen de résoudre les problèmes d'intendance (revenu, logement, alimentation, administration), qu'ils auraient d'intéressants loisirs et se trouveraient assez d'affinités entre eux pour constituer des couples unis et des groupes amicaux fervents.

Le rayonnement de ce beau village illuminerait la planète et ranimerait l'espérance de tous les hommes. Et cette pépinière fournirait en grands hommes la terre entière. En fait, des communautés artistiques, ascétiques ou scientifiques existent et ont existé. Elles sont possibles.

L'éducation à la Renaissance : Les écoles caricaturées par Bruegel et honnies par Erasme, Rabelais, Curion ou Montaigne, où les enfants étaient abrutis de coups ou de formules stupides, règles de grammaire en bouts-rimés, légendes de saints à apprendre et à répéter par cœur ont-elles vraiment disparu ? Il nous semble qu'elles se reconstituent perpétuellement, sans doute pour les mêmes raisons : un enseignant qui ne continue pas lui-même à chercher et à s'instruire oublie sa propre ignorance et se persuade aisément de sa supériorité. Mais, plus encore, c'est tout le système social qui pèse sur ses épaules : les parents se déchargent des enfants en les parquant à l'école, les classes sont trois fois trop nombreuses, les programmes imposés par l'administration sont insensés.

Nos humanités et autres écoles secondaires sont nées des préoccupations des humanistes en matière d'éducation. La pratique des auteurs anciens, le respect de la personnalité de l'enfant, le sens du dialogue entre le maître et l'élève, l'esprit d'émulation entre les jeunes gens, un heureux dosage entre l'effort intellectuel et le jeu, une ouverture sur le monde et sur la société réelle aboutirent, avec un décalage de quelques décennies, à des réalisations qui devaient rapidement modifier l'équilibre des forces sociopolitiques. Ceux qui ont reçu cette éducation vont constituer une véritable aristocratie de l'intelligence.

Mais, comme toujours, c'est la lettre et non l'esprit de la réforme qui fut appliqué : le latin est toujours enseigné aux potaches, ce qui n'a plus guère de sens mais l'épanouissement des personnalités a été oublié depuis longtemps. Et même l'université n'est pas à l'abri des reproches : elle a si peu évolué depuis le moyen âge ! Incroyable rigidité sociale qui fait considérer encore aujourd'hui par la majorité la Bible comme le livre des livres, alors que c'est manifestement un assemblage hétéroclite de traditions d'anciennes tribus nomades, d'une valeur pour le moins inégale ou la Comtesse de Ségur, toujours rééditée, comme la littérature enfantine par excellence, et nous pourrions continuer longtemps…

Le lecteur aura constaté la fréquence d'un trait présent chez les poètes cités, qui se ressemblent apparemment tous dans leur appréhension du réel. Une observation attentive, alimentée par l'enthousiasme leur fait voir plus que le commun des mortels dans le moindre brin d'herbe ou un simple reflet dans l'eau. Mais c'est aussi la démarche des mystiques que cette attention amoureuse. Et, aussi bien, celle des vrais chercheurs. Définirons-nous le génie comme l'attention soulevée par l'enthousiasme, avec persévérance, et devenant une seconde nature ? Oui, en y ajoutant que, souvent, il aura fallu assimiler, au préalable, les enseignements des prédécesseurs et se familiariser avec des techniques, toutes choses qui, elles aussi, réclameront attention et enthousiasme.

On en déduira les caractéristiques essentielles d'une véritable pédagogie et de toute éducation, qui ne devront rien au devoir, au dogme, à la contrainte et à l'ennui ; mais tout à la redécouverte, à la contagion d'un enthousiasme communicatif, à la ferveur partagée devant les merveilles qui peuplent, non seulement les lointains espaces et l'histoire mais aussi notre existence quotidienne ici et maintenant.

Le compagnonnage : sans lui, pas de cathédrales. Nous avons tous appris que les ouvriers étaient jadis apprentis, compagnons et après l'épreuve du chef d'œuvre, maîtres. Mais ce qui est moins connu, c'est la persistance, si limitée soit-elle, du compagnonnage et de ses principes, toujours utilisables : le tour de France et un long apprentissage approfondi, une fraternité et une entraide chaleureuse, une valeur humaine et professionnelle au moins égale à celle des employés et cadres. Encore aujourd'hui, certains métiers recrutent leur élite, tout à fait instruite des plus récents développements techniques, parmi les compagnons : cela devrait faire réfléchir.

Le propre du vivant c'est de durer par le système des générations successives ; son drame c'est, qu'à chaque fois, tout est à refaire. Le vrai problème, le seul peut-être, est celui de la transmission et de l'exploitation intelligente du patrimoine. L'éducation est la clé de notre avenir. Chaque père, chaque mère, même ignares, s'efforcent d'inculquer à leur progéniture des valeurs qu'eux-mêmes n'illustrent pas toujours. Si l'humanité s'éternise par l'amour, elle s'accomplit par l'éducation. Le livre devient ainsi la brique de la civilisation et nos œuvres, son temple. Mais quelle civilisation ?

Il faudra bien qu'un jour, reconnaissant la profondeur de l'âme et les possibilités de l'esprit, on redécouvre la mystique, l'alchimie, l'illumination, l'extase. Et qu'on s'accorde à refuser l'hégémonie et la puissance de quelques uns au détriment du peuple qui souffre et qui, seul, détient la valeur. Qu'on dépasse la simplification démagogique de la démocratie, toujours truquée, pour accéder à un régime réaliste qui reconnaisse, simplement, les exigences fonctionnelles de la survie et y pourvoie. Aussi longtemps qu'un enfant quelque part meurt de faim nous sommes indignes, tous, et coupables. Donc la première chose c'est d'assurer la survie des êtres humains que nous avons enfantés. La deuxième c'est l'éducation, qui est mémoire des grands ancêtres, transmission de la tradition. Le troisième objectif est de favoriser la nouveauté sans restriction, la recherche et la création. Nous sommes loin de compte.

Il est incompréhensible, par exemple, qu'il n'existe pas de conservatoire des œuvres et, qu'à tout moment on risque de perdre un Bach, un Vivaldi comme on en a déjà tant perdus, oubliés, brûlés.

Bien plus, en notre temps de facilités, il reste toujours difficile voire impossible de se procurer la diapositive de tel tableau, tel livre publié depuis quelques années seulement, le syllabus d'un cours, pour toutes sortes de raisons aussi mauvaises les unes que les autres.

D'innombrables œuvres enfin ne voient jamais le jour : combien de manuscrits dorment dans les tiroirs, faute d'éditeur, faute, plus simplement encore d'un point où les déposer, où les entreposer, où les faire lire. Est-ce tant demander ?

Nous ne saurions nous substituer à tant d'autorités défaillantes, négligentes, mais toujours imposantes. Notre intention n'est pas de proposer une nouvelle réforme de la société : les tentatives à ce sujet n'ont guère abouti. Mais chacun peut tenter, pour lui-même, de marcher à contre-courant et d'agir dans son cercle.

Le cursus scolaire achevé, tout adulte devient ou peut devenir un autodidacte. Le but n'est plus la conquête d'un parchemin mais l'approfondissement des connaissances, suivant les besoins professionnels ou les aspirations personnelles. D'innombrables vocations sont nées à la lecture d'un livre ou d'un article. Quoi de plus exaltant que de découvrir qu'un autre, déjà, est passé par nos émotions, nos espoirs, nos désirs, nos doutes ? Et quel avantage considérable n'est-ce pas de repartir des travaux antérieurs plutôt que de vouloir, à chaque génération, réinventer la roue ? Le cas des philosophes amateurs est flagrant : au mieux ils reconstituent des bribes de systèmes déjà connus et se croient d'autant plus originaux qu'ils ignorent les philosophes du passé. De grandes découvertes également ont été refaites plusieurs fois, car qui se donne la peine de relire les auteurs anciens et d'y puiser les trésors qu'ils recèlent ?

Un homme est grand lorsqu'il se dépasse. Il est plus grand que son voisin, son père ou son frère s'il renonce à n'être qu'un individu pour incarner un groupe, sa génération, une idée (la justice, la vérité, la beauté...), l'humanité tout entière. Il doit lutter contre son propre égoïsme mais aussi s'émanciper de sa famille, de son milieu, de la société dans laquelle il vit, de sa culture. C'est un héros de l'autonomie, de l'indépendance. Dans la courte parenthèse d'une existence il ne peut faire progresser l'espèce humaine qu'après avoir récapitulé, fût-ce pour la nier ensuite, toute notre histoire connue. Et c'est finalement l'envergure et l'audace de sa vision et de son imagination, le feu de sa foi, qui ouvrent, dévoilent, prédisent et préfigurent notre avenir à tous.

Si nous le voulions, il n'y aurait que des merveilles. (Paul Eluard)

EBAUCHE D'UN PROJET POUR L'HUMANITE

L'avenir n'est pas totalement prévisible : l'avenir s'infléchit en fonction de nos choix successifs. C'est nous qui réalisons, qui faisons devenir réels, tout ce qui existera (tout ce qui sortira de l'essence ou de l'esprit).

L'avenir est la résultante de tout ce qui a précédé. Nos actes, nos pensées, nos émotions seront obligatoirement suivis par un enchaînement de conséquences partiellement prévisibles mais qui restent potentielles jusqu'à leur réalisation effective.

Notre responsabilité dans ce qui nous arrive est totale et nous sommes totalement engagés dans l'aventure de l'humanité voire du Vivant tout entier. Il n'est pas vrai qu'une faute quelconque puisse être effacée : ni l'aveu ou la confession, ni la sanction ou la pénitence n'empêcheront les conséquences d'apparaître. Si je m'enivre, je serai malade.

C'est de nous que dépend l'avenir du monde. Du moins, nous avons à y jouer notre rôle. La nature telle qu'elle existe aujourd'hui sur la planète dépend largement de nos actions passées et probablement bien plus encore que nous ne le soupçonnons. L'état sanitaire général, la culture, les institutions, l'organisation politique et sociale sont la conséquence directe des façons de vivre et de penser de nos ancêtres. Comme l'avenir de nos enfants et petits-enfants est préparé par nous aujourd'hui.

Notre santé, notre succès, notre bonheur ne dépendent ni du hasard, ni des autres, mais uniquement de nous-mêmes. Et si nous sommes capables de supporter des conditions extrêmement défavorables, nous avons aussi la possibilité d'atteindre des cimes inconnues de la majorité : une santé parfaite, des succès éclatants, un bonheur divin, une vaste culture. Mais les cimes ne s'atteignent qu'en montant, qu'en se

hissant au sommet de soi-même. Cela en vaut mille fois la peine mais personne ne le fera à notre place. Bonne escalade !
Notre bonheur individuel ne saurait être parfait dans cette mer d'injustices, dans cet océan de misère qui bat à notre porte, dans cette société humaine mondiale si inorganisée sauf pour le profit d'une élite qui loin d'assumer ses responsabilités se goinfre de tout ce que la Terre et de nouveaux esclaves lui apportent.

Comme l'Europe, l'humanité n'existe que sur le papier. C'est encore un projet et même une utopie. Nous manquons d'un projet qui puisse emporter l'adhésion de la majorité des êtres humains misérables et de la minorité des nantis, de la masse peu instruite et de la crème des diplômés.

Un tel projet d'un semblable retentissement n'existe pas. Je vais donc l'ébaucher en toute naïveté, comme la suite logique du livre. Ayant déterminé ce que je crois être les conditions du bonheur, je rechercherai comment réunir ces conditions pour la majorité des humains qui le souhaitent et ceux qui, là où ils sont et avec les moyens dont ils disposent, sont prêts à se mobiliser pour le réaliser.

Nous verrons comment assurer les besoins de base de toutes les populations humaines, en tout lieu et comment organiser la société dans ce but. Il est clair que les idées de ce livre sont tributaires des lieux fréquentés et des modes de vie de l'auteur. Ces idées devront forcément être adaptées aux autres régions et cultures.

Les besoins de base sont très faciles à énumérer : il s'agit du logement, de la nourriture, des soins de santé, de l'éducation et de l'instruction, mais aussi de la liberté, de la dignité, de la joie de vivre, de l'amour.

Deux principes peuvent faciliter l'élaboration du projet : s'aider de ce qui existe et se rapproche de l'idée en y donnant l'extension nécessaire, s'appuyer sur une solidarité locale qui est certainement la clé d'un bon fonctionnement.

Des équipements et des structures d'accueil gratuits ou peu coûteux existent et ont toujours existé. Remettons donc en service les fontaines et toilettes publiques, relançons les piscines et douches populaires. Au lieu de refouler les mendiants et immigrés qui nous envahissent, nous pourrions les accueillir et les aider. Les rares auberges de jeunesse devraient être multipliées et accessibles à tous. Les restaurants en libre-service pourraient se multiplier et tous les affamés devraient obtenir gratuitement des chèques-restaurant pour y manger (des nourritures frugales certes). Les restos du cœur ont atteint de beaux résultats en faisant appel aux bénévoles et aux bonnes volontés : voilà un modèle à imiter. Toutes les associations charitables utiles doivent évidemment être encouragées. Il est complètement idiot d'avoir tant de chômeurs qui ne demandent qu'à travailler et aucun travail à leur proposer, alors que tant de logements manquent et que tant de repas sont à servir !

Il faut décentraliser. Ensuite, créer un système social mixte : dirigiste pour les besoins de base et libéral pour le superflu. Je m'explique.

Système dirigiste décentralisé pour les besoins de base : mise en place d'auberges à service minimal capables d'accueillir la nuit tous les sans-logis, restos très simples en libre-service, friperies pour les vêtements, écoles populaires du soir, dispensaires de soins de santé, le tout gratuit et partout dans le monde.

Chacun serait invité à contribuer au système en donnant par exemple un jour par semaine de son temps à ce service civil, selon ses capacités mais surtout en fonction des besoins du lieu et du jour.

Les allocations financières diverses seraient avantageusement remplacées par les prestations en nature décrites ici à titre d'exemple uniquement. Les impôts et les lourdes structures étatiques seraient fortement dégonflés. Impôts probablement limités à une taxe de solidarité sur les produits superflus et structures étatiques surtout à base de bénévolat.

En fait les marchandises et services appartiendraient à 3 groupes :

- ceux couvrant les besoins élémentaires par des objets et des services simples (non luxueux) et gratuits,
- ceux toujours non luxueux couvrant les innombrables besoins et désirs des personnes capables de payer sans être riches pour autant,
- enfin le reste totalement superflu voire néfaste mais procurant du plaisir ou des satisfactions esthétiques ou de vanité (boissons alcoolisées, fleurs, bonbons, tabac, belles voitures, voyages d'agrément, disques, beaux vêtements, etc.)

Si le premier groupe de marchandises et services est produit dans le cadre d'un bénévolat et distribué gratuitement, les deux autres groupes font l'objet des circuits économiques que nous connaissons et tout un chacun peur s'adonner librement aux activités de création, production et distribution sans préjudice pour autrui.

Il est important de comprendre que les logements, restos, vêtements gratuits etc. seraient disponibles pour tous sans condition. En conséquence, les immigrés, les désœuvrés, les impotents, les vieillards, les étudiants les artistes, notamment, ne seraient plus ni abandonnés ni soutenus injustement.

En résumé, dans ce système mixte, les improductifs peuvent vivre décemment mais sans luxe et les productifs peuvent jouir du fruit de leurs efforts, étant entendu que tous se consacrent un jour par semaine au service civil.

Comment démarrer un tel plan ? Il me semble que la première démarche devra consister à battre le rassemblement de toutes les associations et de tous les individus qui agissent déjà dans un sens proche, et de leur proposer de se coordonner. On pourrait créer une association générale de solidarité dont le but serait de coordonner les initiatives existantes et d'en promouvoir de nouvelles, en s'inspirant systématiquement de tout ce qui a existé ou existe aujourd'hui ici ou ailleurs. Cette association pourrait s'appuyer sur les comités de quartier, de paroisse, d'école, etc.

Dans le domaine culturel, les choses me semblent plus faciles. En effet la télévision est le lieu tout désigné d'une formation continue pour tous. Au-delà des innombrables divertissements qu'elle propose la télévision offre déjà de nombreux programmes intéressants, parfois fort suivis. Internet devient très rapidement une bibliothèque-médiatèque universelle qui constitue un progrès extraordinaire. Il va de soi qu'une langue véhiculaire simple comme le NETGLISH, connue de tous dès l'école primaire, jouerait là un rôle décisif.

Une définition de l'humanisme

L'humanisme est une foi dans l'humanité, aristocratique et exigeante

L'humanisme est une foi dans l'humanité

L'humanisme est une attitude philosophique qui prend pour fin l'épanouissement de la personne. L'humaniste affirme sa foi dans la dignité de l'homme, dans sa valeur et dans ses capacités ; il vise à assurer la réalisation intégrale de toutes les potentialités de la personnalité.

L'humanisme est une aristocratie

Son but est de susciter une civilisation aristocratique fondée et maintenue par les privilèges de l'intelligence. Prenant l'homme et ce qui le concerne comme le centre, la mesure et la fin de toutes choses, il s'applique avec ferveur :

- à connaître et à expliquer toujours plus largement la nature humaine dans ce qu'elle a d'universel et de permanent,

- à favoriser, dans un souci perpétuel de renouveau fondé sur la tradition, son plus harmonieux épanouissement,

- à défendre toutes les valeurs humaines là où elles sont menacées.

Les humanistes sont des esprits curieux, acharnés au travail, qui s'efforcent de régler tous les problèmes de la vie. Ils ont la passion de connaître, le culte de la beauté, une attitude expérimentale et font de leur existence une véritable école de vie.

L'humanisme est une exigence

L'humanisme s'est épanoui à la Renaissance mais son idéal est resté vivace et il demeure d'actualité. Face à la marée technocratique, au lobby militaire et scientifique, au terrorisme administratif, il est une exigence d'indépendance d'esprit. Le vivant, l'homme, l'intelligence sont infiniment fragiles, complexes et en perpétuel devenir. Pourquoi subir la loi du plus fort, du plus grand, du plus gros, du plus bête, alors que nous possédons des traditions de clairvoyance, de finesse, d'élégance, de noblesse – et que les progrès scientifiques et techniques peuvent être mis au service du bien-être de tous, de l'émancipation générale, de l'épanouissement de tous les êtres ?

Broyer du noir
ou voir la vie en rose ?

Pour Annette

Faites emmerdant, disait un grand patron de presse à ses journalistes. Un costume noir et une chemise blanche : le comble du chic. L'ennui, le sérieux sont bien considérés. Jusqu'aux philosophes pessimistes et abscons comme un Jean-Paul Sartre que lisent peu d'intellectuels et que moins encore récusent. Broyer du noir dans son coin, voilà la pose que beaucoup s'imposent.

Pour porter des chemises à fleurs ou sucer des crèmes glacées au milieu des officiels gourmés, il faut n'avoir plus rien à prouver, être Einstein ou Messiaen. Rire de tout et de soi-même, parler sans réfléchir, cueillir au vol l'inspiration, voir envers et contre tout le beau côté des choses, voir la vie en rose, c'est un gage de santé mentale, de bonheur et de succès pour soi et pour les autres.

Or le sachant, nous l'oublions dix fois par jour ; nous nous surprenons à proférer ou à accepter les messages négatifs, à tomber dans l'ornière du défaitisme. D'où le besoin vital de fréquents rappels, comme des oraisons jaculatoires laïques, à chaque heure du jour. La raison de ces cent messages concis, conçus comme des comprimés d'espérance, à prendre sans modération. Broyer du noir ou voir la vie en rose : un choix de vie.

1

La haine construit des murs jusqu'au ciel. Elle arme les faibles, coupe les têtes, les bras, les jambes, assassine incognito le soir au coin des rues. Elle voit le mal partout et y porte le fer. Elle connaît le revers seul de la médaille, le côté froid de la lune. Elle juge, empoisonne, emprisonne. C'est le triomphe de la bêtise et de la rancune. Elle est sa propre ennemie, se met la corde au cou et expire.

L'amour dissout toutes les difficultés. C'est un pont sur l'abîme, qui rend le sourire et guérit. Il peut tout comprendre et tout pardonner. Il fait flèche de tout bois et son miel de toutes fleurs. C'est une étoile dans la nuit et le soleil en plein jour. Il fait fondre la glace, va droit au cœur. C'est le prince charmant qui réveille notre âme et lui tend la main. C'est l'éternel dieu de la vie.

2

Le malheur est une malédiction acceptée, une mauvaise habitude enracinée, une myopie non corrigée. L'échec est une fleur desséchée, un fruit pourri parmi tant d'autres qui jonchent le sol et l'enrichissent. La souffrance est un signal, la maladie une réparation. La mort est un changement de saison.

Le bonheur et même l'extase, le succès, la grande réussite, les pleins pouvoirs et même le génie sont en nous. La sagesse, l'intuition, l'inspiration, la clairvoyance, l'illumination, notre ange gardien et Dieu lui-même sont en nous, à portée de main, derrière la porte qu'il suffit de grand-ouvrir.

3

Hier n'existe plus. S'accroche-t-il ? Le jeter à la porte. Au feu les photos ratées avec des yeux rouges. Tous les chagrins sont d'hier. Craindre c'est pleurer d'avance. Douter déjà c'est trop, c'est rogner les ailes du petit oiseau qui va sortir et va tomber du nid dès sa sortie. N'envoyer que les bons souvenirs.

Maintenant, c'est comme tenir la main d'un enfant. Notre enfant intérieur, confiant, hors du temps qui se distend et s'étire dans un hyperespace, dans l'infini. Ici maintenant c'est le ciel qui s'ouvre, nos ailes qui s'ouvrent de toute leur envergure. Ça plane pour moi dans l'azur. Notre enfant cueille des fleurs et chante.

4

La grande déprime, une grande envie de dormir, de se laisser glisser au fond du trou, l'étreinte de la trouille, le trac, le tremblement, les sueurs froides, la paralysie, l'angoisse, la terreur, le cauchemar, nulle envie, nulle action, nul projet, le néant de la nullité. Ou…

Un grand désir, un désir ardent, un désir omniprésent se réalise toujours puisque toutes nos pensées y convergent, que tous nos actes y concourent, que tout vient à point à qui sait attendre et que la chance enfin s'en mêle pour le coup de pouce final.

5

Impartialité oblige : la une des journaux est la scène de tous les drames. Les oiseaux sont mazoutés et ceux qui restent sont tirés. Les saints alliés fourbissent leurs armes pour tuer l'infidèle. A chaque jour son attentat à la pudeur, à la voiture piégée. En page deux voyez les scandales, en trois et quatre la chute des bourses, en cinq une épidémie, des accidents, le sang qui coule, et les virus qui montrent les dents. Cent morts, une manchette ;

deux morts c'est déjà une nouvelle. Les journaux font de la vente en gros. Et nous payons pour nous empoisonner l'esprit.

Générosité oblige : les restos du cœur nourrissent à l'œil, les galettes de la honte se ramassent à la pelle, jusqu'au lendemain. Des cadeaux, des promesses s'échangent, des bras se tendent. Chaque matin des millions de personnes se lèvent et vaquent à leurs occupations, quoi qu'il arrive. Les lettres, les trains, les avions arrivent, même si c'est avec retard. Les hypermarchés croulent de produits fabriqués, emballés, transportés, étiquetés, rangés, encaissés. Les banques, les écoles, les hôpitaux, les laboratoires fonctionnent. La terre tourne. Et le bonheur est là tout bête qui attend notre bon vouloir.

6

L'âge d'or est bien loin et j'ai mal à la tête. La facture du téléphone est arrivée et le ciel est gris. Il va nous tomber sur la tête. En bref tout va mal. Nous sommes minés par la fatigue, les désillusions, les mauvaises nouvelles, le chômage, les nourritures frelatées, l'air vicié, le manque d'argent et la voisine qui ne dit jamais bonjour. Pas plus tard qu'hier mon collègue le disait : tout fout le camp, y a plus de jeunesse et si encore on gagnait au lotto. Rien n'est plus comme avant. La vie est moche et j'en ai marre, marre, marre. Vous avez le cœur à rire ?

C'est après des milliards d'années d'efforts et de tribulations, de combats, de courage, de progrès que l'être humain est arrivé, a appris à parler, à calculer, à écrire, à fabriquer, à échanger, à aimer. Nous avons survécu aux déluges, aux famines, à la peste, aux guerres, aux gredins. Nous sommes nés dans un siècle de progrès scientifiques, techniques et politiques. Tout est à nous : la musique et les arts du passé, les nourritures du monde, les voyages lointains, une longue vie. Vivre est un privilège extraordinaire. Les sauts de joie, l'émerveillement, l'enthousiasme sont la seule réponse juste.

7

Quand je suis négligé, désordonné, dépressif, grincheux, triste, ironique, critique, dans la dévalorisation de moi et des autres, dans la dureté, le mépris, la colère et la contestation, fatigué, inactif, dans l'ennui le plus profond, je repousse les autres, la chance et le succès. Personne ne m'aime et je ne peux même plus me regarder dans un miroir. Je me fais horreur. Je me traîne dans l'existence, dans la maladie, je manque d'argent, je suis sans avenir, il ne me reste plus qu'à me pendre. A moins que…

Quand je fais ce qui doit être fait, que j'ai le teint rose et l'œil vif, que tout m'intéresse, que plein d'optimisme, d'admiration et d'enthousiasme, je n'ai que des louanges à la bouche, en pleine confiance je travaille vite et bien, je réussis dans toutes mes entreprises, la chance me sourit, mon compte en banque est bien garni. Je ne fais que des heureux autour de moi. Mon cœur déborde d'amour. L'existence est un jardin de délices. La vie me comble, l'avenir est radieux. C'est le bonheur parfait. Mon choix est fait.

8

La torture est un cocktail Molotoff de douleur, d'isolement, d'humiliation et de peur. Nous nous l'infligeons parfois à nous-mêmes. Ce stress, cette détresse, purement imaginaires, créent la dépression, le chagrin, la fatigue, la rancune, la dureté, la colère, l'hostilité générale. Mal dans notre peau, bientôt malades, nous sommes mal aimés, nous échouons, nous souffrons et cette spirale descend sans fin jusqu'en enfer.

Une minute de rire quant à elle vaut une séance de relaxation. C'est un médicament qui nous masse l'estomac, le foie et les intestins. Le cœur bat plus vite, les poumons rejettent plus d'air. Les toxines s'éliminent. La tension nerveuse disparaît. Le corps cède à la détente. Le coeur se calme, la pression artérielle diminue. Tout va bien à bord. Le rire fait fondre les soucis, ranime notre attention, stimule notre énergie, nous rend heureux.

9

Un somnambule se lève la nuit, sans être éveillé, sort de sa chambre, se promène, travaille peut-être, se recouche, et découvre le lendemain un travail terminé qu'il avait laissé inachevé la veille. À quelle force a-t-il obéi, si ce n'est à son être inconscient ? L'inconscient possède une mémoire qui enregistre les moindres faits de notre existence. Il est crédule et accepte ce qu'on lui dit. L'inconscient commande notre organisme et beaucoup de nos actions…

…C'est lui, c'est notre imagination qui nous fait agir au besoin contre notre volonté et il suffit de s'imaginer malade ou bien portant pour l'être en effet. Dans cette cire molle peut s'imprimer une suggestion négative ou positive. Au réveil et au coucher, fermer les yeux et, dire sans effort et à plusieurs reprises, comme une litanie : de jour en jour, ma vie va de mieux en mieux. Votre inconscient aura la puce à l'oreille. Il exécutera fidèlement l'ordre reçu, pour le restant de vos jours.

10

Nos enfants adorent les monstres. La télévision sature leur imagination d'exploits sanguinaires, de luttes sauvages, de catastrophes bien réelles. Cette suggestion permanente s'imprime sans effort. Si un parent, un éducateur répète sans cesse et de toute sa hauteur à un enfant qu'il est méchant, incapable, stupide, qu'il n'arrivera jamais à rien, le résultat sera désastreux, parfois indélébile. Remonter le courant pourra demander à ce malheureux des années. Qui de nous n'en a pas souffert ?

Dodo, l'enfant dort. Son corps et son intellect se reposent mais son inconscient veille. Vous pouvez lui parler très doucement, lui suggérer avec bienveillance tout ce que vous jugez bon pour lui, pour sa santé, son comportement et ses aptitudes, le répéter souvent. La cire molle de l'inconscient enregistrera fidèlement le message et le résultat se produira. Et pendant la journée, pourquoi ne pas lui suggérer qu'il est capable de tout ce qui lui fait peur, doué pour tout ce qui lui fait vraiment envie ?

11

Angoisses, phobies, dépressions, migraines, insomnies, ulcères, maladies de la peau, cancers... : souvent les manifestations d'un conflit intérieur, d'une dysharmonie, d'un déséquilibre. Sûrement un aveuglement, un obscurcissement, un trouble de la vision – une vision trouble. Il faudrait peut-être changer de lunettes, se défaire des œillères...

... et parvenir à ce niveau de conscience profond où la peur est inconnue et où se révèle l'antique sagesse de notre lignée, de notre espèce, dans l'immensité de l'inconscient individuel et collectif. En retrouver le chemin pour récupérer nos pouvoirs. Une chance à se donner qui vaut bien tous les Lotto et autres Millionnaire.

12

L'homme en gris, subalterne, se tait, obéit, s'évanouit, disparaît, n'a jamais existé. A la surface des choses, enfermé sans clefs à l'extérieur, il marche à reculons vers son passé qui fuit. Il n'est que l'ombre de lui-même, parle pour ne rien dire, regarde dans le vague, marche à côté de ses pompes, n'enfonce que les portes ouvertes, est sans projet, cloué au sol.

Son frère, pourtant si différent porte la lumière comme un astre. Son cœur rayonne, ses yeux pétillent, sa voix porte, ses mains façonnent, secourent, guérissent, ses œuvres irradient. Tambour-major, porte-drapeau il est au premier rang et défile en fanfare. Les barrières disparaissent, la foule s'écarte, son chemin est tracé, il montre la voie.

13

Après les coups de règle sur les doigts, les cris qui cassent les oreilles, les pourritures et les puanteurs, les accords forcés, les renoncements d'office, les larmes rentrées, les malheurs accumulés, il n'est plus possible d'ouvrir ni la main, ni les bras ; les oreilles s'obturent, le nez se pince, le désir meurt, le cœur se ferme, la vie s'arrête.

Alors il faut tout réapprendre : les murmures du ruisseau, les trilles de l'oiseau, l'odeur messagère des fleurs du sous-bois, le sourire aux anges, la caresse du vent sur les cheveux, les mots du fond du cœur, la patience des dentellières, l'inspiration des poètes, les folles amours de l'adolescence et même du grand âge, les promesses de l'aube et du crépuscule.

14

L'homme moderne creuse sa tombe avec ses dents. Il mange toujours plus de viande et quelle, de sucre et farine blanchis, de légumes cuits voire en conserve. Ses fruits se transportent et se conservent mais ils sont inertes, sans goût. La vitamine C, pourtant vitale, n'existe plus qu'à l'état de trace et le peu qui subsiste est emporté par le stress. L'homme moderne est atteint d'un scorbut généralisé. Entrée en décadence, l'humanité va disparaître.
Depuis 50 ans et plus que jamais la vitamine C synthétique aux propriétés équivalentes à celles de la vitamine naturelle est en vente partout. C'est un médicament universel du corps et de l'esprit. Sans ordonnance. Sans inconvénient. Simple, facile, pas chère et même de bon goût, la vitamine C sert à vivre. Mieux, plus longtemps, plus heureux. C'est le chef d'orchestre de l'organisme. Une dose de 1 500 à 2 000 mg par jour est conseillée.

15

Le passé est une gangue de glaise à nos godasses, un fardeau de porte-faix, un fourniment, tout un fourbi, si lourd, si gigantesque qu'il nous laisse sur place, à quai pendant que la vie passe.

L'avenir est glauque, plombé, opaque, menaçant, c'est le cauchemar du passé qui continue, nous tient entre ses griffes plantées dans notre chair. Le présent est aux abonnés absents.

Nous vivons dans le présent, dans un présent toujours renaissant. Le passé n'existe que sous forme de traces que nous interprétons librement. Nous pouvons réhabiliter notre lignée et le passé tout entier. L'avenir est aujourd'hui une image, une projection sans consistance ni fatalité : il n'est jamais fixé, nul ne peut le prédire mais chacun de nos actes le construit.

16

La planète tout entière souffre d'une énorme maladie. Tout va de mal en pis. Nous serons un jour mille milliards d'hommes, de femmes, d'enfants maigres ou gonflés comme des outres, apeurés, déguenillés, juchés sur les squelettes pour aspirer une bouffée d'air vicié. Les savants fous en matière plastique habiteront dans un ordinateur diabolique.

La pensée toujours positive, l'amour sans condition de tout moi et de tous les autres, de toute ma famille, de toute ma lignée et de toute l'humanité passée et à venir feront éclore la plus grande fleur, la rose des vents, comme un plus grand soleil plus généreux qui nous donnera des ailes vibrantes, des élytres irisées comme les vitraux des cathédrales.

17

La maladie est souvent de la colère inexprimée, de la rage envers la famille ou la société. S'y ajoute un sentiment d'impuissance ou de castration, de désespoir, d'impossibilité définitive. Devant un mur, dans une prison, au fond du trou. Dans l'ignorance de la sentence, du jour de la délivrance, de la clé et même de la serrure.

Jamais personne n'a pu fixer une limite au pouvoir de notre esprit. Il suffit de se détendre, de se laisser glisser au fil du courant jusqu'à la mer, jusqu'à l'océan de notre inconscient, qui connaît toutes les réponses, n'attend pour nous guider que notre ainsi soit-il. Ainsi soit le bonheur qui m'accueille, portes ouvertes vers le ciel de l'infini.

18

Je-je-je. Solitaire, séparé, autre, si différent. Je je je. Et moi et moi et moi. Je sais, je veux, c'est à moi. Les autres n'existent pas vraiment. Ils ne me comprennent pas. Ils sont égoïstes. Personne ne m'aime. C'est chacun pour soi. L'amour c'est donnant donnant. Le monde est dur. Se méfier de l'acte gratuit, de l'intention cachée. L'homme est mauvais de naissance.

Le pardon est le chemin de l'amour. Effacer les traces dans le sable. La caresse des vagues use le tranchant des rochers. L'autre est devant moi mon reflet et je passe derrière le miroir. Nous-nous-nous, que des nounous, que des nounours. Viens toi dans mes bras : l'affrontement cède devant l'étreinte, la morsure se change en baiser. La discorde n'est plus, voici l'harmonie.

19

Mon nez est trop long disait un top modèle, j'ai la paupière qui tombe disait un autre. Nous sommes toujours trop gros ou trop maigres, trop petits ou trop grands. Il nous manque toujours quelque chose pour être aimés et si on nous aime c'est pour notre beauté et non pour notre intelligence ou le contraire. L'amour inconditionnel est l'amour d'une mère. S'il nous a manqué, raison de plus pour le pratiquer.
L'amour inconditionnel c'est la pensée positive agissante, rechargée en émotion. C'est avec çà qu'on change le plomb en or, que les fantômes du passé et de la culpabilité s'évanouissent, que l'autre est l'ange messager des accordailles. Avoir raison c'est une victoire à la Pyrrhus. L'amour ingénu de l'enfant, du chien, du saint, de l'amoureuse, voilà l'attitude juste et le secret du bonheur.

20

La météo est formelle, il va pleuvoir. Les nouvelles sont mauvaises et le vent est glacial. Mal dormi. Chiant de se lever. Encore une sale journée à tirer. Le facteur apportera sûrement une facture à payer. La rue est pleine de mendiants, de gens maussades, de crottes de chien. J'ai mal à la tête. Une vieille douleur qui rampe, qui sait le cancer ?

Le soleil est dans les cœurs. Comme chaque matin le soleil se lève dans toute sa force et dans toute sa gloire. Pour donner tout ce qu'il a d'énergie, chasser les ombres de la nuit et nos mauvais rêves. Il suffit d'ouvrir le cœur pour accueillir la lumière et l'amour. Inspirer l'air du matin, sourire à tous les passants, saluer les bourgeons de ce jour d'hui.

21

Une graine de tournesol juste semée dit :

Je crains de plonger mes racines dans la terre obscure, mes radicelles si fragiles ne résisteront pas. J'ai peur des larves et des limaces. Et fleur enfin je me ferai cueillir. Pas question de bouger, je me tiens coite.

Une alouette gobe la graine et s'envole au loin.

Une autre graine, sa sœur dit :

Comme j'aime cette terre meuble où j'enfouis mes racines. Vite que ma tige se lance vers le ciel, que le soleil m'illumine, que les promeneurs me sourient.

Et elle pousse comme une grande. L'alouette passe, salue le papillon qui la lutine, l'abeille qui la butine et monte jusqu'au soleil.

22

Walt Disney se fit congédier de son journal par manque d'idées et fit faillite plusieurs fois. Charles Darwin était considéré comme un élève très ordinaire, d'une intelligence au-dessous de la moyenne. Fred Astaire était mauvais acteur, presque chauve, de petit talent pour danser. Isaac Newton était un cancre et Abraham Lincoln a perdu huit fois les élections.

Walt Disney a créé Mickey, Bambi, Blanche Neige. Darwin a écrit l'Evolution des Espèces. Fred Astaire a chanté, dansé, pirouetté avec Ginger Rogers, Rita Hayworth, Judy Garland. Quant à Newton, c'est pour François Arago le plus grand génie de tous les temps et tous les pays, et Lincoln a aboli l'esclavage qui déshonorait le pays.

23

Grièvement brûlé à l'âge de 8 ans par une explosion de gaz, Glenn Cunningham né en 1909 au Kansas, ne devait pas survivre et certainement ne plus jamais marcher. Les médecins l'avaient dit. Glenn survécut mais entendit qu'il eût mieux valu qu'il meure car il resterait infirme. Il n'allait au jardin qu'en fauteuil roulant. Or un jour…

…il décide de remarcher, se hisse hors de sa voiturette, se traîne, encore et encore. Ses jambes peu à peu le soutiennent, il marche, tout seul. Le voilà même qui court, de plus en vite. Si vite qu'il court le mille le plus rapide de tous les temps. Champion olympique il obtient en plus son doctorat à l'Université de New York.

24

L'optimisme est une fausse espérance à l'usage des lâches et des imbéciles (…) L'optimisme est l'alibi sournois des égoïstes (Bernanos). Dans la société actuelle l'optimisme ne saurait être qu'un mensonge à bon marché (Jean-Claude Clari). Défiezvous de votre optimisme et figurez-vous bien que nous sommes dans ce monde pour nous battre envers et contre tous (Prosper Mérimée).

Aucun chrétien ne peut être pessimiste car le christianisme est un système d'optimisme radical (Wiliam Inge). Dans les situations désespérées la seule sagesse est l'optimisme aveugle (Jean Dutourd). L'optimisme vient de Dieu, le pessimisme est né dans le cerveau de l'homme (proverbe soufi). L'optimisme c'est voir la vie à travers un rayon de soleil (Carmen Silva).

25

Dans les années '50 Mr Wright a des tumeurs cancéreuses grosses comme des oranges dans tout le corps. Il exige du Krebiozen, un nouveau médicament miracle en phase d'expérimentation qui représente selon lui une occasion en or. Quoique moribond le patient se remet miraculeusement : les tumeurs fondent en quelques jours. Après 2 mois il lit dans un journal…

…que les tests cliniques du Krebiozen sont décevants. Il fait une rechute. Son médecin lui injecte un peu d'eau pure en lui faisant croire que c'est du super Krebiozen. Les tumeurs fondent à nouveau. Mais deux autres mois plus tard le rapport final de l'Académie conclut à l'inefficacité du Krebiozen. La semaine suivante, Mr Wright retrouve sa maladie et meurt.

26

Des maladies comme le cancer nous affolent. Les statistiques, un diagnostic qui est une sentence de mort suivie d'une longue agonie, le rituel et le decorum hospitalier, l'autorité académique, le choc opératoire, les drogues, la terreur des proches, tout concourt à saper le moral des malades condamnés à la chirurgie, à la chimiothérapie, aux irradiations. Des cancérologues sont atteints de dépression chronique et cela se comprend.

Même déclaré incurable le malade qui veut guérir, qui le veut avec rage, s'il est aimé au moins d'une personne, s'il prend en imagination la direction des opérations, selon sa propre logique, celui-là peut dynamiser son pouvoir intérieur de guérison, galvaniser son système immunitaire et soigner depuis une tumeur bénigne jusqu'à un cancer en phase terminale. Et plus il y croit, plus ses chances de réussite augmentent.

27

Maussades, ennuyeux, cartésiens, sévèrement renfermés dans leurs certitudes, cantonnés dans leur spécialité, les retraités de l'aventure, les pantouflards convaincus font toujours la même promenade avec le chien qui aime çà, lisent le même journal à la même heure et ont des opinions bien arrêtées, qui leur tiennent lieu de personnalité, comme un vieux costume.

Passionnément curieux de tout, d'autres parlent avec tout le monde, lisent ce qui leur tombe sous la main, regardent les documentaires à la télé, surfent sur Internet, voyagent, agitent jour et nuit mille idées nouvelles, jamais en peine d'une solution, s'amusent, créent, réussissent. Ils sont peintres, journalistes, chanteurs ou simplement farceurs ou facteurs – ou géniaux.

28

Un problème sans solution est un problème mal posé. En voici un : pourquoi Dieu existe-t-il ? Un problème à une seule solution fait honte à l'imagination. C'est l'histoire d'un homme enfermé dans une chambre qui pousse toute la nuit sur la porte pour découvrir le matin qu'elle s'ouvre vers l'intérieur. Les gens en place répugnent à changer quoi que ce soit. L'immobilisme les protège, croient-ils. Impossible est très français.

Une attention fine, désintéressée, amusée, portée à ce qui nous entoure nous permet d'entrer dans l'intimité des êtres et des choses. Une imagination qui joue et jongle avec les idées, les retourne, les écrabouille, les dilate, les jette au plafond, les peinturlure, les met en scène, trouve cent solutions à l'heure et l'une elles résoudra le problème. Dans un rond-point plus personne ne brûle le feu rouge. Une invention française.

29

Ce n'est pas sérieux…
C'est idiot…
Çà ne tient pas debout…
Çà ne marchera pas…
Utopique…
Çà coûtera trop cher…
On a déjà essayé…
Çà s'est déjà fait…
Çà se saurait…
Çà sera refusé…
Impossible…
C'est sans solution !

Pourquoi pas ?
C'est à creuser…
C'est intéressant…
Pas con…
Il y a de l'idée là-dedans…
Et si on essayait ?
C'est comme si…
Cela me fait penser à…
Je le vois devant mes yeux !
Mais oui bien sûr !
C'est comme si c'était fait !
Génial !

30

Fermer les yeux de lassitude, suivre le troupeau pour ne pas se perdre, abandonner ses forces, renoncer à son idéal, à son projet, remettre à demain, attendre des jours meilleurs, une opportunité plus propice, se tordre les mains, hésiter au bord du chemin, freiner des quatre fers, buter sur l'obstacle, couper court, arrêter les frais. Cela aurait pu marcher…

Observer la situation, penser positivement, visualiser le résultat. Ajouter l'enthousiasme qui renverse les montagnes. Se faire aider. Agir enfin puis franchir tous les obstacles, y croire contre toute évidence, recommencer après l'échec, encore et encore, produit toujours le résultat. Celui de notre choix. A chacun selon son ambition, son courage et sa foi.

31

Sur la medina, de minaret en minaret, les muezzins chantent la mélopée plaintive de la prière. Les chrétiens suivent les stations du chemin de croix et se lamentent sur les plaies du Christ. Les moines tibétains sonnent lugubrement de leurs longues trompes. Les religions rappellent aux fidèles que l'existence ici-bas est misérable.

A l'aube dans la campagne et dans les bois, les oiseaux saluent le soleil, les écureuils sautent de branche en branche, les fleurs s'ouvrent, l'air embaume et le ruisseau sourit. A midi, c'est la grande lumière qui resplendit. Le soir la lune et les étoiles nous font un ciel de lit. La nature dont nous sommes issus et tissés nous invite à la joie.

32

Les gens qui ont tout pour être heureux meurent aussi, perdent un être cher, sont ruinés, tombent malades, se disputent, sont dépressifs, s'ennuient, ronchonnent comme tout le monde. Riches, ils peuvent être avares, jeunes mais déjà fatigués, beaux mais vulgaires, intelligents mais ignares, grands et forts mais handicapés moraux.

Des enfants pauvres qui jouent dans la ruelle avec des riens peuvent offrir au passant un sourire qui vient tout droit du paradis. Des vieillards assis au soleil, en qui coule encore un tout petit filet de vie, peuvent y trouver leur bonheur. Le travailleur mal payé peut être si appliqué que son cœur silencieusement bourdonne.

33

La publicité est un scandale. C'est une invention du diable. Elle ment comme elle respire. Elle a créé la société de consommation au profit des multinationales. Elle suscite chaque jour de nouveaux désirs, nous attire dans les paradis artificiels des hypermarchés et des parcs d'attraction, nous fait croire que seules les marques connues nous apporteront l'honneur, le respect et le certificat de bonne conduite. Elle nous pousse à nous endetter au-delà du raisonnable et nous fait perdre le sens des valeurs.

Rêvez nous ferons le reste, dit la publicité. Et de nous montrer des jolies filles, des enfants propres comme des sous neufs, des petits chiens craquants, des seniors plus sportifs tu meurs. Au royaume de l'éternelle jeunesse, ce ne sont qu'îles paradisiaques, paysages enchanteurs, villas de rêve, voitures grandes comme des palais et sobres comme des chameaux, appareils tout automatiques. Rien que du plaisir et que du bonheur. C'est l'univers de la pensée positive, enfin presque. Faut juste bosser pour payer. Bon, et alors ?

34

A pauvre cœur petit souhait. La haine c'est l'hiver du cœur. Le contraire de l'amour ce n'est pas la haine, c'est l'indifférence, le mortel ennui. Entre personnes sans cesse en présence, la haine et l'amour vont toujours croissant : on trouve à tout moment des raisons pour s'aimer ou se haïr mieux (Balzac).

On ne voit bien qu'avec le cœur. C'est le coeur qui sent le bien, et non la raison. La vérité se cache à l'esprit de l'homme, mais se révèle à son cœur. A cœur vaillant rien d'impossible. Jettes ton cœur en avant, le reste suivra. Fais ce qui fait chanter ton cœur. Heureux ceux qui ont une lyre dans le cœur. Chante mon cœur, chante.

35

Fonctionnaire je suis nommé à vie. Mon travail nourrit ma famille. Je le déteste mais impossible de changer. Je ne peux me permettre aucun risque. Ce n'est pas le genre de la maison. Je rentre chaque soir déprimé, de mauvaise humeur et c'est la famille qui trinque. Le prix à payer.

Une opportunité s'est présentée, modeste certes. Ce n'était pas tout cuit. Il fallait prendre un risque financier, suivre des cours, sacrifier des loisirs. Ma femme a confiance en moi. Elle m'a encouragé. J'ai tenté le coup. Ce fut difficile mais c'est gagné. Je ne regrette rien. J'ai grandi.

36

Je suis quelqu'un de simple. Je fais le métier qui était déjà celui de mon père. J'habite dans la maison de mes grands-parents. J'ai rencontré ma femme sur mon lieu de travail. En fait c'est elle qui m'a choisi. Nous allons en vacances dans la caravane de mes beaux-parents. Toujours en terrain connu, je ne me fais pas de bile, je fais ce qu'on me dit et je prends ce qu'on me donne.

A 3 ans déjà notre vocation s'affirme. Nous sommes doués pour ce qui nous attire. Uniques, nous seuls savons ce qui est bon pour nous, ce que nous aimons, ce que nous voulons devenir, quelle direction prendre. Alors qu'importe les obstacles, les doutes de l'entourage, nos erreurs : le succès est toujours au bout du chemin, avec son cortège de fierté, de reconnaissance, de prospérité.

37

Née en 1880 aux E-U, Hellen Keller tomba malade et devint sourde, muette et aveugle à 19 mois. Sur intervention de Graham Bell, l'inventeur du téléphone, elle fut confiée à Anne Sullivan qui fit son éducation et l'accompagna pendant 50 ans. Hellen n'arriva jamais à parler mais elle fit des tournées de conférence et écrivit des livres qui ont encouragé les handicapés partout dans le monde. En 1964 le président Johnson lui décerna la plus haute distinction civile américaine : la Presidential Medal of Freedom.

Nous savons entendre et même parfois écouter les paroles d'amour, les chansons, les conseils. Nous pouvons dire tout et n'importe quoi, nous dire. Nous pouvons voir, regarder, scruter la nature, nos proches, les couleurs et les demi-teintes, lire tous les livres, voir tous les films. Ces merveilleuses facultés sont à notre disposition et peuvent être affinées à l'infini parce que nous sommes au bout de la chaîne de l'évolution, avec des capacités extraordinaires pour changer le monde en paradis.

38

En chacun de nous, dans notre cœur, un petit enfant appelle au secours et souffre quand on ne l'entend pas. Nous ignorons ses désirs, ses craintes et son besoin d'amour. Nous croyons être des adultes, alors que nous ne sommes que de grands enfants insatisfaits, apeurés, dépendants, incapables d'entretenir des relations épanouies et de réussir.

Nous pouvons rencontrer notre enfant intérieur, le consoler, réparer ses blessures, son manque d'amour, jouer avec lui, l'aider à terminer sa croissance. Devenir un véritable adulte relié à un passé reconstruit pour qui l'avenir commence chaque matin, plein de promesses et pour qui le présent toujours renaissant rayonne de joie.

39

Nous sommes des animaux, avec un vieux cerveau reptilien et l'encéphale récent. Nous sommes membres de l'espèce humaine, de la société civilisée. Nous avons appris à lire, écrire et compter. Nous savons soigner, construire, payer, voter, boire de la bière, baiser et regarder la télé : métro-boulot-dodo. L'inconscient c'est ce qui n'est pas conscient.

Nous descendons des dieux et les anges nous guident. Nous avons un cœur grand comme çà qui communique directement avec le lac de la mémoire universelle. Au centre du lac, une île verdoyante. Sur l'île le phare de l'imagination projette nos pensées sur le ciel. Et ces pensées dynamisées par l'amour deviennent des actes qui matérialisent nos rêves.

40

Il existe des gens qui n'ont jamais vu la mer, n'ont jamais quitté leur village ou leur quartier. Ils n'ont jamais quitté leur emploi ni même leur petite maman chérie. Ils ont toujours gardé les mêmes idées, de papa. Le vaste monde est incertain et plein de dangers d'après ce qu'on dit. Le bonheur c'est de cultiver son jardin en fumant sa pipe.

Avec le train, il est facile d'arriver quelque part. Il suffit de se rendre à la gare, de choisir une destination, un horaire, d'acheter le billet et de s'installer. Pour réussir dans la vie il suffit de fixer l'objectif, de choisir les moyens, de payer de sa personne, d'agir toujours dans la même direction, avec confiance. C'est intéressant.

41

Les livres de pensée positive sont écrits par des escrocs pour des naïfs. Bien trop beau pour être vrai. Cela se saurait. S'il fallait croire tout ce qu'on raconte. On ne me la fait pas. J'ai eu des malheurs dans ma vie. Le monde est méchant. Je n'ai pas de santé. Je voudrais vous y voir. La vie est dure. Ah les choses ne sont plus ce qu'elles étaient. Du temps de nos parents…

Oui il est possible de vivre hors de la peur, de la déprime et de la maladie ! Dans des livres pleins d'optimisme, des auteurs à succès expliquent comment remplacer les croyances négatives par des images et des pensées toutes puissantes de santé, de succès et d'amour. On y apprend à entrer dans sa propre légende avec un plaisir d'enfant émerveillé.

42

La fureur guerrière des hommes défriche le monde, l'arrache, le transperce, le viole, l'aplatit, l'emmure, le cimente, le goudronne, le consomme, le nie, le jette à terre, s'essuie les pieds dessus, enfonce les portes, casse les pierres, brûle les récoltes, puis défile, tête haute au son du tambour.

La ferveur quotidienne des femmes enfante le monde, le nomme, l'allaite, le lave, l'emmaillotte, le couvre, le berce, l'endort, le soigne, le porte, le protège, l'enseigne, lui sourit, le caresse, le cajole, le tient debout, à mains nues, à cœur ouvert, gracieusement depuis la nuit des temps.

43

La montée des fascismes et autres pestes brunes n'est pas faite d'actions brutales, flagrantes mais, goutte à goutte de négligences, d'acceptations, d'indifférences, de haussements d'épaule, de veuleries, de compromissions qui de proche en proche empoisonnent les cœurs et pourrissent la société jusqu'à l'os comme une gangrène.
Opposons… à la négligence l'attention aux détails et à l'autre, à l'acceptation lâche le refus catégorique, à l'indifférence la compassion, au haussement d'épaule la main tendue, à la veulerie et aux compromissions, la droiture et le don qui de proche en proche vont droit au cœur, touchent au meilleur de chacun et réchauffent la communauté.

44

Aujourd'hui les meubles les plus répandus sont fabriqués dans de la paille pressée couverte d'une feuille de plastique. De forme parfaitement géométrique, de style minimaliste, ils sont faciles à produire, à emballer, à expédier, à monter. Ils résistent parfois à un déménagement. Leur propriétaire peut les orner de posters de joueur de foot ou de chanteurs pop et y ranger les vêtements en toile à chariot élimés préalablement en usine. Sans prétention, ils reflètent la simplicité des moyens, la modestie des goûts pour ne pas dire la médiocrité de notre société.

Destinée à serrer le trousseau de la mariée, le linge et les économies, l'armoire normande se transmettait de génération en génération. Elle était commandée auprès d'un artisan local qui l'ornait de gerbes de blé, râteau, cornes d'abondance, attributs des propriétaires agriculteurs, commerçants, artistes ou nobles. L'armoire normande se reconnaît entre toutes à la corbeille de fleurs, au couple de colombes. Une rose unique ornait les modèles les plus simples. Le bois nécessaire, souvent du chêne, était choisi sur pied à la naissance de la fille par son père.

45

Beaucoup de romans et de films font appel aux besoins sexuels insatisfaits. C'est l'énergie sexuelle ou vitale qui régit la structure de l'affectivité et de la pensée humaines. Sa répression conduit au cuirassement moral, au fanatisme national ou religieux, à la soumission à l'autorité et à la disponibilité pour la guerre. Celui qui réprime sa sexualité développe toutes sortes de défenses morales et culturelles.

Les artistes sont réputés pour leur liberté sexuelle et de pensée. Partout les dirigeants des sociétés respectent les convenances mais leur vie privée est souvent bien plus libre que celle de leurs sujets. En fait, la liberté sexuelle entraîne la reconnaissance du plaisir et l'absence de culpabilité. L'individu sain se désintéresse de la moralité car ses pulsions ne doivent plus être inhibées (d'après W. Reich, 1936).

46

Les animaux sont bêtes, mécaniques, animés par un obscur instinct de répétition jusqu'à l'absurde. Les singes sont stupides puisqu'ils ne peuvent parler et les fleurs sont bien sottes de ne pouvoir nous mordre. Le grand avantage de la stupidité des bêtes c'est qu'elle nous autorise à les massacrer selon notre bon plaisir : elles n'ont pas plus d'âme que n'en avaient les Indiens pour les si catholiques conquistadors.

De l'infusoire au chimpanzé, de la cellule à l'orchidée, tous les êtres vivants sont organisés. Leur intelligence et leur sensibilité ont suffi pour les faire évoluer et subsister jusqu'à nous. L'extraordinaire polymorphisme des espèces végétales et animales prouve abondamment la créativité, les ressources de la nature. Le monde vivant est simplement le plus extraordinaire possible, le chef d'œuvre absolu.

47

Don Quichotte, le chevalier à la triste figure, oscille entre le tragique et le ridicule. Les anti-héros de Kafka, de Camus ont perdu tout repère et se heurtent à l'absurdité de l'existence. Les bureaucrates réglementent à tout va, enregistrent en triple exemplaire, comptabilisent à deux décimales. Les immigrés déboussolés incendient des voitures. Les charlatans vendent leurs grigris et leurs horoscopes. Ce soir, série B à la télé.

Ceux qui adoptent volontairement une attitude positive constituent une aristocratie de l'esprit. Ils s'efforcent de conserver en l'état leurs possessions et le bien commun. Ils accordent généreusement leur confiance. Ils parient sur le beau, le bien, le vrai. Ils aiment le beau côté des êtres et des choses, la nature, les arts, la musique, les sciences et les techniques. Actifs comme des abeilles, leur enthousiasme soulève l'humanité.

48

L'univers est une absurde machine à mouvement perpétuel, un milliard de milliards de boules de feu et de cailloux froids. La planète est peuplée de créatures stupides nées du hasard et se reproduisant à l'identique à l'infini. Nous sommes tous des robots, programmés, avec disque dur. La société est un camp de concentration. Dépendances : les chambres à gaz.
La neige des montagnes fond au soleil. L'eau creuse son chemin, ruisselle, cascade, descend jusqu'à la mer. L'eau c'est la vie qui danse dans le soleil, puise dans son coffre et se déguise en poisson d'or, en papillon, en mimosa, en moi-même. Elle joue tous les rôles, se métamorphose, juste pour rire. Songe d'un jour d'été. La vie est un conte de fée.

49

Le subconscient obéit fidèlement et stupidement. Il enregistre mécaniquement toutes les informations reçues sans aucun tri. Tout ce qui lui est répété est mémorisé et il l'exécute aveuglément, pour le meilleur et pour le pire. Si un hypnotiseur incompétent dit :

Au réveil vous ne vous souviendrez de rien !

Son patient se réveillera peut-être amnésique.

Secret des grands hommes : utiliser le subconscient. C'est le magicien de notre esprit. Avant de dormir, suggérez au subconscient de vous réveiller à telle heure. Il le fera. Pour imprimer un ordre positif de santé par exemple, répétez-le trois fois en vous endormant, successivement pour alerter, ordonner, confirmer. Ce médicament est gratuit.

50

Dans notre ventre, un autre cerveau, de même origine embryonnaire que le cerveau principal est enroulé autour du tube digestif et de l'intestin. Il est responsable du système digestif. En outre, il dirige en grande partie le dispositif de défense de l'organisme et règle la prolifération des cellules des muqueuses intestinales.
La sérotonine est un neurotransmetteur qui influence les états d'âme. Elle est essentiellement produite par les cellules nerveuses de l'intestin. La sécrétine, une hormone gastrique peut guérir l'autisme. Certaines maladies du système digestif sont étroitement liées à l'état psychique. La bonne humeur soigne l'intestin.

51

Nous craignons la mort et la maladie. Le sida, le cancer, l'infarctus obsèdent les esprits. Les dépenses de santé explosent. Les belles et grandes pharmacies, design, bien achalandées sont aussi nombreuses que les étals de fruits et légumes. Les hôpitaux et cliniques modernes rivalisent en nombre avec les supermarchés.
Chez tous les mammifères, l'espérance de vie est égale à 6 fois l'âge de pleine croissance. Notre âge de pleine croissance étant 20 ans, nous sommes programmés pour vivre 120 ans. En menant une existence conforme à nos besoins biologiques. Encore quelque chose à signifier à notre subconscient.

52

Le subconscient ne raisonne pas, ne trie pas, ne nuance pas, n'a pas de notion du temps. Il travaille à notre insu, pour ou contre nous, dans la plus totale indifférence. Il réagit selon un programme donné, qui remonte à plusieurs générations et se constitue surtout dans l'enfance. Il enregistre passivement tout ce qui lui parvient, souvent du négatif.

Tout ce nous que affirmons et répétons avec patience est fidèlement enregistré et produit automatiquement des résultats conformes au programme. Nous pouvons déprogrammer les messages de souffrance, de maladie, d'incapacité, de honte, d'échec, de faillite, de non-amour et renaître flambant neufs. Le subconscient est un serviteur aveugle et tout puissant.

53

Un test HIV positif (sida) est vécu comme une condamnation. L'odeur de la mort est là, la vie s'effondre comme un château de cartes. Le sang ne fait qu'un tour. Le choc se répercute sur le système immunitaire qui s'écroule. Le psychisme reste en état d'alerte maximale, produisant un stress cellulaire dangereux voire mortel.

Le sida se transmet médiatiquement (Coluche). Cette maladie n'existe pas : aucun article scientifique original n'a démontré que le virus du sida a été isolé et 30 maladies différentes sont regroupées sous le nom de SIDA. Une bonne randonnée en montagne peut faire remonter le nombre de cellules CD4. (http://perso.wanadoo.fr/sidasante/suggesti/sugclefs.htm).

54

En France, au pays de l'intelligence, la méthode Coué fait autant sourire que le fil à couper le beurre. Pas sérieux tout çà. Pour les journalistes et leurs lecteurs qui n'ont évidemment pas lu le livre, la cause est entendue : cette méthode illustre l'autosatisfaction, la complaisance envers soi-même, la naïveté. Trop stupide pour être efficace.

A Moscou, Emile Coué, pharmacien de son état, a sa statue à 500 m de la place Rouge, près du tombeau de Lénine. Aux Etats-Unis il est appelé le marchand de bonheur. Il a guéri des milliers de patients, par la suggestion autant que par ses potions. Tous les jours, à tous les points de vue, je vais de mieux en mieux. A réciter matin et soir, 20 fois.

55

Les antibiotiques ont constitué un progrès considérable mais ils jettent le bébé avec l'eau du bain en éliminant la microflore saine et en entraînant des infections secondaires. Ils deviennent progressivement inefficaces. Recherche et production sont coûteuses. Mais ce n'est pas perdu pour tout le monde.
Peu coûteux à produire, les bactériophages sont des virus minuscules, faciles à produire, présents dans les eaux souillées – les eaux du Gange par exemple – qui tuent en quelques secondes des millions de bactéries ciblées, s'en nourrissent et se multiplient jusqu'à leur disparition totale, sans effet secondaire.

56

Le subconscient dirige les émotions, la santé, la prospérité et nos actions. C'est du pilotage automatique. En serviteur fidèle, il agit conformément aux messages reçus. Il prend tout pour argent comptant et ne vit que dans le présent. Il travaille jour et nuit à la réalisation de tous nos vœux. Ne dites plus jamais je suis incapable, je n'y arriverai jamais, je n'ai pas de santé, personne ne m'aime, etc.

Cet abruti de subconscient réalisera ce programme fidèlement ! Si notre vie est un puzzle ou un patchwork disparate du meilleur et du pire, c'est la confusion de nos pensées qui est en cause. Des données solides, profondes et génératrices de succès, elles, ordonneront tous les morceaux comme par enchantement pour notre plus grand bonheur et notre plus grande réussite.

57

Serviteur borné, le subconscient n'aime pas être dérangé. Il déteste qu'on essaie de faire les choses à sa place. S'agiter dans tous les sens pour forcer le destin contrarie ses plans. Il faut lui faire confiance. C'est lui l'expert : il a toutes les données et

toute la sagesse du monde. Muni de la destination il va trouver le chemin. N'y pensez plus. La réponse viendra à son heure. Si vous y croyez.
Si vous avez un but clairement défini, le subconscient vous y conduira. Comme l'eau qui descend de la montagne, il trace un chemin sinueux qui est le meilleur possible. Vous recevez des aides inattendues et vous inventez des méthodes et des solutions nouvelles. Il vous fait travailler avec attention, intention, intuition et créativité et vous aimerez le travail qui vous conduira à votre but. Si vous y croyez.

58

Quand une solution nouvelle est nécessaire, quand on veut créer, on commence toujours par énumérer tout ce qui a déjà été fait. C'est la vidange des poncifs. Puis on comprend mieux ce qu'on cherche et l'énoncé du problème est reformulé. En incluant le résultat à atteindre. En une phrase lapidaire. C'est le moment de faire une pause.
Ensuite la recherche créative peut réellement commencer. Dans la détente, la bonne humeur, en roue libre. Les critiques sont interdites. Toutes les idées sont bienvenues, même celles des autres et surtout les plus folles. Le tri viendra plus tard. Laisser venir ce qui sort. Laisser l'eau du torrent traverser le tamis. Et voilà la pépite, l'idée en or.

59

Plus de la moitié des Français et Françaises (principalement les ouvriers, retraités, employés), joue au loto ou gratte des Millionnaire, Astro, Solitaire, etc. 2 500 milliards de tickets en 2001, pour 7 milliards d'euros. La Loterie Nationale Belge claironne que le Lotto est le fournisseur de bonheur depuis 25 ans. 60 % des mises retournent aux joueurs sous forme de gains donc statistiquement chaque joueur perd 40 % de son argent, tout en affirmant si tu ne joues pas tu ne gagneras jamais.

Gagner le gros lot c'est comme décrocher la lune, assez utopique. Il est infiniment plus productif de prendre son destin en main, de travailler plus et mieux, dans un meilleur esprit, avec la volonté de se rendre utile, en développant ses meilleurs dons, pour émerger de la masse, accéder au premier rang. C'est là qu'il reste de la place. Et c'est votre place. Battez le hasard à plate couture. Laissez ricaner les sots et les ignorants : ils diront de vous que vous avez de la chance. C'est leur réalité, ce n'est pas la vôtre.

60

Le Caire est un monstre rugissant et fumant qui compte 13 millions d'habitants la nuit et 16 millions le jour, 100 000 habitants au km² dans la vieille ville. Des quartiers sont construits sans plan, sans eau ni égout. La présence de plomb dans l'air dépasse cinq fois les normes, la poussière dix fois. Le bruit dépasse les 90 décibels, pas loin du coup de tonnerre.

C'est dans le bruit et la fureur, en plein charivari des embouteillages, qu'il est beau de penser à la paix qui émane du silence. C'est quand tout va mal qu'il est grand de sourire comme un Bouddha. C'est quand la caisse est vide qu'il faut se féliciter des richesses d'autrui. Même si le monde est plein de malheur et d'injustice, il faut aimer le vent qui passe et l'enfant qui sourit.

61

Que veulent vraiment les Français ? Réussir leur vie de famille, d'abord, leur vie de couple, ensuite, leur carrière, enfin. 89 % d'entre eux pensent, tous comptes faits, avoir plutôt réussi dans la vie. Plus de 9 sur 10 sont satisfaits de leur vie familiale, de leurs relations avec leurs amis et de leur épanouissement personnel ; 8 sur 10 de leurs amours et de leur boulot. Selon un psy, les gens verrouillent la dimension du désir.

Les seuls à mettre franchement en avant la réussite sociale et professionnelle sont les entrepreneurs (8,3 %). A force de travail ou de talent, ils comptent toucher le gros lot : belle carrière, responsabilités importantes et revenus élevés. Pour les autres, le salaire de leurs rêves n'est guère plus élevé que le chiffre inscrit au bas de leur feuille de paie – 300 euros de plus par mois, environ. (D'après L'Express du 24/01/2002).

62

Un enfant ou ado sur huit souffre d'anxiété, de boulimie, d'anorexie, de schizophrénie, etc. qui perturbe son développement, freine ses apprentissages et compromet son avenir. En cause : les traumatismes pendant la grossesse, les sevrages et séparations prématurés, l'environnement parental (alcoolisme, toxicomanie, dépression, négligence…).

Un enfant a besoin de trois choses : l'alimentation adaptée à ses besoins physiologiques, la sécurité affective et un environnement intellectuel riche. Ceci implique un allaitement prolongé, une présence attentionnée des parents, un large éventail de possibilités d'épanouissement personnel. Et quoi de plus important que l'enfant ?

63

Continuité entre les ondes vibratoires de notre pensée et tout l'univers. Nos pensées positives et négatives font vibrer de proche en proche toutes choses. Ces vibrations ensuite nous reviennent amplifiées. La tristesse, la peur, l'égoïsme, l'antagonisme, la violence abaissent les vibrations et sèment le malheur, dans une spirale infernale.

L'amour des cœurs généreux réchauffe l'univers. Il conduit tous les êtres au bonheur. Le monde grince aux mains des aigris ; c'est une harpe aux doigts des anges. La musique est la langue du subconscient. Elle nous atteint directement au plus profond, au meilleur de nous-même. Son unique message est l'harmonie universelle. Sinon c'est du bruit.

64

Notre subconscient est un terrain vague, stérile, improductif. Nous sommes à son image, dans le flou, impuissants, inefficaces. Nous n'avons pas eu de chance. Les conditions ne sont pas propices. Il ne pleut guère de lingots d'or. Personne ne se soucie de nous. Il ne pousse rien et jamais rien ne poussera sinon les chardons de la désespérance et les orties de la misère. Un tel jardin en friche, on finit même par le perdre.

Retourné, biné, arrosé, engraissé, notre subconscient, ce jardin du cœur peut produire des fleurs, des légumes et des fruits, en abondance comme autant de désirs réalisés. Créer en imagination un jardin luxuriant, ensoleillé, embaumé et l'arroser de pensées d'amour et de succès. Planter les meilleures semences et visualiser la récolte, avec patience. Le moindre balcon suffit. Arroser chaque jour avec une foi naïve.

65

Vous auriez honte de gagner beaucoup d'argent. Surtout laissez-vous aller. Faites-en le moins possible et profitez. Laissez faire les idiots qui se dévouent. Prenez tout ce qui est à votre portée et surtout ce qui ne vous appartient pas. Remettez à demain ce que vous n'avez pas envie de faire aujourd'hui. Méprisez la fortune, haïssez les riches.

Ordonnance pour réussir. Dormir, manger, sourire. Se voir en vainqueur. Porter la plus grande attention à son environnement. Consacrer ses meilleures aptitudes aux opportunités qui se présentent, même les plus inattendues. Travailler avec enthousiasme et application. Garder la foi surtout dans l'adversité. Servir pour le plus grand bien du plus grand nombre.

66

Mon passé me fait mal. Je traîne un poids de chagrins, de regrets, de déception, de rancune, de culpabilité. Le soir je suis crevé et je veux me changer les idées. Impossible de croire à quelque chose, de faire des projets, d'agir ici et maintenant pour préparer l'avenir ou simplement balayer devant la porte. La petite maison de mon cœur est encombrée de gravats comme après un tremblement de terre.

Faire le ménage, balayer devant la porte. Par quoi on commence ? Pardonner peut-être, tourner la page. Lâcher toutes les tensions. Prendre juste dix minutes à ne rien faire. Puis se jeter à l'eau. Prendre à bras le corps ce qui doit être fait et le faire bien, très bien même. Se réjouir ensuite et se féliciter. Puis repos. Le reste sera pour demain. Et demain sera un autre jour. Magnifique.

67

Meurtres. Un enfant criait jour et nuit. Insupportable. Sa mère l'a tué. Une autre a abandonné son enfant dans un parc, incapable de s'en occuper davantage, sans pouvoir l'avouer à quiconque. Le même jour, un adolescent tue un condisciple d'un coup de poignard. Il avait une sale gueule a déclaré le délinquant. Que des horreurs, que des monstres. Il faudrait tous les enfermer !

Compassion pour les victimes et leurs proches. Compassion aussi pour la personne déboussolée qui a choisi la seule solution qui se présentait à son esprit à ce moment-là dans sa solitude. Si nous pouvions prendre dans nos bras les esseulés, les endurcis sans amour, les réprouvés sans recours, nous pourrions peut-être parfois ouvrir leur cœur et le nôtre. Alors quelques prisons pourraient fermer.

68

45 ans et j'ai perdu mon emploi. Je suis foutu ! A mon âge, qui m'engagera ? J'ai donné mes forces vives à ma boîte et je suis renvoyé comme un malpropre. L'entreprise était ma seconde famille, chaque fin de mois çà tombait. Pas un pactole mais bon... Je tourne en rond à la maison. Inutile, humilié, tout bête, bras et jambes coupés, sans la moindre idée.

48 ans et enfin libre. J'ai quelques mois pour me réorienter, donner un coup de main à gauche ou à droite, suivre des cours, rafraîchir la maison, accompagner mon petit-fils. Cela me fait penser que mon voisin qui a un petit fils du même âge aurait bien besoin d'aide dans son commerce. En fait ils en avaient déjà touché un mot. J'y vais, salut !

69

Maladie grave. Opération lourde. Trois semaines d'hôpital. Vous savez : murs blancs, lits de tube chromé, baxters, tableaux de température, chariots-repas. Souffert mille morts. Une souffrance à vouloir mourir. Et ce sentiment d'impuissance. L'indifférence du personnel. L'odeur des désinfectants. L'immobilité forcée. Rien que des corps souffrants, des visages pâles, des yeux éteints et les microbes qui volent partout.

J'ai failli mourir c'est vrai. J'ai connu des infirmières dévouées de jour comme de nuit. Les médecins ont fait du bon travail. La famille est accourue aux abois mais j'ai pu la rassurer. Chaque matin, je recevais une carte. Je disais que c'était mon petit-déjeuner car je ne pouvais manger. Me voilà sur pied. J'ai l'impression d'une seconde vie, d'une seconde chance. Ah le bonheur de rentrer et de tout reprendre, du bon pied !

70

Mes enfants ont été toute ma vie. Je leur ai tout donné, tout sacrifié. Je ne suis jamais partie en vacances pour mettre de l'argent sur leur compte d'épargne. J'ai arrêté un travail que j'aimais. J'étais toujours là quand ils rentraient de l'école. Et maintenant qu'ils sont adultes ils me font des reproches : ils n'ont pas eu un modèle de femme épanouie ! C'est un comble.

Les enfants sont ma joie et ma fierté. Je les ai vu grandir, se développer, s'émanciper. Ils me bousculent un peu certes, ils me taquinent. Moi je laisse dire, j'attends le bonheur d'être grand-mère et puis je me suis mis à la peinture, au jardinage, je chante dans une chorale ; avec mon groupe nous partons toutes en excursion comme des gamines. Et j'ai changé ma coiffure...

71

C'est fini. Mon mari est parti avec une autre. Nous allons divorcer. Je pleure tous les jours. Mon rêve est brisé. La famille explose. Les enfants m'entourent mais souffrent. Ils avaient besoin de nous deux. Ils croyaient à notre tendresse. Ils voulaient nous voir ensemble pour se construire. Déçus comme ils sont, ils rateront leur ménage. A cause de mon mari. C'est affreux ! Quelle époque ! Nous ne sommes que des égoïstes, finalement !

Nous avons choisi de nous séparer, à l'amiable en souvenir des jours heureux et pour protéger les enfants dans la mesure du possible. On s'est longuement expliqué avec eux : les relations entre mon mari et moi ont évolué, nous avons changé mais notre amour pour eux demeure intact. Ils sont à l'âge des premières amours et d'un cortège de découvertes. Chacun à notre manière nous serons chaleureusement attentifs, bras grands ouverts.

72

C'est la cata. Je n'entre plus dans mes jupes. Je dois maigrir, le médecin l'a dit. Mon mari aussi. Je me pèse tous les jours. C'est déprimant. Je me prive de tout ou presque. La moindre friandise tombe tout droit dans mes hanches. J'ai acheté des plats de régime préparés sans aucun goût. Moi qui aime tant manger. C'est injuste à la fin. Evidemment il y en qui s'en fichent…

Je manquais d'exercice, j'adore tout ce qui est bon. Résultat : j'avais pris cinq kilos. Mon mari a faussé la balance mais j'ai deviné. Nous faisons plus de sport, nous essayons tous les fruits exotiques, des poissons, des salades améliorées et nous buvons plus d'eau. Nos amis s'étonnent mais finalement cela leur donne envie d'essayer. J'ai ressorti mes anciennes jupes.

73

Mon fils ne travaille pas à l'école. C'est un bon à rien. Je lui dis toujours :

Mon fils, si tu continues, tu te retrouveras sous les ponts.

Tout ce qu'il sait faire c'est jouer au foot avec ses amis, fabriquer des potions magiques en chipant mes produits, écouter du rap dans sa chambre. Un bon à rien je vous dis ! Ma fille, elle, est première de classe ! Je dis toujours prends exemple sur ta sœur, elle ira loin cette petite !

Mon fils préfère découvrir les choses par lui-même ; il invente des expériences de chimie. Je lui dis parfois :

Tu sais, c'est un métier, chimiste. Si cela t'intéresse, tu pourras faire ça plus tard…
Il connaît toutes les chansons à la mode par cœur ! C'est un as vous savez ! Et champion au foot avec ça ! Ma fille, c'est un autre genre, toujours penchée sur ses cahiers ! C'est merveilleux d'avoir des enfants si différents ! (Mireille Ruisseau)

74

Il est là, sur son muret. Je lui dit :
Attention fiston, tu vas tomber !

Lui, insolent :

Tais-toi, tu me déconcentres.

C'est dangereux, tu vas tomber.

Mais non

Tu dis toujours non, mais tu tombes toujours. Tu as déjà oublié ton bras cassé ?

Mais, lâche-moi un peu.

Et patatra ! Le voilà qui tombe !

Tu vois, je te l'avais dit, maladroit. Allez, ça suffit, on rentre.

Il est là sur son muret. Je lui dis :

Sois prudent !

Oui oui, t'inquiètes !

Je m'inquiète c'est vrai puis je me dis : s'il tombe, il n'en mourra pas. Si cela l'amuse de jouer à l'acrobate… Le fils continue en sifflotant et tombe. La mère s'approche :

Ça va ? Pas trop mal ?

Ben non, je suis juste tombé quoi, on ne va pas en faire un fromage.

Et il remonte sur son muret en sifflotant. (Mireille Ruisseau)

75

Les hommes ne pensent qu'à çà ! Tous les soirs, hop, il faut passer à la casserole ! Moi, je fais semblant que ça me plaît, c'est plus vite réglé ! De toutes façons, ce sont des égoïstes ! Ils

ne pensent qu'à eux. Le soir, j'aimerais lui parler un peu lorsque nous allons nous coucher, mais il ne me demande même pas si ma journée a été bonne ! Ils ne pensent qu'à ça, je vous dit !
Quel jouisseur, mon Marcel. Il ne pense qu'à çà. Je lui ai dit :

Calme-toi un peu, mon chou ! Tu sais, j'aimerais te raconter ma journée ; je serai plus disponible !

Vas-y ma cocotte.

Cela m'a fait rire ! Je lui ai raconté ma journée, en résumé finalement et puis… la suite, vous la devinez ! Juste un petit conseil au creux de l'oreille : dites-lui ce que vous aimez. (Mireille Ruisseau)

76

Noël, quelle corvée ! Courir les magasins pour les cadeaux, se taper les courses, tout nettoyer, tout préparer, inviter ceux qu'on préférerait oublier. Puis surveiller les cuissons, diriger les conversations en slalomant autour des sujets tabous, veiller à tout et essuyer finalement des vacheries. Je vous jure, c'est bien la dernière fois. Au tour des autres. Noël marque chaque année d'une pierre blanche. J'y pense tout au long de l'année.

Quelle fête de retrouver les enfants et petits-enfants qui changent, grandissent, sont tout mignons. Quelle joie de leur offrir un cadeau enrubanné, une jolie fête qui fait pétiller leurs yeux et rosir leurs joues. Noël c'est la fête du cœur qui fait entrer du bon pied dans l'année nouvelle.

77

L'enfant-loup ne devient jamais un homme. Après 7 ans c'est fini. Parce que tout se joue dans les premières années. Nous sommes totalement conditionnés par notre milieu, par ce qu'ont répété nos mère et père. L'affectivité, les valeurs, qui nous croyons être, bref notre personnalité en dépend largement. Ensuite c'est l'école et l'employeur qui vont décider, choisir pour nous, sans parler ni des docteurs en médecine et autres ni des ecclésiastiques. Liberté zéro.

L'imagination créatrice peut transfigurer notre être, notre personnalité, nos aptitudes et finalement notre existence comme celle de nos proches. Sortir du rang. Un risque à prendre. Déposer le fardeau et partir à l'aventure. Oser rêver, oser se dire, oser jeter des choses sur le papier, la toile ou dans le vent. Ecouter son cœur qui parle dans le silence. Croire dans la force de notre esprit, dans la puissance de l'enthousiasme. Attendre le meilleur et l'accueillir. Vive la liberté.

78

Ce qu'on peut voir et toucher, ce qui est nommé, mesuré, calibré, répertorié existe. On a tout inventé et les savants savent tout. Ce qui est inexplicable n'existe pas, n'a pas de réalité. Sinon cela se saurait. Soyons sérieux. La raison doit nous guider. Deux et deux font quatre, voilà la vérité. Tout le reste, c'est pour les songe-creux, les naïfs, les bonnes femmes. Pour qui vous prenez-vous ?

Inculte à l'état de veille le médium Hélène Smith était capable en transe d'utiliser une langue inconnue, dont Ferdinand de Saussure étudiera la richesse et les structures linguistiques très élaborées. Le grand medium Alexis Didier voyait à travers l'espace et les corps opaques, trouvait les objets perdus, démasquait les voleurs. Et qui n'a jamais connu d'intuition ou de transmission de pensée troublante ?

79

Notre Seigneur Jésus-Christ est mort et a souffert sur la croix en expiation de nos péchés, le flanc percé d'une lance, entre deux brigands, après avoir bu le vin aigre jusqu'à la lie. Toutes les églises catholiques du monde représentent l'histoire par un chemin de croix, objet des dévotions des fidèles remplis de tristesse et de remord. On touche le fond.

Jean-Sébastien Bach a composé deux Passions (saint Jean et saint Matthieu) dans un grand élan de foi. Père d'une vingtaine d'enfants et d'innombrables oeuvres, sa générosité inépuisable a transmuté le grand drame chrétien en chefs d'œuvre absolus. C'est un modèle à imiter de conversion du négatif au positif, du malheur en bonheur.

80

Croyance irrationnelle 1 : Tout le monde doit vous aimer et vous approuver toujours et en tout. C'est l'enfant qui veut attirer l'attention à tout prix ou le dictateur soi-disant adulé des foules et dont les opinions ont force de loi. La plupart des gouvernants se persuadent aisément d'être aimés. Les dames narcissiques s'évertuent à plaire : miroir dis-moi que je suis la plus belle. Les bons vendeurs assomment leurs clients d'arguments et veulent arracher l'adhésion au point d'en oublier de s'intéresser à leurs clients. On peut aussi ne pas chercher l'approbation générale voire être politiquement incorrect.

Ne pas chercher à plaire à tout prix et à tout le monde. Dire zut à l'occasion et rendre son tablier. La pensée positive n'oblige ni à avaler des couleuvres, ni à cirer des pompes ni à se grimer en bon apôtre, ni à se muer en moraliste. A nous d'agir en conscience et de penser par nous-même, de réunir les informations disponibles puis de décider, pour soi. Et que les autres fassent de même, suivent leur propre chemin.

81

Croyance irrationnelle 2 : la vie est injuste si les choses ne vont pas comme je veux. Juste, injuste à mon égard : voilà qui semble évident. Une mort précoce, une perte d'argent, un rejet, le premier nuage qui passe, un train qui tarde : que de malheurs non provoqués, non mérités. Que d'obstacles à toute réalisation. Comme c'est ennuyeux que tout n'aille pas sur des roulettes.

La vie est une lutte incessante pour la survie dans un univers totalement indifférent. Elle est hérissée de difficultés mais c'est ce qui fait son intérêt et notre grandeur. Depuis des millions d'années des myriades d'êtres vivants ont surmonté les raz de marées, les tremblements de terre, les sécheresses, la maladie, la peur et se sont transmis de génération en génération le talisman de leur courage.

82

Croyance irrationnelle 3 : ceux qui nous font du tort sont mauvais et doivent être punis. Les torts doivent toujours être réparés. Pardonner c'est trop facile. Les crimes impunis se répètent. Que ferions-nous sans police ni prison. Nous serions tous égorgés. D'ailleurs ceux qui se permettent de transgresser la loi sont foncièrement mauvais. Peut-être ont-ils été mal élevés mais ils sont tous pourris : de la racaille. Et si on rétablissait la peine de mort ?

Croyance naïve : ceux qui agissent contre mon intérêt ont le leur. Attaquer la banque par exemple est tout ce qu'ils ont trouvé pour s'en sortir. Voler ma voiture était leur solution pour rouler carrosse. Colporter des calomnies sur mon compte était leur solution pour se faire valoir. Emprisonner les gens les transforme en animal en cage. C'est sadique et contre-productif. Faire la guerre à l'ennemi extérieur ou intérieur, ou aux microbes est une réaction maladive de détraqué.

83

Croyance irrationnelle 4 : la menace d'un danger doit nous bouleverser. Quand un cinéma prend feu les spectateurs saisis de panique se piétinent pour forcer la sortie et se tuent mutuellement. Quand la bourse baisse les épargnants vendent à perte et précipitent l'effondrement. La crainte est le début de la sagesse.

Les optimistes sont inconscients. L'assurance est obligatoire. Serrons-nous la ceinture au dernier cran : dieu sait ce qui peut arriver. (Croyez-en mon expérience : le pire).

Ce qui nous protège le mieux du danger est notre sang-froid. Une décision lucide prise à temps dans le calme peut nous sauver. La crainte est mauvaise conseillère. Bien des événements que nous craignons ne se produisent jamais. Tel qui était persuadé mourir du cancer est mort de vieillesse à l'approche des cent ans. La menace d'un danger doit mobiliser nos forces et nous faire penser à nos responsabilités. Dans le calme. Malgré le bouleversement du plus grand nombre.

84

Croyance irrationnelle 5 : le chagrin, la dépression, la peur, la rancune sont plus forts que nous. La haine comme l'amour ne se commandent pas. Les émotions nous submergent. Les réactions physiques (pâlir, rougir, crier, trembler, serrer les poings…) en sont la preuve. Il faut respecter les gens dans le malheur. Il est juste d'entretenir la mémoire de nos chers disparus. Ce sont les gens durs et méchants qui n'éprouvent aucun sentiment.

S'il est rare de passer d'emblée de l'humeur la plus noire à l'enthousiasme le plus délirant, il est vrai que nous pouvons sortir des émotions irrationnelles par paliers, éprouver par exemple une bonne colère, bouder ensuite puis nous intéresser à autre chose par désoeuvrement, et finalement nous passionner, oubliant jusqu'au souvenir de la déprime. Se changer les idées quoi. Bon antidépresseur : multiplier les centres d'intérêt et se rendre utile.

85

Croyance irrationnelle 6 : il faut fuir les risques, les difficultés et les responsabilités, ne rien entreprendre. C'est çà la sagesse. Conquérir l'impossible, courir au devant du danger : quelle folie. Si chacun restait tranquillement à la maison sans faire de vagues, nous vivrions tous dans la paix. Moi je ne prends pas de responsabilités que je ne suis pas certain d'assumer pleinement. Et je n'encours aucun reproche.

Seuls ceux qui ne font rien ne se trompent jamais. Tout ce qui existe de grand dans le monde est le fait de grands enthousiastes qui se jettent à l'eau et qui nagent, qui tombent et se relèvent, imparfaits certes mais perfectibles. Toute entreprise est fragile à l'origine, incertaine, risquée. Mais à force de remettre l'ouvrage sur le métier, à force d'essayer toutes les solutions, cela finit par marcher.

86

Croyance irrationnelle 7 : notre passé a une importance vitale ; il a gravé dans notre conscience des sentiments et comportements personnels intangibles. Cela ressemble à une rigidité cadavérique. Parce que toutes possibilités d'évolution sont comme ankylosées. Les articulations sont raidies. A telle situation telle réaction, toujours la même. Et nous pensons : c'est mon caractère. On ne se refait pas.

Nous sommes enracinés dans le passé certes. Mais nous voulons rester des arbres vivants tournés vers le soleil spirituel, à qui de nouvelles idées poussent chaque printemps, et donner encore les fleurs de l'amour et les fruits des réalisations. Les grandes futaies majestueuses sont composées d'arbres vivants qui pompent l'eau du sol et sont tendus vers le ciel. Le reste est du bois mort bon pour le feu.

87

Incapables de retarder une satisfaction, beaucoup de gens veulent tout, tout de suite. Ils espèrent que leurs problèmes disparaîtront d'eux-mêmes. C'est typiquement le cas de qui emprunte pour acheter quelque chose hors de ses moyens. La dette ne se remboursera pas toute seule. Un problème non affronté subsiste et bloque l'évolution personnelle. Ce recours à l'échappatoire est l'indice d'un manque de confiance en soi.

Faire front pour résoudre un problème avec réalisme, souffrir maintenant en différant la satisfaction est un acte de foi dans ses propres capacités et dans les ressources de l'univers. Aide-toi et le ciel t'aidera. Il y faut une certaine maturité, une autodiscipline, du courage, le sens de sa propre valeur, de l'optimisme. L'achat désiré sera différé ou ajusté aux possibilités réelles. Ou une habitude néfaste sera patiemment déracinée.

88

Rejeter la cause des échecs et des difficultés sur ses parents ou ses enfants, son conjoint, l'employeur, la société pour fuir la responsabilité de nos actes. Nous ne sommes pas responsables de la terre entière et nos responsabilités ne peuvent servir de prétexte à l'inaction. Nous ne sommes pas responsables de tout ce qui nous arrive (encore que…) mais ce n'est pas une raison pour abandonner la partie avant d'avoir essayé de nous en sortir.

Endosser des responsabilités réalistes et les assumer fidèlement. La responsabilité consiste à répondre de ses actes et à réparer les dommages. C'est la contre-partie de la liberté. A choisir, mieux vaut croire que nous attirons nous-mêmes ce qui nous arrive et que nous pouvons construire notre existence, quitte à recommencer en cas d'échec. Apprendre de l'échec pour rebondir, c'est la marque de ceux qui réussissent.

89

Nous fabriquons une personnalité qui nous convient comme l'escargot sa coquille. Si les circonstances nous révèlent des erreurs, il peut sembler plus facile de s'arc-bouter sur ses convictions que d'en changer, quitte à dépenser une énergie folle. Un comportement a pu être efficace dans l'enfance et ne plus l'être à l'âge adulte. Comme chercher symboliquement l'amour des parents à travers des comportements inadéquats.

Le culte de la vérité est une austère religion. Notre vision du monde se modifie au fil de nos informations, de nos expériences. Les circonstances de la vie nous contraignent à de déchirantes révisions. C'est la sagesse du serpent que de changer de peau pour grandir. Il est possible de se recomposer chaque année, de se donner de nouveaux objectifs par ajustements successifs et de progresser ainsi jusqu'au bout.

90

Voir un psy (un espion ?) … pourquoi, je ne suis pas fou. Quelqu'un qui va prendre mon argent pour m'écouter parler pendant des heures et des années sur un divan. A quoi çà pourrait bien servir sauf à flatter mon ego. C'est pour les névrosés qui ont besoin qu'on s'occupe d'eux, voilà mon avis et je ne suis pas le seul à le croire. D'ailleurs nous en connaissons tous des bons clients des psys qui n'ont pas changé d'un pouce.
L'amour véritable ressemble à une expérience mystique de renoncement à soi et de conscience de l'unité du monde. L'autre est un ange, objet de ma dévotion sincère, et indépendant de sa personnalité superficielle. L'expérience est de longue haleine et si la passion ressemble à l'amour ce n'en est que la caricature, une première ébauche. Aimer est une décision, un acte de générosité et de courage.

91

Tomber amoureux est magique mais temporaire. Finie la solitude pour un temps. Après la fusion, chacun se réaffirme et la passion s'éteint. N'était-ce donc pas le véritable amour tel qu'on l'avait rêvé ? Devons-nous nous séparer ? Cet autre imparfait qui n'a pas su m'aimer est sorti de son rôle. C'est injuste envers moi. Comment pourrai-je encore l'adorer ? Recommencer la quête encore et encore ? L'amour est un affreux mensonge.

Une psychothérapie reprend les vérités héritées de l'enfance. Les clients des psychologues sont plus forts et plus sains parce qu'ils se remettent en question. C'est parfois un chemin d'évolution spirituelle. Nous avons tous un poids de vieux souvenirs, d'habitudes figées. Notre passé peut se métamorphoser positivement pour notre avenir. A chacun selon ses ambitions, comme toujours.

92

Souvenirs, souvenirs. Avant tout était mieux. Je ne sais pas, la vie était différente. L'été était plus chaud, l'hiver plus froid. On avait moins d'argent mais on vivait mieux. La vie était plus douce, les gens moins agressifs, c'était moins dur, on avait quelque chose de sa vie. Je m'en souviens comme si c'était hier. Et à ce que disaient mes parents, c'était encore mieux de leur temps.

J'ai la mémoire qui flanche. Grands ou petits, les souvenirs changent avec le temps et modifient notre réalité. Nous nous reconstruisons perpétuellement et c'est un bien. Renaître perpétuellement de ses cendres comme le Phénix. Chaque printemps tout reverdit. Chaque jour est un jour nouveau. On tourne la page du passé. C'est ici et maintenant que nous vivons la vraie vie.

93

Celui qui sait tout, a tout retenu, ne se trompe jamais, a toujours raison, est sûr de son fait et assuré de son autorité. Spéculant dans l'abstraction, ignorant les sensations et les émotions, bardé de certitude, sa cohérence est imparable. Il l'impose en norme jusqu'au totalitarisme. C'est l'ordinateur qui trie les données reçues et trouve le meilleur régime alimentaire : le vinaigre.

Avoir bon cœur, un cœur gros comme çà. Savoir par cœur. L'intelligence du cœur. L'intelligence de la vie. L'ouverture d'esprit. La largeur de vue. Toutes expressions traditionnelles qui désignent confusément le moderne mais néanmoins toujours obscur subconscient. C'est l'intuition associée à l'analyse, la sagesse mariée à la raison, l'enthousiasme uni à la prudence, l'irremplaçable parfum de la vie.

94

13 attitudes courantes. S'ennuyer. Bouder dans son coin. Ne rien faire c'est moins fatigant. Laisser venir les choses, jeter sa montre. S'agiter par principe. Vouloir l'impossible par caprice. Rester réaliste donc pessimiste. Attendre des jours meilleurs. Se détester. Pincer les lèvres avec une amertume justifiée. Ne rien attendre des autres. Garder son quant à soi. Subir sans choisir.

13 verbes porte-bonheur. Agir, être plus actif. Socialiser, rencontrer plus de monde. Produire, rendre heureux. Planifier, organiser aussi ses loisirs. Relax, à l'impatience nul n'est tenu. Désirer ce qui est possible. Positiver (l'avers de la médaille). Etre ici et maintenant. S'aimer. Sourire aux anges et aux autres. Se faire aider. Echanger. Choisir le meilleur et pas forcément le plus facile.

95

Malédictions. Regardes tes mains : des mains d'incapable comme celles de ton père. Cet enfant n'a rien dans la tête. Il n'arrivera à rien. Je suis un misérable. Je n'ai pas la bosse des maths, aucun sens de l'orientation, la technique je n'y comprends rien, l'informatique encore moins. Les politiciens sont tous pourris. L'avenir s'annonce bien sombre. Cela finira mal. Tu me tues. Ma vie est foutue.

Vœux. Bonne année, bonne santé. Bon anniversaire. Porte-toi bien. Faites bonne route. Bon appétit. Tous mes vœux t'accompagnent. Je prie pour toi. Que Dieu vous garde. Que Dieu soit avec nous. Il va faire beau aujourd'hui. Çà va marcher. Tout ira bien. Le meilleur prophète est celui qui prédit le bonheur. Faites un vœu maintenant, précis avec une date de réalisation et répétez-le dix fois par jour.

96

Potion tragique : mieux que l'aspirine, moins chère que l'héroïne, Yaa baa est en Asie la petite pilule du bonheur, procurant bien-être, énergie et confiance aux travailleurs, aux étudiants, aux sportifs et aux clients des boîtes de nuit. Elle provoque des lésions irréversibles du cerveau. 4 millions de Thaïlandais consomment cette méthampéthamine, dont des écoliers de 7 ans, avec la complicité de la police et de l'administration (AFP).

La détente et la pensée positive ne coûtent rien, sont sans danger et nous sont directement bénéfiques. Elles nous font voir la vie en rose et même en technicolor, telle qu'elle est : fabuleusement belle comme en témoignent dans leur perfection les plantes, les animaux sauvages et les si nombreux êtres humains généreux. Un bon bol d'air, une gorgée d'eau claire, un sourire, un don, un petit pas vers un avenir meilleur sont une autre médication.

97

L'or, les diamants, les belles bagnoles coûtent cher. Leur prestige rejaillit sur leurs possesseurs qui se sentent plus considérables, se savent enviés, sont entourés. Les possessions tiennent lieu de personnalité. Autant de déguisements sortis d'un coffre pour participer au carnaval des fous, crier avec les loups, s'éclater, s'envoyer en l'air comme un ballon plein de vent.

Comme le doudou de notre enfance nous pouvons posséder un caillou magique : un caillou ramassé au bord du chemin, dur et lisse qui se réchauffe dans la poche et nous rappelle que nous sommes bien vivants, ici au cœur de la matière et capables d'étincelle. Au premier doute, au premier stress, palper le caillou familier, vieux comme le monde, comme un concentré d'énergie stable et amicale.

98

Dans la grisaille des jours pluvieux, dans les maisons closes et les bureaux fermés, des humains maladifs et des chiens souffreteux ouvrent de petits yeux et geignent doucement ou sont hargneux. Monsieur tout le monde compte et recompte ses trois sous, madame ravaude les chaussettes, la plante dans son pot dépérit. L'horloge fait tic tac, de vieilles odeurs, des remugles remontent de l'évier. Ce jour ne finira jamais.

Le cœur aimant irradie le bonheur. C'est aussi un aimant qui attire le bonheur. L'amour est dedans et dehors, une sphère qui contient l'univers. Source de toute énergie et de toute vie. Du cœur émane une harmonie joyeuse. Vivre dans la sphère lumineuse de l'amour, c'est le consentement enthousiaste au bonheur. Au cœur de notre cœur, vibre un cristal magique qui répand sur le monde les ondes du bonheur. Ivre de vivre libre. C'est mon livre.

99

L'existence bourdonne derrière la vitre, se traîne dans une arrière-cour, dans une impasse sans issue, un pot au noir, un labyrinthe enchevêtré ; nous nous enfermons à double tour dans un réduit, nous calfeutrons dans le silence, nous protégeons derrière des murs et des judas. Nous rétrécissons à vue d'œil, nous serrons la ceinture, sans écouter ni voir, nous sanglons dans nos certitudes et nos sacrifices. Nœuds inextricables.
Aller à l'essentiel qui est la paix du cœur, la joie qui en jaillit comme de sa source, ouvrir les volets et les grandes baies vitrées, respirer l'air du large, prendre notre essor dans l'infini, nous relier au soleil et à toutes les étoiles, nous émerveiller devant la vie, nous projeter dans l'immensité d'un éternel présent, couler comme un ruisseau qui murmure entre les myrtilles, dans le sous-bois où s'ouvrent les collerettes des jonquilles.

100

Ce qui pèse sur la vie n'est pas le poids des ans, c'est la fatigue de l'âme. Renoncements, regrets, déceptions, désillusions : autant de vieilleries accumulées dans des sacs à fermoir, des boîtes en fer blanc rouillé, des fonds de tiroir et de grenier. La vieillesse est un naufrage pour la quincaillerie. Le bon vivant lui, flotte allègrement. Une coquille d'espoir suffit à ne pas sombrer.

Prendre de la hauteur en prenant de l'âge, jeter le lest de l'inutile dans les nuages et rire de nos malheurs, leur faire un insolent pied de nez. Ne rien prendre au tragique ni au pied de la lettre. Découvrir de nouvelles espérances même avec quelques rhumatismes. Se réjouir des emballements de la jeunesse, rester dans son bain de générosité, flotter dans le courant de la vie jusqu'à la mer.

L'anarchiste

récit autobiograhique

Au jardin

Sa famille n'habitait pas vraiment en ville, plutôt dans un faubourg calme et verdoyant jadis réputé pour ses ânes. La maison à front de rue comportait une entrée cochère suivie d'un vestibule, puis d'une cour avec un puits, d'un hangar sombre surmonté d'un atelier et enfin d'un jardin.
Ce jardin était le royaume de Colas. Sa mère l'y lâchait et il y jouissait d'une liberté totale. Sa sœur dite Craquotte née deux ans après lui le suivait partout. Il la prenait par la main et ils traversaient le hangar pour entrer au paradis.
Pour leur stature de bambin ce jardin était immense. Il offrait un champ illimité d'observation, d'expérience et d'aventure. Entièrement ceinturé de murs il était entouré de l'entrepôt d'un charbonnier, d'un bassin de natation désaffecté et d'une série de jardins de ville étroits qui lui étaient perpendiculaires.
Le royaume était divisé en deux provinces : un espace empierré avec bac à sable et une pelouse entourée d'arbres fruitiers plantés en espalier. Le jardin se flattait de plusieurs dépendances : un atelier de fabrication d'encaustique, un cagibi contenant un fût de 200 litres de white spirit et marqué à la craie blanche DANGER DE MORT ; enfin au fond de la pelouse, un petit espace en terre battue couvert d'un toit et masqué par des groseilliers fournissait une cachette parfaite.
L'atelier était meublé d'un poêle sur lequel les cires fondaient dans une bassine de white spirit. C'était le domaine du vieil oncle Porridge. L'oncle à son fourneau, il restait encore assez de place pour que les enfants observent à ses côtés la fabrication.
La cire fondue était versée dans des boîtes. Leur père appelait cette opération la coulée. Il avait mis au point un encaustique-miracle qui se composait d'un mélange aux proportions tenues secrètes de cire d'abeille de teinte jaune ambré, de paraffine

blanche et de cire de carnauba de teinte palissandre ; il l'avait appelé SABRILL. Une copie du brevet d'invention dûment encadrée était accrochée dans son bureau.
Point de serpent dans leur paradis mais des pommes et quelles pommes ! Grosses comme des melons ou presque. Pendues aux branches en espalier elles étaient à la portée des bambins et quelle tentation ! Je me demande si un de ces fruits arriva jamais à maturité. Que l'attente était longue entre le petit machin duveteux et le fruit juteux que ne manqueraient pas de dévorer les guêpes s'y enfonçant jusqu'au ventre comme les Africains dans les éléphants.
Les pêches blanches étaient désespérément tardives. Les maraîchers n'en vendaient plus depuis longtemps qu'elles étaient toujours dures comme des cailloux. En revanche, quel éblouissement des lèvres, du palais et de la gorge quand enfin elles étaient mûres, fondantes, leur peau fine se détachant délicatement d'une chair tendre qui se couvrait d'une buée – et quel parfum suave !
Chaque variété de fruits avait été choisie pour ses qualités gustatives et non comme aujourd'hui pour la commodité du transport et la résistance aux chocs. Les poires étaient café au lait avec des étoiles roses, bien meilleures que celles du voisin qui étaient chapardées en marchant à quatre pattes sur les tuiles faîtières vernissées du mur mitoyen.
Le jardin produisait toutes les variétés de groseilles dont celles dites à maquereaux – je n'ai jamais su pourquoi – ainsi que des cerises du nord acidulées qui n'étaient mangeables que gorgées de soleil, rubicondes et presque vineuses. Enfin toute une rangée de rhubarbe fournissait des sucres d'orge naturels et des chapeaux pour la canicule, assez rare il est vrai sous les latitudes bruxelloises.
Point de serpent donc mais le jardin grouillait de bestioles inoffensives qui s'observaient à loisir. Il suffisait de déboîter une des briques de bordure délimitant une allée pour surprendre un petit monde de fourmis, de vers, de cloportes, de mille-pattes et de perce-oreille.
Des sauterelles faisaient des bonds fantastiques dans l'herbe haute et de gracieux papillons voletaient en dansant. Aux piérides du chou jaunes et blancs se joignaient des papillons plus

rares aux livrées ocellées et même de grands papillons jaunes et noirs qui ne faisaient que passer, toujours en couple.
La psychologie de toutes ces étranges créatures intriguait Colas au plus haut point. Le voyaient-elles ? Que pensaient-elles ? Connaissaient-elles ses pensées ? Il leur tournait le dos puis faisait volte-face : elles étaient toujours là ou avaient fui. Pourquoi ? Une vocation d'entomologiste ne demandait qu'à s'épanouir.
Le jardin offrait d'autres jeux, comme celui des cabanes. Colas creusait un trou dans la pelouse avec sa pelle. Ce n'était pas une mince affaire. Le trou devait pouvoir accueillir le petit frère, Capon le blondinet et Colas qui le couvrait de planches en guise de toit, la dernière étant tirée par-dessus la tête une fois accroupi dans la cabane. Craquotte voulait évidemment être de la partie et ne manquait jamais, à la grande fureur des garçons, de déranger le bel arrangement du toit.
Certains jeux n'étaient pas sans danger, accroissant leur charme d'autant. C'est ainsi que les petits brigands avaient repéré une caisse contenant de vieux papiers, des vieilleries abandonnées et un stock de médicaments périmés. De quels médicaments s'agissait-il ? Mystère. En tout cas il y avait des comprimés de toute taille, forme et teinte. Le jeu consistait à les lécher prudemment avec l'intime conviction de manger du fruit défendu. Les enfants ont survécu.
J'ai gardé pour la fin une histoire que Mark Twain n'aurait pas désavouée. Une vague connaissance du cousin inspecteur de police avait obtenu des parents de Colas la permission de placer dans le jardin, certes provisoirement, une vieille guimbarde rouillée et dépourvue de toute carrosserie. Ce devait être une des premières Citroën. Son projet était des plus simple.
Il voulait remettre la voiture à neuf. Il n'avait pas de garage ? Peu importe, il avait un grenier. La solution était lumineuse : il suffisait de démonter la voiture pièce par pièce, de transporter chaque pièce dans le grenier puis de remettre le tout en état. Une fois remontée il suffirait de démonter la voiture restaurée, de transporter les pièces sur le plancher des vaches et de la remonter définitivement. Et vive les excursions à la campagne, comme des princes.
Le premier dimanche qui suivit, cette famille se joignit à celle de Colas pour un pique-nique au jardin autour de ce qui était

déjà un ancêtre. Les deux familles étaient pleines d'entrain : un si beau projet ! Ensuite les parents de Colas n'entendirent plus jamais parler de cet ingénieux mécanicien et malgré les consignes qui se relâchaient au fil des mois, les enfants ont pu jouer longtemps sur le tacot, au mécanicien, au coureur automobile et à la famille qui part en excursion. Mais ils avaient beau manipuler en tout sens les pièces mobiles, jamais la voiture ne se mit en route.
Ceci rappelle l'histoire de la voiture du grand-père maternel, très entreprenant lui aussi et qui possédait une voiture qui consentait quelquefois à fonctionner. Après avoir retiré ses manchettes, César – c'était son petit nom – donnait les tours de manivelle nécessaires, le moteur démarrait et la famille de douze personnes au complet prenait place fièrement, dans ses vêtements du dimanche. Les voisins à leur fenêtre, plus goguenards que jaloux, ne manquaient pas le spectacle du départ.
Hélas, invariablement, le retour d'excursion s'effectuait par les transports en commun, par petits groupes pour échapper à la médisance populaire.

En trottinette

Il m'est arrivé d'entrer avec difficulté dans la chambre de mes petits enfants : la porte était bloquée par l'accumulation de jouets de plastique aux couleurs voyantes. La situation était bien différente pendant la guerre et l'immédiat après-guerre : tout manquait ou était rationné, même le pain. Le beurre n'améliorait l'ordinaire que de rares privilégiés et venait directement de la ferme par des canaux mystérieux.
Les jeux et jouets étaient peu nombreux et fabriqués à bon compte ou dataient d'avant-guerre. C'étaient par exemple des jouets de bois tels que la toupie en forme de poire, lancée au moyen d'une corde, le cerceau frappé d'une baguette, la corde à danser emmenée au square, court après le dîner c'est-à-dire vers 16 ou 17 h. Il ne manquait plus alors aux enfants qu'un costume marin pour servir de modèle aux anciennes gravures.
Les enfants reçurent de leur tante Bratislava une boîte de blocs de construction dont le rangement après emploi tenait du casse-tête chinois. Il existait aussi quelques jouets de tôle imprimée : trains mécaniques, toupies musicales, etc. Les boîtes de jeu

comprenaient les dames, les petits chevaux, le nain jaune et bien sûr, le jeu de l'oie. Il existait aussi des poupées qui disent maman quand on la touche.
Le père de Colas lui fit un jour un cadeau. Colas avait contracté la jaunisse, ce qui lui avait valu de recevoir, allez savoir pourquoi, un coffret de raphia tressé garni de dattes. Mais le cadeau du père était autre et très inattendu.
C'était un soldat de plomb représentant un chef sioux, fièrement campé sur son cheval à robe pommelée, brandissant son tomahawk et transfiguré par une longue coiffe de plumes d'aigle. Exista-t-il jamais image plus symbolique de l'homme libre ? Le chef sioux des grandes plaines et les dattes des hommes bleus du désert sont restées chères au cœur de notre héros, un bon demi-siècle plus tard.
L'autre cadeau du père fut un porte-plume réservoir qui devait donner à Colas le goût de la calligraphie. Ses pattes de mouche sont restées chaotiques et lisibles au mieux par les pharmaciens.
Le grand-père paternel, retraité depuis longtemps, s'occupait dans l'arrière-cuisine qui lui servait d'atelier. Il y fabriquait à l'occasion des jouets de bois, invariablement peints brun caca. Cette teinte résultait du mélange de tous ses fonds de pot, un peu comme le vinaigre traditionnel composé des fonds de bouteille de tous les vins de l'année.
L'un des jouets de bois était un avion fort réussi. Un petit aviateur en occupait le cockpit. On eut beau dire que cet avion était purement décoratif et ne pouvait voler, Colas ne put s'empêcher de le lancer comme un avion de papier et il s'écrasa au sol, volant en morceaux.
Après l'avoir longtemps attendu Colas reçut un jour un vrai ballon de football de cuir avec une chambre à air munie d'une valve de gonflage et fermé d'un lacet de cuir. Au premier coup de pied, le ballon franchit le mur mitoyen et atterrit dans le jardin du voisin. Colas l'oublia aussitôt avec un fatalisme digne d'un vieux bonze.
Mais le plus beau jouet et le plus utile fut à coup sûr la trottinette. Les parents l'avaient achetée au Vieux Marché. Elle était simple et robuste avec de gros pneus ballon, ce qui convenait parfaitement à un futur globe-trotter. Dépourvue de garde-boue arrière, il suffisait d'appuyer du pied sur la roue arrière pour freiner.

La trottinette avait été repeinte de frais la veille en rouge minium. La peinture n'était pas sèche mais Colas ne voulut rien entendre et se lança sans attendre dans d'inlassables tours du pâté d'immeubles, quitte à se barbouiller comme un peau-rouge de la tête aux pieds.
Un slogan a fleuri il y a une vingtaine d'années en vitrophanie sur les voitures : Mon auto c'est ma liberté. Il en alla de même de la trottinette qui ouvrit un vaste champ d'exploration à 360 degrés autour de la maison. Le nouveau jardin s'étendait sur des kilomètres à la ronde. Au bout de la rue, Colas traversait le parc des tireurs à l'arc, dépassait le Palais des Sports et arrivait à la bibliothèque communale. La première visite fut inoubliable. C'était l'hiver, il faisait froid et humide, malgré le poêle à charbon. La bibliothèque, ses livres reliés de forte toile bise, et jusqu'au tablier gris des employés, sentaient le moisi. Une affiche placardée près du comptoir de prêt disait : Dévorez les livres et montrait un ogre dévorant un gros volume. Colas n'avait pas besoin d'encouragement.
Il ne savait quel livre prendre ; le bibliothécaire lui choisit un livre d'une épaisseur impressionnante du fait de son papier de guerre avec bois : Notre Dame de Paris, de Victor Hugo. Colas emporta son trésor et se jeta dans une lecture éperdue. Il ressentit une impression extraordinaire à la lecture de la prose hugolienne, c'est-à-dire homérique de la fête des fous et de son concours de grimaces. Quarante ans plus tard Colas relut le bouquin en édition de poche, sur place, rue Julien le Pauvre, dans un petit hôtel appelé Esméralda, avec le projet de découvrir sur les quais une Esméralda… qui resta introuvable.
La mère fut assez étonnée du choix du bibliothécaire mais laissa faire. Les semaines suivantes Colas emporta des romans de Gustave Aimard, un peu oublié aujourd'hui, qui racontaient la vie des trappeurs de la prairie, aux prises avec les grizzlis (ou grizzlys, au choix) et avec les indiens grands amateurs de scalp.
Colas lisait ces romans jour et nuit dans la fièvre – la nuit au lit à la lueur d'une bougie de Noël collée au fond d'un boîte de fer blanc, le jour sous son banc d'école. C'était infiniment plus passionnant que tout ce que pouvait raconter et répéter l'instituteur dans la torpeur de la classe.
La bibliothèque familiale était assez bien fournie. Elle ferait les délices de l'adolescent avec ses gros dictionnaires encyclopédi-

ques Larousse reliés de cuir qui imposaient le respect, ses livres lestes qui allaient accompagner l'éveil de sa sexualité et enfin les livres paternels du style Comment se faire des amis ? Comment j'ai gagné mon premier million de dollars ? ou l'Efficience à l'usine.
Si nous sommes la somme de nos actions, l'ensemble de ces lectures façonna Colas plus que la vie familiale et l'école détestée sauf une école campagnarde d'une seule classe tenue par des religieuses.
Mais remontons en trottinette. Repartant de la maison et dans la même direction, la destination suivante était l'oncle Bastos, coiffeur de son état. Il coupait les cheveux à tous et assurait les permanentes de la mère, le tout gratis.
Le salon comportait deux salles en enfilade, la première pour les dames, la seconde pour les messieurs. Colas ne faisait que passer dans la première qui était peinte dans le même rouge que les restaurants chinois.
Colas prenait place dans un grand fauteuil de dentiste et s'occupait à lire les étiquettes des flacons de lotion : Pétrole Hahn, Vétiver, Amande douce et d'autres, dont les liquides étaient colorés comme des liqueurs et répandaient dans l'air des parfums tenaces. Quand les cheveux coupés jonchaient le sol, Colas montait au premier étage, dans la cuisine où régnait tante Suzon, une dame en tablier, toujours souriante qui préparait à son Figaro de mari de bons petits plats. C'est ainsi que Colas vit parfois l'oncle croquer à belles dents du raifort ou radis noir d'hiver qui à l'époque ne devait déjà plus être de consommation très courante.
Il arrivait à Colas de faire des incursions au jardin dont la terre noire nourrissait de jolies pensées, veloutées, aux tons profonds comme ceux des belles de jour, sans doute pour les mêmes raisons : la réflexion dans l'infrarouge, destinée à attirer les insectes. Colas arriva un jour chez l'oncle en trottinette, chaussé d'une charentaise d'un côté et d'une chaussure de l'autre, avec la désinvolture la plus totale. L'oncle en fut choqué et sa mère humiliée. Colas n'en avait cure.
La destination suivante était le parc Josaphat : un parc magnifique avec rocaille, cascade, source, étangs, basse-cour et kiosque à musique. Colas s'y rendait à l'aube après s'être lavé le bout du nez. Il n'y croisait que des oiseaux et des jardiniers. Parmi

les oiseaux, les paons mâles abandonnaient parfois l'une de leurs plumes extravagantes ornées d'un œil, plumes immédiatement ramassées par Colas.
Son animal de basse-cour préféré était la pintade mais celui qu'il observait avec le plus d'intérêt occupait une petite île à la végétation sauvage au milieu d'un étang un peu reculé : le foulque, traité de poule d'eau. Au centre du parc, non loin du grand bac à sable où se fabriquaient des pâtés avec des formes de fer blanc festonné, émergeait une source, dans une vasque ronde et basse. Son nom évoquait ses antiques vertus : la fontaine d'amour. Elle avait reçu les vœux et promesses de générations d'amoureux, lointain écho des chants des bardes et des invocations des druides. Un éditeur bruxellois de poésie en reprit le nom comme enseigne. Il devait vivre d'amour et d'eau claire, c'est sûr.
La trottinette conduisait souvent Colas chez les grands-parents paternels et maternels. Les premiers habitaient rue Calvin – personnage dont je ne sus que plus tard le rôle qu'il joua dans l'histoire du christianisme. Construite au début du siècle, la maison de Pistou et d'Amydale était un modeste hôtel de maître, étroit de façade, peu profond. Son bel étage, le premier, était construit sur un sous-sol dénommé cuisine-cave et surmonté de deux étages de chambres. Elle comportait deux pièces en enfilade à chaque étage, un tout petit jardin et le gaz à tous les étages comme en témoignait une plaquette émaillée en façade.
Le seuil franchi, on se trouvait devant un escalier de marbre flanqué d'une rampe bien astiquée de laiton, dit cuivre jaune. Le sous-sol était forcément sombre. L'ameublement se composait d'un poêle à charbon, d'une table couverte de toile cirée, de chaises et d'un buffet à deux corps. Ce buffet contenait de précieuses reliques : les aquarelles exécutées par le grand-père à la manière des dessins d'architecte, pendant sa vie active et représentant les voitures automobiles qu'il avait créées. Aujourd'hui on parlerait d'une activité de designer. Chaque voiture était réalisée à la demande pour un client qui exigeait par exemple pour les sièges un garnissage en peau de serpent. Rien n'était trop beau pour les riches rentiers qui roulaient carrosse. Ces premières automobiles ressemblaient encore à des voitures attelées dont le cheval avait été remplacé par un moteur. La

puissance des moteurs se mesura d'ailleurs pendant longtemps en chevaux-vapeur.
Les grands-parents se tenaient le plus souvent dans la cuisine-cave, le salon de l'étage servant principalement aux réceptions. Dans ce salon, deux centres d'intérêt : un couple d'écureuils empaillés aux petits yeux en bouton de bottine et un piano noir à chandelier. Quand Colas et Craquotte prirent leurs premières leçons de piano ils s'en servirent pour leurs exercices. Colas devait avoir onze ans et déjà, déjà il était amoureux, amoureux de la jeune et jolie prof de piano qui avait une voix d'ange et des mains douces à donner le frisson. Elle disait en lui prenant la main : frappe les touches comme un chat qui donne des coups de patte... fais le petit chat. Colas aurait volontiers ronronné dans ses bras. Hélas, déjà une première occasion manquée. Il retournait à la maison le cœur en fête, émerveillé par la découverte d'une féminité qui n'était ni d'une mère ni d'une sœur.
Tante Ablette vivait avec les grands-parents. C'était une vieille fille comme on disait à l'époque. Elle était petite et ronde comme une caille et d'une ingénuité totale. Elle subvenait aux besoins du ménage en vendant en demi-gros des bonbons, des petits moulins de celluloïd, des mirlitons et autres babioles. Elle visitait la clientèle avec ses échantillons puis allait livrer, en empruntant le tramway.
Dans les tiroirs du buffet aux écureuils traînaient des sachets de bonbons acidulés, au miel, à la violette. Tante Ablette manifestait à Colas une tendresse particulière. Adolescent, lui rendant visite à la clinique où elle agonisait, elle prit la main du garçon et s'endormit pour toujours.
L'autre grand-père était droguiste, peintre en bâtiment et artiste-peintre spécialisé dans les sujets bibliques. Son magasin ressemblait à une ancienne pharmacie. Tout le mur placé derrière le comptoir était aménagé en armoire aux mille tiroirs portant chacun une plaquette émaillée en mentionnant le contenu, en caractères à l'ancienne, noirs sur fond blanc.
Sur le comptoir trônaient des bonbonnes pansues d'alcool à 90 degrés. Des pinceaux d'épaisseur progressive étaient disposés en éventail sur des cartes découpées en forme de palette, de même que des fume-cigarettes avec cigarette factice au goudron, vendus aux fumeurs repentis. L'un des tiroirs contenait

des racines de réglisse brunes dehors jaunes dedans qui se mâchouillaient pendant des heures.
Un appareil était fixé au mur. Fabriqué par le grand-père, il servait à malaxer les peintures qu'il produisait lui-même en mélangeant à l'huile de lin des pigments pour reproduire à l'identique n'importe quelle teinte d'un échantillon.
La mère de Colas qui avait aidé son père pendant des années avait acquis la même capacité de coloriste. En désignant une nuance d'étoffe, de papier ou d'un objet quelconque elle disait, par exemple : c'est du rose avec une pointe de vert Véronèse. C'était un de ses talents, assez invérifiable il est vrai.
L'oncle Galère faisait office de garçon de magasin. Père d'une bonne dizaine d'enfants, il ne manquait pas plus d'humour que d'hormones. Il avait déserté le petit séminaire dès la rencontre de Begonia, une Russe blonde et pulpeuse aux yeux bleus. Et c'était un bricoleur de génie. Il se déplaçait sur un vélo de course auquel il avait ajouté un moteur de sa fabrication. Il avait réalisé pour sa moitié une machine à tricoter, un aspirateur à habits qui tenait dans une ancienne boîte à conserve et sans doute bien d'autres bidules dignes du concours Lépine. Un jour où grand adolescent Colas reçut la visite d'une lointaine parente qui ne l'avait guère vu auparavant celle-ci s'exclama en le voyant : dat is onze Galère ! (traduction libre : c'est notre Galère tout craché).
Pour revenir à César, il aimait s'étendre sur son don pour la peinture. Il disait dans son français à l'accent flamand qu'à l'académie de peinture il surpassait le professeur parce que le Saint Esprit guidait sa main.
Il me revient avec retard une parole du grand-père paternel qui répéta plusieurs fois d'un air entendu que Colas devait apprendre le flamand et l'anglais. Comme si l'intuition s'était imposée à lui qu'un jour, ayant dépassé la quarantaine, Colas gagnerait sa vie comme traducteur alors que rien ne l'avait laissé prévoir.
Plus fort : c'est dans la traduction automobile que Colas se spécialisa, comme s'il existait un lien caché entre lui (le designer automobile) et Colas. Plus fort encore, le père d'Hermine, la compagne de Colas pendant dix ans, a travaillé toute sa vie pour le constructeur automobile Betterford alors que c'est précisément le constructeur pour lequel Colas traduit depuis bientôt

quinze ans, là non plus sans que rien ne le laisse prévoir (jusque là Colas n'entendait strictement rien au sujet). A moins que…
Un jour le père d'Hermine déclara avec gravité à Colas : je vous remercie de vous occuper de ma fille. Qui sait si sa bienveillance à son égard n'a pas favorisé souterrainement l'avantageuse clientèle dont Colas a bénéficié ?
La trottinette servait à visiter les grands-parents et à explorer le monde environnant. C'est ainsi qu'il arriva à Colas de s'aventurer loin de la maison et d'emprunter l'avenue de Tervuren conduisant à l'orée de la forêt de Soignes, comme s'il était aimanté par cette direction où allait se dérouler toute son adolescence.

L'école

Les vraies incursions en forêt débutèrent quand Colas commença à fréquenter les louveteaux. Cancre à l'école, rapidement identifié comme paresseux intelligent, il avait obtenu la promesse d'une inscription aux louveteaux de la paroisse de St Servais au premier bulletin rose, quelque chose comme une mention bien.
Les parents ne savaient plus à quel saint se vouer. Colas n'étudiait aucune leçon, et n'effectuait aucune punition (vous écrirez cent fois JE DOIS ETUDIER MA LEÇON) et après doublement et redoublement cela devenait : vous écrirez mille fois JE DOIS, etc.).
Les devoirs de calcul étaient vite expédiés et il en revendait la solution à ses condisciples. La mère récupérait les devoirs de dessin et les rangeait sous clé, afin d'en faire des gorges chaudes en famille pour chasser son cafard disait-elle. Une vache louchait dans un pré et la faisait pleurer de rire, ainsi qu'une équipe de footballeurs qui devaient avoir des tronches ahurissantes.
L'unique titre de gloire scolaire de Colas eut un goût amer. A deux reprises il remit une rédaction française écrite à domicile après une promenade, l'une sur les fleurs des bois au printemps (muguet, primevère, jonquille…) et l'autre au sujet de l'automne. Le maître les jeta à chaque fois au panier, pris d'une violente colère, en demandant où il les avais copiées. Il était impensable qu'un enfant, cancre qui plus est en fut l'auteur.

C'est vrai que Colas avait écrit en état de transe. Qui sait, le Saint Esprit avait guidé sa main ou alors... c'était du génie précoce !
Colas écrivit un jour : l'école, sombre histoire de lèche-botte et de lèche-cul... Il ne changera jamais d'avis. Les parents se débarrassent des enfants en les parquant dans un lieu clos où ils sont livrés à l'arbitraire de fonctionnaires subalternes.
Des fonctionnaires supérieurs élaborent les programmes, toujours plus chargés et vérifient leur application. L'enfant et son épanouissement n'intéressent personne. Quand par exemple l'enseignement du latin fut remis en cause en Belgique, il fut maintenu pour l'excellente raison qu'en le supprimant des enseignants auraient perdu leur job...
La seule exception vécue par Colas est celle d'une petite école de campagne (à Croquignolet) à une seule classe groupant les 6 degrés primaires et animée par de braves religieuses. Un cerisier poussait au centre de la cour et miracle, les élèves pouvaient le dévaliser. La cuisine des sœurs jouxtait la salle de classe et c'est là que les bobos étaient pansés.
Aux congés légaux s'ajoutaient diverses fêtes religieuses et locales comme la kermesse du village. A chaque baptême, à chaque mariage dans la paroisse, les cours étaient interrompus et les enfants se massaient sur le parvis de l'église pour attraper des dragées et des sous lancés à la volée.
Cette école souriante était le paradis. Colas ne s'ennuyait jamais puisqu'il pouvait suivre en parallèle l'enseignement des 6 niveaux. Et c'est la seule période où il ramena des mentions bien.
Pendant la dépression de la mère, les enfants avaient été dispersés et Colas eut la chance d'atterrir à Croquignolet, chez des amis de longue date, les Berzingue. Lui travaillait dans un grand magasin à Bruxelles et elle avait été avec notre mère une militante de la JOC (Jeunesse Ouvrière Chrétienne). Ce couple avait décidé bien avant tout le monde un retour partiel à la terre.
Les Berzingue avaient acheté une petite ferme, son pré, sa vache et son champ de betteraves. Le corps de ferme était flanqué d'une grange bourrée de paille et de foin où les enfants roulaient avec ivresse. L'aîné des garçons et Colas dormaient dans le même lit à l'étage de la maison. Il arrivait qu'une fille au pair assez délurée les y rejoigne au grand émoi de Colas.

L'une des occupations était de couper les betteraves en rondelle pour l'alimentation de la vache. A part la scolarité légère dont j'ai parlé, les enfants étaient libres comme l'air.
Comme d'habitude, Colas employait son temps libre à explorer les environs, à pied ou à vélo, par monts et par vaux, dans d'adorables chemins creux remplis de hannetons. Aujourd'hui décimés les hannetons remplissaient des boîtes à chaussures et les garçons les faisait voler vrombissant au bout d'un fil.
Un chien berger enchaîné gardait la ferme. Jour et nuit il tirait sur la chaîne en gémissant. Il finissait toujours par se libérer et fuyant à travers champs, il pourchassait veaux, vaches, cochons et volailles de tout le voisinage.
Il fallait alors organiser une battue pour le capturer. Rentré au bercail il se faisait corriger à grands coups de tisonnier ce qui faisait pleurer Colas. C'était Mariette, la patronne qui se chargeait de la punition en chantant à tue-tête. Les pleurs et supplications de Colas ne l'arrêtaient pas. Elle prétendait que de toute façon, les animaux ne souffrent pas…
L'autre parenthèse de la scolarité de Colas s'est ouverte au littoral belge. La famille avait émigré pour plusieurs mois à Oudekerke, une plage voisine d'Ostende et Colas avait été inscrit dans une école flamande. Il y était complètement perdu puisqu'il ne comprenait rien de ce qui s'y disait. L'instituteur le prenait à part cinq minutes par-ci par-là.
Une fois de plus Colas passait son temps à vagabonder, dès l'aube, à la plage et sur les brise-lames. Il observait les crabes, les étoiles de mer et récoltait des coquillages, en particulier les couteaux. A la maison il avait toujours des boîtes d'allumettes hébergeant l'une ou l'autre bestiole.
Comme déjà indiqué, au cours des dernières années bruxelloises il a fréquenté un groupe de jeunes scouts catholiques appelés louveteaux. La famille de Colas allait à la messe dominicale à l'église Saint Servais. A la sortie les louveteaux et lutins de la paroisse se rassemblaient sur le parvis.
Colas était fasciné par la fière allure des garçons en uniforme. Le grand chef appelé Akéla s'appuyait sur un bâton fourchu tenu l'arme au pied. Son chapeau de la police montée canadienne s'ornait d'une petite brosse avec insigne émaillé du plus bel effet. Cela faisait armée des Indes ou Pont de la rivière Kwaï.

Comme je l'ai dit, le premier bulletin rose obtenu, à vrai dire par erreur, permit à Colas d'arriver à ses fins et il devint ainsi patte tendre chez les petits loups, en attendant la première étoile et finalement le grade de second de sizaine.
Les réunions avaient lieu au local paroissial le mercredi après-midi. Le dimanche le groupe se rendait pour la journée dans la forêt de Soignes. Au local Colas écoutait avec ravissement les histoires du livre de la jungle racontées par un chef qui devint journaliste chez Tintin sous le nom d'Yves Duval.
Les louveteaux étaient suspendus aux lèvres du conteur que Colas essaya d'imiter à la maison pour ses frères et sœurs (la famille s'était agrandie). Ils rejoignaient Colas le soir et lui inventait des histoires rocambolesques qui emportaient la petite troupe au milieu de nulle part.
C'est ainsi que progressivement Colas prit conscience de son goût pour l'improvisation dans tous les domaines, tout à l'opposé des obligations scolaires d'obéissance, de répétition et de mémorisation.
Ce qui plaisait plus encore à Colas chez les louveteaux, c'étaient les sorties en forêt. L'air pur et odorant, la majesté des futaies, l'intimité des fourrés lui procuraient un bonheur infini.
Il apprit un jour de sa douzième année que la famille quittait la ville pour Tervuren, une localité touchant à la forêt. L'enfance de Colas était terminée.

Tervuren

Tervuren est une commune double partagée par l'avenue du même nom. D'un côté, le village flamand avec les magasins et le marché, qui touche un grand parc abritant le musée d'Afrique (ex musée du Congo) ainsi qu'une caserne, et possède une église ancienne ; de l'autre, une zone résidentielle qui touche à la forêt de Soignes et aimée des anciens coloniaux.
Les parents de Colas avaient loué à un ancien ministre socialiste une villa de style balnéaire britannique, placée du bon côté. A l'arrière s'étendait un jardin en friche prolongé d'un terrain dont ils avaient la jouissance, entouré de jardins et de vergers.
Colas allait y passer son adolescence, y fréquenter des filles, avec un épisode de pensionnat de 2 ans. Une fois de plus c'est principalement à l'extérieur que Colas allait passer ses meil-

leurs moments, dans la campagne et dans les bois. Ou alors il lisait ou improvisait au piano.
Les parents avaient acheté un piano droit teinté palissandre, placé dans le salon contre une grande tenture de velours vert amande qui masquait la porte fenêtre séparant le salon du bureau.
Colas y passait des heures à jouer n'importe quoi, les yeux fermés, comme il allait écrire des poèmes, sous le feu de l'inspiration, sans plan et au mépris de toute technique.
Les promenades ou plutôt les vagabondages étaient de même nature : elles le menaient au gré de sa fantaisie, de ses curiosités, des odeurs, des reflets ou de n'importe quel clin d'œil de la nature.
Il arpentait la forêt des Quatre Bras à Notre Dame au Bois, au Rouge-Cloître, à Audergem-Forêt, à l'Etang des enfants noyés… A Notre Dame au Bois ou Jesus Eik en flamand (l'un ne traduit pas du tout l'autre), une petite église contenait un orgue ancien en mauvais état, aux touches éraillées comme les dents d'un SDF. Colas grimpait au jubé et ni vu ni connu, y jouait comme à la maison.
Il lui arrivait aussi d'improviser sur de grandes orgues comme celles de l'église Sainte Marie à Bruxelles, où un jour il accompagna bien malgré lui la procession d'enterrement qui s'avançait dans la nef centrale. Quelques têtes se levèrent…
C'est dans cette même église qu'un jour un flûtiste professionnel lui proposa le plus sérieusement du monde de l'accompagner à l'occasion. Il insista en déclarant que sa musique l'intéressait. Etait-ce possible ?
Beaucoup plus tard Colas se retrouva sur un navire de croisière à improviser à 4 mains avec un compositeur souriant mais sérieux comme un pape : il dirigeait une école supérieure de musique (un Conservatoire en Belgique).
Plus tard encore, passé 40 ans, Colas fit la connaissance d'un musicologue très distingué qui lui donna des leçons de piano et le présentait à la ronde comme son meilleur élève. Sa courtoisie était aristocratique : d'élèves il n'en avait qu'un. Lui-même avait pris des cours avec des professeurs réputés, se produisait en concert mais était bien incapable d'improviser.

Colas chercha toujours à plonger sans entraves dans ce qu'on pourrait appeler l'inconscient, loin en tout cas de l'obéissance aux maîtres et aux règles.
Une autre occupation de son adolescence était le maraudage – j'allais faire un joli lapsus en écrivant marivaudage … Il adorait grimper aux arbres pour le plaisir mais aussi pour les dévaliser, qu'ils soient chez lui ou chez les voisins. Ses ventrées de cerises, pommes, poires, prunes, groseilles ne l'empêchaient nullement de manger ni un demi-pain au goûter ni le repas du soir.
Un autre plaisir ordinaire était d'allumer des feux dans les champs voire dans les bois avec les risques que l'on devine.
Pendant l'année scolaire il prenait le tramway pour se rendre à l'école en ville. Le tram s'arrêtait aux Quatre Bras, à l'orée de la forêt.
La tentation était forte et il lui arriva souvent d'y descendre, de jeter son cartable aux orties, de se promener tout le jour et de rentrer à l'heure normale sans piper mot. La mère l'accueillait d'un : çà a été à l'école aujourd'hui ? Il répondait : oui, oui.
Les mares de la forêt grouillaient encore d'épinoches interdits à la pêche – tu parles – et de salamandres au ventre orange. Un martin-pêcheur n'était jamais loin et les libellules pullulaient spécialement au mont des Cailloux.
Ce lieu-dit de la forêt, retiré, difficile à retrouver enchantait les enfants. Il s'y dressa jadis un gibet. Il n'y poussait qu'une herbe maigre. La colline était couverte de mares et très caillouteuse.
Une nuit que les parents étaient absents Colas avait persuadé Craquotte d'aller dormir au mont des Cailloux. Elle le suivit les yeux fermés comme d'habitude et ils se couchèrent à la dure, avec le ululement des hiboux et les autres cris des animaux nocturnes. Au milieu de la nuit, glacés et tout endoloris, ils reprirent le chemin de la maison. Colas aimait tant la forêt qu'il avait conçu le projet chimérique de s'y installer pour de bon dans une cabane à laquelle il pensait souvent. Mais cela demeura une velléité.
Craquotte et lui avaient été inscrits à la paroisse de Tervuren pour la communion solennelle et après la préparation de rigueur, vêtus pour la circonstance, Craquotte d'une robe de mariée à sa taille et Colas d'un costume bleu clair à culottes courtes à ses mesures.

Les communiants étaient rassemblés pour la cérémonie dans l'église pleine de monde et de fleurs. La grande affaire, le cadeau par excellence, c'était la montre-bracelet. L'un des communiants n'avait d'yeux que pour la tocante qu'il venait de recevoir.
Ne s'occupant ni de son missel enveloppé d'une pochette de dentelle et rempli d'images pieuses aux tons pâles qui avaient été échangées, ni de la cérémonie, il contemplait les deux aiguilles qui n'avançaient guère.
Alors, pris de doute, il secouait la montre, la portait à l'oreille pour tenter d'entendre le tic-tac malgré le bruit des cantiques, la remontait encore et encore. Arriva ce qui devait arriver : ressort brisé la montre s'arrêta pour de bon au grand désespoir du communiant.
Le grand-père paternel fumait des cigares Cogétama dont la bague représentait un chef sioux – le monde est petit. Quand il rendait visite à la famille – le grand-père, Colas allait fumer son mégot loin des parents au parc de Tervuren. Affranchi Colas se hasarda ensuite à acheter ces cigares à la pièce et à les fumer tout entiers. Le délice ! Ils avaient un goût laiteux. Comme disait un camelot du grand marché de la gare du Midi à propos de ses cigarillos à bon marché, c'était une carrrresse pour la gorge !
Dans ce parc Colas fumait aussi des cigarettes de sa fabrication, roulées dans un petit appareil à deux tambours et bourrées de tabac blond grosse coupe pour la pipe, à la forte odeur de miel, enveloppé dans du papier écossais, marque Clan. Cela lui donnait la migraine et un vif sentiment de virilité.
Le parc fut encore le théâtre de deux de ses hauts faits. Il conduisit la voiture paternelle, une Wolseley noire à conduite à droite. Cette voiture anglaise peu répandue sur le continent ressemblait à une Rolls Royce, par son tableau de bord en ronce de noyer que le père caressait avec amour et par ses profonds sièges de cuir au parfum inimitable et qui se retrouve aujourd'hui encore dans les Jaguar. Une allée étroite longeait les étangs. L'endroit n'était peut-être pas très bien choisi mais Colas avait dû tellement insister cette fois-là…
Le second exploit était une entreprise commerciale. Les parents étaient exceptionnellement absents pour le week-end. Colas avait envie d'en profiter. Il rassembla un peu d'argent, prit le

tram et se rendit chez Bucht, une des premières grandes surfaces, qui ne vendait que des articles à bon marché.
Colas acheta des crayons 1 franc pièce qu'il allait revendre 5 francs aux commerçants, avec le renfort de Capon. Les deux frères avaient l'entraînement du porte-à-porte et de la mendicité organisée par l'école, les scouts et diverses œuvres de bienfaisance.
Ils avaient même gagné un prix du meilleur vendeur de calendriers, cartes de fête et autres papiers sans valeur. En uniforme scout les résultats étaient bien meilleurs. Capon fut chargé de retourner au magasin (deux heures de tram aller/retour) pour racheter des crayons avec les premiers gains.
Le dimanche les frères étaient à la tête d'un petit pactole. Colas emmena ses frères et sœurs au parc où, endimanchés, ils s'offrirent plusieurs tours de canot à moteur sur l'étang et diverses consommations à la buvette jusqu'à épuisement du pécule.
Au retour des parents, quelqu'un vendit la mèche et la mère condamna Colas à aller à confesse.
Un peu plus tard Colas partit en pension. Embarrassée par ses échecs scolaires, sa mère l'envoya pour un long après-midi de consultation chez un médecin spécialisé en orientation scolaire qui lui fit passer de nombreuses épreuves.
Il y avait par exemple le test de Rorschach inventé par un petit génie suisse, sans doute un jour de profond ennui dominical. Ce savant semblait s'être amusé comme nous tous à pincer une goutte d'encre dans la pliure d'une feuille de papier pour inventer de nouvelles variétés de papillons.
Le test consiste à présenter au client les 10 planches à papillon et à lui demander ce qu'il voit. Comme tout le monde j'imagine, Colas a dû répondre : des taches d'encre… des papillons – ce qu'il nota doctement. Mais il attendait autre chose.
Pour lui faire plaisir Colas se mit alors à y voir tout et n'importe quoi, ce que le praticien se mit à noter fébrilement. Malgré ses pattes de mouche médicales il n'arrivait pas à suivre ; Colas accéléra encore la cadence jusqu'à ce que le médecin demande grâce. A part lui, Colas lui attribua une bonne note.
Un autre test célèbre dû au Hongrois Szondi consiste à présenter au malheureux la photo en noir et blanc de condamnés de droit commun – sans doute pour délit de sale gueule. Il faut dire

lequel est le plus sympathique. Aucun. Mais ce n'est pas la bonne réponse.
Le test suivant consiste à inventer le dernier dessin d'une série progressive et qui comporte une seule réponse. Exemple. Soit un dé à 6 faces. Quelle est la suite normale des points noirs : après un point, trois points, six points, vous dessinez quoi ? Cherchez toujours, j'ai tout mon temps. Peut-être qu'un savant mathématicien conclura à l'indécidable !
Colas fut enfin placé devant un dessin en ombre chinoise d'une jeune fille vue de dos qui regarde un paysage par la fenêtre.

A quoi pense-t-elle ?

Colas donna sa langue au chat. Mais peut-être qu'un poème écrit plus tard en est un lointain écho :

Aline est dans le séquoia
Elle a un nœud rouge un col blanc
Mais qu'est-ce qu'elle regarde
Aline est dans le séquoia
Elle a des bas blancs des souliers vernis
Mais qu'est-ce qu'elle regarde
Aline est dans le séquoia
On ne le lui a pas permis
Elle est un peu rouge
Mais qu'est-ce qu'elle regarde
(François La Feuillade, Levée d'Ecrou)
Après des heures de ces jeux bizarres où les réactions de Colas étaient l'objet d'une attention flatteuse, le médecin congédia son assistante et entraîna le gamin dans le salon attenant plongé dans la pénombre. Lui était assis dans un canapé, Colas était debout devant lui. Il le déculotta et tripota ses bijoux de famille jusqu'à la tombée de la nuit.
Cette fois Colas comprit où il voulait en venir : vérifier s'il était pubère. Entraîné comme il l'était à ce petit jeu de mains il ne lui donna pas ce plaisir et se retint en toute innocence.

La mère reçut un rapport écrit circonstancié : intelligence au-dessus de la moyenne mais retard de développement. Le docteur Pardi conseilla de mettre Colas en pension au collège de La Bulle à Haut-la-Ville dirigé par un grand éducateur, le baron Malpain.
Le conseil fut suivi et Colas se retrouva sous la coupe du baron. D'une famille de grands industriels, il consacra sa fortune à édifier pendant la seconde guerre mondiale des internats pour garçons, fonctionnant selon de sains principes. Le baron se sentait comptable du salut de l'âme de ses protégés et très logiquement il surveillait leurs lectures. La première année tout se passa bien.
Colas épuisa la maigre bibliothèque du collège qui contenait les volumes cartonnés de la Bibliothèque verte, les récits d'aventure dans les montagnes et les déserts (vous avez reconnu Frison-Roche) et des livres édifiants dus à des communautés religieuses, relatant les exploits héroïques des missionnaires en Afrique ou la vie des saints.
La seconde année Colas se risqua à introduire des livres moins recommandables tels que les Fleurs du Mal de Baudelaire. Un condisciple bien intentionné le dénonça. Le baron fit un discours au réfectoire disant qu'il avait jeté à la chaudière ce livre mis à l'index et qui avait valu à son auteur des poursuites judiciaires. Il rappela que les lectures autorisées étaient nos livres de classe et ceux de la bibliothèque choisis par lui. Les journaux tels que Les Sports ou Tintin ne franchissaient pas le tri du courrier.
Arrivaient aussi par la poste les colis de nos familles qui amélioraient l'ordinaire des mieux lotis. Cet ordinaire était maigre comme en Carême et les fins becs restaient sur leur faim, d'autant que les plus vigoureux accaparaient double portion de margarine, confiture, viande et laissaient aux autres les patates et les harengs.
Ces harengs du type rollmops arrivaient par camion chaque mercredi dans un tonnelet de bois. Les collégiens les avaient en horreur mais devaient les manger. Des trésors d'ingéniosité étaient déployés pour s'en débarrasser. Une solution consistait à les ensevelir au fond du plat de purée – s'il en restait. Sinon, un

sachet de plastique faisait l'affaire. Les gamins y glissaient le poisson qui disparaissait ensuite dans la nature.
Une magnifique allée d'épicéas menait au collège. Les observateurs attentifs pouvaient y découvrir l'étrange exposition de sachets brillants au soleil : les harengs dans leur linceul comme boules au sapin de Noël.
Les plus chanceux recevaient d'abondantes provisions, à pleine valise au retour des congés et par la poste ensuite. A la distribution du courrier une table du réfectoire était remplie de colis de friandises, chaussettes reprisées et tout ce que les mères aimantes envoyaient à leurs rejetons.
Les éducateurs assistaient au déballage et imposaient parfois le partage des douceurs ou les plaçaient dans une armoire communautaire et en surveillaient la répartition. Les envois parfois mal ficelés de Colas laissaient échapper des bonbons acidulés agglutinés par la chaleur du voyage, qui lui valaient l'hostilité générale.
Quand il recevait des doubles tablettes de chocolat Cocoa de 400 g, il les dissimulait parmi les chaussettes et s'empressait de les dévorer la nuit suivante dans les toilettes où il lisait jusqu'au matin. Il s'ensuivait une crise de foie. L'infirmière à barbe lui donnait alors comme à tous les malades une pilule laxative aussitôt jetée dans les toilettes.
Les pensionnaires se fournissaient aussi chez les commerçants du village, soit en promenade soit le soir en s'échappant du pensionnat. Quand la porte était fermée les plus aguerris s'évadaient au moyen de draps de lit noués aux radiateurs. Sinon il fallait se glisser à quatre pattes sous la vitre du bureau du hall d'entrée.
Il arriva ainsi à Colas de faire les emplettes du groupe, muni d'une liste, d'argent et d'un sac à dos. Au retour il avait droit à la dîme : deux cigarettes d'un paquet de vingt, une latte de chocolat d'une tablette, etc. Fumer était défendu mais tous avaient leur paquet de cigarettes. Pour Colas, c'étaient des Richard goût américain.
En vrai bienfaiteur de l'humanité le baron s'occupait des jeunes en déshérence et rassemblait dans ses murs de nombreux cas sociaux, par exemple un gros garçon des cantons rédimés, fort comme un bœuf dont il se murmurait qu'il avait tué un homme.

Chaque soir il prenait deux aspirines comme sa mère le lui avait enseigné. Je l'imagine aujourd'hui en dialyse. A part cela, doué pour l'écriture et doux comme un agneau. Il décrivait avec lyrisme son beau pays de Vielsalm, aux verts horizons noyés sous la brume.
En bienfaiteur donc le baron avait embauché des professeurs parfois aussi paumés que leurs élèves. Une belle brochette. L'aumônier qui assurait les confessions était grand, maigre, émacié comme un inquisiteur. Il allait sur ses quatre-vingt-dix ans. Il recevait dans sa chambre au collège et nous administrait à tous pour nos péchés des coups de règle sur les doigts.
Le professeur de sciences avait blanchi sous le harnais au musée d'histoire naturelle de Belgique. Il était capable de discerner à distance le repaire des serpents. Il disait : voyez cette pierre du chemin ; levez-la, une couleuvre s'y cache.
Et c'était vrai. Il lui arrivait d'en fourrer une dans sa poche pour, au réfectoire, la cacher au fond du saladier. Il racontait des histoires grivoises et les galopins s'esclaffaient à grand bruit.
Mais son grand exploit annuel en classe de chimie était de fabriquer pour l'édification des potaches un acide (chlorhydrique je crois) au moyen de phosphore placé sous cloche. Le phosphore chauffait violemment en dégageant une épaisse fumée jaune qui brisant la cloche se répandait à travers la classe. Asthmatique le prof toussait comme un damné jurant qu'on ne l'y reprendrait plus. La classe s'égayait à grand bruit pour une récréation prématurée.
Le prof de néerlandais était un grand dadais de Wallon dont on apercevait les jambes sous le pupitre, s'ouvrant et se fermant sans interruption. Sa méthode était simple : il fallait étudier par cœur chacune des pages du manuel et des listes sans fin de fruits, légumes et animaux les plus hétéroclites. Colas se souviendrait longtemps mais pourquoi ? du nom des fraises : aardbeien. Tout le reste allait sombrer dans l'oubli.
Le prof de maths était extrêmement calé, une vraie lumière. Il écrivait les démonstrations au tableau à toute vitesse et quand le tableau était plein il effaçait le début pour continuer, comme dans les films muets. Il était concentré, les élèves vaquaient à leurs occupations. Sa leçon expédiée il entretenait la classe des affaires du monde sur lequel il avait des vues bien arrêtées. Toujours vêtu du même complet bleu blanchi de craie, il parlait

avec véhémence sans se soucier de son auditoire. C'était en somme une heure de repos.
L'un des enseignants avait perdu sa femme et pleurait comme un veau. Colas ne sut jamais ce qu'il enseignait. Mais le plus malheureux et le plus pitoyable était le prof de comptabilité. Lui avait perdu sa mère malade et ne manquait pas de se plaindre de frais pharmaceutiques considérables. Il mettait sous le nez de son assistance la liste recopiée de sa main des médicaments achetés et du prix payé.
Il démontrait la duplicité des commerçants qui par exemple avaient choisi la forme des cornets de frites pour en donner le moins possible. Il dessinait au tableau un triangle allongé, pointe en bas et quelques frites de guingois coincées par les parois du cornet.
A la fin de l'année scolaire il demanda à chacun son adresse et promit sa visite que nul n'avait sollicitée. Il précisa qu'il ne s'attendait pas à la gratitude des élèves comme pour prévenir tout refus et toute hésitation.
Il vint bel et bien à Tervuren, sur son vieux vélo, Dieu sait d'où, à l'heure de midi, un jour d'absence des parents. Il sonne. Colas regarde par la petite fenêtre jouxtant la porte, ouvre cette fenêtre et lui déclare tout uniment être enfermé sans la clé, dans l'incapacité de lui ouvrir. Il le regarde avec le sourire madré du paysan à qui on ne la fait pas et repart en maugréant.

De la musique à l'anarchie

J'ai déjà parlé de la jolie prof de piano qui exerçait à l'école de musique de la commune. Le premier prof de musique de Colas enseignait à l'école primaire diocésaine de la chaussée d'Atch à Schaerbeek. Parent pauvre, le cours de musique se donnait dans une cave aux murs nus, près de la chaufferie.
C'était un violoniste qui régalait à chaque fois sa classe d'un petit récital. Il faisait chanter les enfants et le premier jour il leur fit répéter la gamme à tour de rôle pour juger des timbres. Quand ce fut son tour Colas se sentit pousser des ailes et le violoniste le félicita. Colas se découvrait un talent venu de nulle part. Son amour de la musique n'allait que croître et embellir.
Dès l'âge le plus tendre, trois ans paraît-il, la musique l'avait captivé. Rien de si surprenant : sa petite-fille Malice a aimé la

musique classique dès l'âge de deux ans et demi. Colas pouvait rester assis contre le meuble radio-phono du salon pendant des heures, à écouter les études de Chopin par Cortot. C'était un univers parallèle, aux forêts fabuleuses, aux torrents mugissants.

Plus tard Colas découvrit les trois degrés de la musique. Les musiciens débutants et les plus scolaires jouent des notes. Il se peut qu'aucune ne manque, que tout soit juste. Très âgé, Horowitz, le plus grand pianiste du XXe siècle disait des jeunes pianistes, des bêtes de concours, qu'ils jouaient de la machine à écrire.

Quand Colas habita Paris il prit quelques leçons de piano avec un homme qui prétendait apprendre à jouer proprement, c'est-à-dire avec précision. Ses étudiants devaient être capables de jouer à pleine puissance, à la moitié de celle-ci et au quart… Colas le quitta ; le prof n'en comprit pas la cause.

Le second degré de l'interprétation est de dépasser les notes pour jouer de la musique et nous enchanter par une mélodie et des harmonies. A ce moment les notes s'oublient et nous sommes touchés, émus. Sans émotion point de musique.

Le troisième degré est celui des maîtres. Leur musique donne accès à un autre monde, onirique, magique, en communication via l'inconscient. Cette musique-là, comme les spectacles de la nature et l'amour, nous fait ressentir les émotions les plus hautes, nous transporte au sommet de nous-même.

Je voudrais ouvrir une autre parenthèse liée à l'actualité. Les terroristes qui ont démoli les tours jumelles du World Trade Center le 11 septembre 2001 ont agi comme les premiers poseurs de bombe qualifiés d'anarchistes. Quelques rares anarchistes furent des terroristes et l'amalgame fut vite fait. Les anarchistes ont toujours eu mauvaise presse à la manière des francs-maçons qui mangent des petits enfants et autres Juifs assoiffés de sang.

Les anarchistes du XIXe avaient pour devise Ni dieu ni maître. Ils étaient anticléricaux et heurtaient les bien-pensants. Ils s'opposaient aux possédants (aux rentiers). Les bourgeois avaient donc de bonnes raisons de les haïr mais la générosité et l'idéalisme des intellectuels anarchistes ont été constamment escamotés.

Plus profondément encore, leur devise somme toute négative a pu masquer une recherche et une pensée supérieures. L'anarchiste est une sorte d'artiste de la pensée, qui ose être lui-même et créer son existence aussi bien que sa morale.

Il peut contester les usages, les opinions et l'organisation sociale en proposant autre chose. Créer les restos du cœur, une radio libre quand c'était interdit, soigner les malades du tiers monde comme les Médecins sans frontière ou s'opposer sans violence à l'occupant comme l'a montré Gandhi en Inde, sont quelques exemples d'action positive que n'auraient sans doute pas désavoué les anarchistes.

Les pédagogues de l'école nouvelle, les homéopathes, les prêtres-ouvriers et tant d'autres qui ne se réclament pas forcément de l'anarchisme sont des modèles d'opposition réfléchie au politiquement correct. L'artiste qui suit son propre chemin, obéit à l'inspiration, ouvert par son subconscient aux grandes forces universelles, n'est jamais loin de l'anarchie et cela déteint à l'occasion sur son mode de vie.

Il en va de même des nombreux savants qui ont fait leurs découvertes en se démarquant des idées de leur temps, en poursuivant leur rêve contre vents et marées, attentifs à l'illumination survenant après une longue gestation intérieure.

Le rapport avec la musique ? Peut-être ici aussi trois degrés : conservatisme bourgeois, curiosité intellectuelle, enthousiasme créateur.

Colas avait vite choisi son camp : celui de l'indépendance tous azimuts et de la résistance sur tous les fronts à la bêtise, à l'enrégimentement, à l'autorité armée, aux contraintes imposées par la force.

Une telle attitude ne peut que déplaire aux dépositaires de l'autorité. Tant pis pour eux et tant pis pour le rebelle. Le lien entre l'anarchie et la musique n'est pas clair mais il doit se situer au niveau de l'inconscient. Faire confiance à ses propres ressources intérieures est indispensable au musicien, à l'artiste, au créateur mais nous sommes forcés d'obéir et donc contraints à la désobéissance si nous voulons préserver notre intégrité.

Les deux Martine

La grande affaire de l'adolescence est la découverte de l'amour et de la sexualité, longtemps en cachette des parents. Colas a résolument dragué sa première fille à 16 ans mais l'envie le dévorait depuis longtemps.

Il descendait expressément du tramway au rond-point St Michel où se croisaient de nombreux élèves de plusieurs écoles bien fréquentées de garçons et de filles. Une petite jeune fille blonde aux yeux bleus, assez cabotine régnait sur une cour de garçons boutonneux. Honte sur lui, il en était. C'était un amour sans espoir. Il fallait voir ailleurs et entreprendre une action décisive.

Un dimanche de grisaille, Colas alla traîner son ennui à la fancy-fair du collège de Tervuren où la famille assistait à la messe. Capon et Colas y avaient servi d'enfant de chœur aux nombreux pères qui avaient chaque jour une messe à dire et se disputaient leurs faveurs.

Les deux frères recevaient du chocolat mais un jour Colas avisa dans la chambre d'un père une malle pleine à ras bord de timbres-poste.

Colas et Capon avaient commencé une collection mais la récolte était laborieuse. Colas avait bien ses petites entrées dans les ambassades où il recevait des timbres oblitérés récents mais il avait vite saisi l'opportunité nouvelle qui se présentait.

Colas vérifia auprès du prêtre que son projet était bien de vendre les timbres au kilo au profit des missions. Puis il lui proposa de remplacer les timbres intéressants par d'autres, ce qui ne changerait rien à la valeur de sa malle mais enrichirait sa collection. Il acquiesça. La chambre de Colas se retrouva couverte d'une bonne épaisseur de timbres de toutes origines et époques. Les deux frères les foulaient aux pieds et passaient des heures au tri.

La collection de Capon fut définitivement confisquée par tante Bratislava, sa marraine, qui décida que la collection serait mieux tenue et plus en sécurité chez elle, d'autant qu'elle achetait de ses deniers tous les nouveaux timbres de Belgique dès leur parution. Ma collection disparut dans la chaudière de la maison, dixit la femme de ménage dont le fils collectionnait les timbres…

Donc Colas était au collège un dimanche de pluie pour la fancy-fair. Il faisait les cent pas dans la cour. Une fort jolie personne, grande, blonde partageait son désœuvrement, c'était flagrant.
Il prend son courage à deux mains, l'aborde, lui offre de quitter cet endroit sinistre et de venir prendre un goûter à la maison. Elle accepte. Les voilà marchant vers la maison. Elle est peu bavarde mais il tient le crachoir. Il se hasarde à lui prendre la main. Elle ne proteste pas. Décidément c'est son jour de chance. Ils arrivent donc à la maison et Colas présente la jeune fille aux frères et sœurs qui rient sous cape. Du goûter je ne sais rien. Pour la revoir et la fréquenter Colas lui offre ses services gracieux de professeur d'anglais. Elle accepte. Un jour de chance, je vous le disais.
Elle s'appelait Martine. C'était le sosie de Grace Kelly. Elle avait je crois vingt-quatre ans, il en avait seize. Elle savait plus d'anglais que lui. Sa bouche qu'il ne tarda pas à mendier était tiède et douce.
Elle était éducatrice interne dans un home proche. Les tourtereaux passaient de délicieux moments près de l'établissement dont elle s'échappait souvent en tablier blanc. Martine plaisait à Colas, c'est peu dire. Il l'embrassait le plus souvent possible. Elle protestait mollement puis se laissait faire.
Un poème de l'époque évoque ces moments.

Embrassons-nous dans la fraîcheur du soir et des orties
Alors qu'un lent brouillard
Couvre les herbes et les branches
Et donne à tes cheveux
Ces perles vagues et l'odeur de la terre
Embrassons-nous sous la pluie des larmes
Dans les cheveux des graminées
Au bruit du sang des fourmis
Embrassons-nous au fond du jardin
Avant que s'annonce la nuit des fées et des loups
Avant que vienne la journée vide
Avant que soit bâtie notre maison en briques
Embrassons-nous dans la fraîcheur du soir et des orties

(François La Feuillade, Levée d'Ecrou)

Sa chaleur était communicative mais Colas ne savait trop comment pousser son avantage. Elle lui dit plusieurs fois qu'il était trop jeune pour elle et que la relation était sans avenir. Il n'en avait cure et voulait l'épouser, rien de moins.
Un soir sa directrice surprit le couple au milieu d'un baiser passionné et Martine fut renvoyée. Colas avait gravé son nom au couteau dans la table qui lui servait de bureau. Il pleura à chaudes larmes puis l'oublia.
Une autre aventure allait bientôt tourner court mais Colas allait surtout manquer une éducation sentimentale qui aurait pu le déniaiser. Capon s'était fait un ami dans les environs, du nom de Juan. Le père de ce dernier était fort âgé et excentrique. Il avait passé vingt ans en Chine et s'était marié sur le tard avec une jeune beauté apparentée à la famille royale de Roumanie.
La beauté en question avait à ce moment quarante ans, elle était au mieux de sa forme, sculptait dans son jardin en prenant comme modèles – et plus disaient les commères – le garde-champêtre, le facteur et tous les hommes vigoureux du voisinage. Colas avait très envie de tenter sa chance mais la timidité le paralysait. Ah si elle avait fait le premier pas…
Il y aurait beaucoup à dire de cette famille qui habitait dans l'ancienne maison d'un peintre célèbre de l'art nouveau qui en avait dessiné les meubles, les tapis et jusqu'à la dernière cuillère à café. Régulièrement des autocars d'étudiants venaient visiter la maison.
Juan et Colas avaient commencé plus tard la photographie ensemble. Ils participaient à un groupe de photographes professionnels qui les avaient pris sous leur aile tutélaire. Juan était étouffé par le génie qu'il se sentait et c'est vrai qu'il devint célèbre à Paris, mais cela l'empêchait de prendre le moindre cliché.
Colas utilisait un vieil appareil de qualité exceptionnelle (un appareil reflex à deux objectifs au format 6 x 6 type Rolleiflex dont l'objectif de prise de vue était un Tessar ouvert à f ;2,8). Colas battait la campagne, comme en état second avec l'appareil et un grand trépied de bois, ramenant des images originales qui figuraient ensuite en bonne place dans le book du groupe de pros dont j'ai parlé. L'un de ces photographes allait avoir un enfant nommé Germain, ce qui donna l'idée du prénom du premier-né de Colas.

Donc Colas était à Tervuren et manquait cruellement d'expérience. Les parents avaient décidé de sous-louer une mansarde qui fut bientôt occupée par une institutrice native d'une localité des Ardennes. Elle était timide mais point sotte et prenait des cours d'art lyrique au conservatoire.
Craquotte et Colas lui rendaient souvent visite pour un brin de causette, parler poésie, écouter un disque. Un jour elle invita son cours et les deux C. furent de la partie. La joyeuse compagnie ! Tous garçons et filles d'une vingtaine ou d'une trentaine d'années dont l'un à la voix de basse extraordinaire allait faire carrière à l'opéra.
La relation amicale de Colas avec l'institutrice que la famille appelait Mademoiselle prenait un tour un peu plus affectueux et un jour qu'elle se faisait un café à la cuisine Colas constata qu'elle était vêtue d'un chemisier transparent et le regardait d'un air inhabituel. Il en conclut que son heure était venue.
Les parents couchés ou absents, il quitte silencieusement son lit et va toquer à sa porte. Elle était couchée et lui ouvre en combinaison. Il devine sa gaine rose. Il lui dit qu'il a envie de bavarder, s'assied au bord du lit puis se glisse carrément dedans. Ils parlent. Les mains de Colas sont plus loquaces encore. Elle ne sait plus comment se dépêtrer.
Soudain, le père crie dans l'escalier :

Colas, où es-tu ?

L'institutrice qui elle aussi s'appelait Martine souffle :

dis que tu es venu me demander une aspirine.

C'est donc la version adoptée. Le lendemain les parents la chassèrent.
Deux ans plus tard Colas ferait une conquête décisive mais auparavant il allait travailler et entreprendre un voyage initiatique.

Premiers emplois

Tout enfant Colas avait proclamé vouloir devenir directeur du Bon Bazar, un grand magasin bruxellois copié du Bon Marché de Paris. La famille Vatenlaire en était propriétaire. Ne doutant

de rien et toujours débordant d'idées géniales il avait été exposer une idée promotionnelle au directeur commercial qui avait reçu gentiment le gamin en culotte courte.
L'idée consistait à rembourser l'addition à chaque client qui jetant 3 dés, obtenait un triple six. Cela ressemblait à bien des jeux de hasard qui virent le jour plus tard. Le directeur commercial expliqua que les jeux de hasard étaient interdits par la loi. D'autres auraient plus tard l'idée de contourner la loi en s'associant à une œuvre charitable.
A seize ans Colas répondit à une annonce du grand magasin et fut embauché comme débiteur au rayon confection garçonnets. Le job consistait à brosser les vestons et à aligner les piles de pantalons. L'étalagiste venait régulièrement l'emprunter au rayon pour l'aider dans son travail.
L'intérêt de Colas pour ses petites collègues féminines était égal à celui du débiteur engagé en même temps que lui au rayon voisin de confection masculine. La St Nicolas était en vue et comme c'était l'habitude un pompier déguisé en St Nicolas recevait les enfants sages au rayon des jouets, flanqué de deux anges.
Ces anges étaient des débitrices en robe blanche ; elles portaient des ailes de plume dans le dos. L'un des anges était une beauté et les deux amis en étaient amoureux. C'était à qui l'embrasserait le premier et ils la pourchassaient dans ce but à travers les couloirs. Jusqu'au moment où ils aperçurent un vendeur qui l'attendait à la sortie et l'emmenait danser dans un bar voisin. Les jeunots n'étaient pas de force.
Gisèle, une cousine, travaillait aussi au Bon Bazar, au même étage, au rayon des chapeaux pour homme. Ces chapeaux étaient façonnés à la vapeur à la tête du client et la cousine était jolie. Colas ne manquait pas de lui faire un brin de causette.
Son second emploi fut celui de vendeur d'un magasin de journaux à Bruxelles. Le patron avait fait des études de droit mais il était hirsute et malpropre. Une plaque de son bureau disait : Plus je connais les hommes plus j'aime les bêtes. Et Colas devait enjamber tout le jour son chien berger vautré derrière le comptoir.
Il avait fait la connaissance d'un garçon de son âge, très pâle et les yeux rouges. Il finit par découvrir son problème. Ce provincial habitait une chambre de bonne et dépensait toute sa paie à

jouer sur les bingos des cafés. Le 15 du mois il était à sec et n'avait plus rien à manger. Il arriva à Colas de le dépanner par de menus larcins dans la caisse.
Colas devint gérant du second magasin du patron dans la même ville. Il y passait seul tout le jour à lire tout et n'importe quoi, y compris des revues licencieuses. Petit à petit il fit aussi son petit commerce personnel d'achat/vente de timbres de collection, de disques, etc. Quand les clients apportaient des films photographiques à développer, il s'empressait de les oublier au fond d'un tiroir et certains insistaient pour récupérer leurs photos au point de devenir désagréables !
En fait entre le départ du collège et le mariage Colas travailla épisodiquement dans l'entreprise familiale, la société Sabrill. Cette société était constituée de sept membres de la famille (l'oncle coiffeur et d'autres). Le père leur faisait signer le livre des assemblées annuelles à l'occasion des visites du jour de l'An.
Colas remplaça la mère au bureau et le père visitait la clientèle. Ce dernier se levait le matin et disait : je sens que sœur Angélique, du couvent de Namour désire mon passage. Il y allait, revenait avec une belle commande et de beaux souvenirs sur l'accueil qu'il avait reçu et les paysages traversés.
Quand il était en panne d'inspiration le père s'installait dans une cabane au fond du jardin et lisait tranquillement en fumant des cigarillos. Pour le reste Colas et sa mère auraient voulu accélérer la cadence et développer l'affaire, mais comment faire ?
L'entreprise possédait une stencileuse manuelle Rodeo qui servait à imprimer les catalogues. Ces catalogues étaient des feuillets DINA4 imprimés en noir et blanc sur papier coloré et agrafés. Les articles offerts allaient des poubelles, paillassons, échelles aux brosses de toute nature y compris les brosses pour les éprouvettes de laboratoire, à la vaisselle Duralance, aux briquettes désodorisantes, etc.
La grande pomme de discorde était la tarification. Colas voulait des prix fixes ne dépassant pas ceux des commerces de détail mais le père ne l'entendait pas de cette oreille. Il voulait faire les prix à la tête du client comme il en avait l'habitude, pour les maintenir au niveau le plus élevé possible, sûr de l'impunité. Des milliers de catalogues étaient envoyés plusieurs fois par an

mais les commandes n'arrivaient qu'au compte-goutte et les traites impayées s'accumulaient parfois dangereusement. Ce qui intéressait le plus Colas était de créer les messages publicitaires (textes, photos et mise en page). Et après son mariage il allait travailler en agence de publicité. J'y reviendrai.

Vive l'imprévoyance

Colas avait lu un livre de la bibliothèque familiale intitulé Sur le devoir de l'imprévoyance d'Isabelle Rivière, la sœur d'Alain Fournier, le célèbre auteur du Grand Meaulnes, qui avait épousé Jacques Rivière, un philosophe personnaliste prématurément décédé pendant la guerre.
La thèse du livre l'avait fasciné : le vrai croyant est à l'abri de tout car Dieu pourvoit à ses besoins. Si c'était vrai, il ne devrait plus jamais se soucier de rien : cela méritait d'être essayé.
Un beau matin, il part plein d'entrain, sans le moindre argent, sans bagage, sans destination. Il se poste aux Quatre-Bras de Tervuren pour faire de l'auto-stop, dans une attitude d'esprit délibérément confiante.
Un prêtre s'arrête et lui demande où il va. Colas ne sait que répondre. Le prêtre : tu vas peut-être à Rome (pour l'année sainte, ou quelque chose de ce genre) ?
Cela semble assez conforme au projet et Colas accepte la suggestion. Désormais il dira qu'il va en Italie, dont il ne sait à peu près rien.
Allant bon train, comme on disait au temps des diligences, le soir il est à Strasbourg. Il contourne la cathédrale de pierres rouges dont les vitraux sont éclairés de l'intérieur. Il entend une répétition de chorale et essaie en vain toutes les portes. Pour dormir il se glisse derrière la palissade d'un immeuble en construction et se couche tant bien que mal. Au milieu de la nuit il entend les cris help, help (au secours) mais grelottant de froid et d'effroi, il se tient coi dans sa cachette. Peut-être la victime fut-elle égorgée…
Le lendemain, en Suisse, Colas est pris en charge par un représentant de commerce qui passe la nuit au col enneigé du Saint Gothard. Il l'invite au restaurant où Colas mange d'excellent appétit une assiette garnie de charcutaille et de fromage. Puis,

gêné le représentant déclare ne pouvoir payer la chambre de son invité. Il promet de le reprendre le lendemain matin et le quitte.
Colas est dehors dans la neige et l'obscurité. C'est le moment de montrer une confiance dans la Providence digne d'un saint. Il s'y évertue se disant que le plus étonnant serait de trouver là, au pied d'un arbre, une couverture de laine. Et c'est exactement ce qui se produit. Colas se drape dans la couverture à l'abri du vent jusqu'au lendemain.
Le représentant a disparu mais Colas est emmené par un couple de Suisses, directement jusqu'à Bologne. Ils le nourrissent, le comblent de gentillesse, lui offrant même un paquet de cigarettes. Ils ne croient pas à ses explications et sont persuadés que Colas fait une fugue.
Bologne : premier contact avec l'Italie. Le garçon découvre le crépis coloré des murs, les rues commerçantes couvertes, la nonchalance des habitants et leur évidente joie de vivre sous un soleil printanier sans équivalent en Belgique.
Plein centre ville il ne sait où dormir. Il essaie de s'informer, en français bien sûr. Finalement quelqu'un griffonne un mot sur un billet tenant dans le creux de la main. Colas suppose qu'il s'agit d'une adresse.
Il aborde les passants en disant dormir, joignant le geste à la parole et exhibant son billet, toujours sans le lire. Il arrive ainsi à un asile de nuit où un franciscain gros et gras exige le prix dérisoire de la nuitée. Colas retourne ses poches dans un geste éloquent et le moine lui désigne un lit du dortoir déjà plein de dormeurs hirsutes et barbus. Le lendemain Colas quitte l'asile et s'avise de déchiffrer le billet qui porte : mendiante.
Reprenant la route, il traverse la Toscane vers Florence. La route monte et descend dans les montagnes. Il marche d'un bon pied et s'abreuve aux fontaines. Le soleil brille et les fleurs vibrent.
Un couple d'Anglais en voyage de noce le prend dans sa vieille guimbarde. La voiture est bourrée d'impedimenta. Les Anglais sont complètement lâchés. Lui est débraillé et dort comme un bienheureux. Elle conduit à petite vitesse en tenue légère une main sur la cuisse nue de son mari.
A l'entrée de Florence une horloge marque exactement 11 h 11, des nombres fétiches. Colas visite tous les musées en resquillant, au comble de l'émerveillement. Il découvre pêle-mêle la

sculpture de Michel-Ange, le plus grand artiste de tous les temps, la peinture de Botticelli, de Fra Angelico et de tant d'autres.
Son émotion est à son comble à San Miniato, un couvent franciscain de style pisan en marbre alterné blanc et rose bâti dans les hauteurs. Tout Florence est à ses pieds avec la cathédrale de marbre blanc et vert éclaboussée par le soleil couchant. Une main invisible l'a conduit en ce lieu méconnu de bien des touristes informés et aisés qui n'y viendront jamais. Sa vie ne sera plus jamais la même.
Il poursuit vers Rome. Un automobiliste lui offre l'hébergement sous condition. Ses gestes embarrassés ne laissent subsister aucun doute sur ses intentions. Il insiste. Colas le quitte et fuit une ville aussi inhospitalière. En pleine nuit il poursuit vers Naples.
Il se retrouve sur la côte amalfitaine dans un univers féerique de mer bleue, de palmiers, de fleurs et de citronniers. La faim le tenaille. Il a sans doute manqué de la confiance nécessaire à la découverte d'une table garnie au milieu des champs.
Il avise un gros citron traînant dans la rigole et entre dans un magasin style traiteur qui prépare des panini (sandwiches). Il explique par gestes qu'il veut échanger son citron contre un sandwich et la commerçante accepte.
Ensuite il va nager tout habillé, lavant ainsi ses vêtements inchangés depuis le départ. Il fait la connaissance de garçons de restaurant qui passent la nuit dans un autobus. Ils le conduisent à leur patron qui lui offre une grande assiette de fruits de mer.
Il monte ensuite à Ravello où deux villas magnifiques surplombent la mer et les vignes plantées à flanc de coteau. Elles se visitent, sur les traces de Wagner qui y a composé l'un de ses opéras. L'intérieur de l'une d'elles est meublée d'antiquités ; des statues de marbre blanc à l'effigie de philosophes grecs regardent la mer. Le site est idyllique et Colas se voit fort bien y passer le reste de ses jours.
La côte amalfitaine est sublime mais Colas décide de rentrer au bercail, amaigri : ventre affamé n'a pas d'oreilles. L'exaltation de la découverte de l'Italie, désormais le pays de son cœur, fait place au bilan. La Providence est-elle efficace ? Une forte confiance fait parfois des miracles, il en a désormais la preuve mais si la confiance faiblit, c'est fichu.

Il est difficile d'interpréter les solutions qui se présentent – des signes souvent ténus et surtout imprévus mais il arrive que l'événement soit totalement clair et n'implique aucune hésitation. Et comment ne pas solliciter son imagination quand rien ne se passe ?
Bref, se maintenir dans l'état d'esprit juste est indispensable mais difficile. Il faudra encore deux bonnes dizaines d'années à Colas pour assimiler toute l'importance de l'action juste : Aide-toi, le ciel t'aidera.

Jolie Flûte

Vers cette époque Colas est devenu chef louveteau à Woluwé Saint Jean, dans le quartier de Jolie Flûte touchant à la forêt de Soignes. Il s'était choisi comme nom Mang, la chauve-souris. Là il fut embarqué dans l'aventure de la Clé de Fa, un groupe inspiré des Compagnons de la Chanson qui se produisait dans les fêtes paroissiales.
L'un de leurs succès était un sketch basé sur la chanson Tout va très bien Madame la marquise. Le comique du groupe, affublé d'une perruque rousse parlait au téléphone :

Allô, allô, James, quelle nouvelle ?

Une voix off répondait :

Tout va très bien, Madame la Marquise, et la jument grise, etc.

Vingt-cinq ans plus tard Colas allait être attablé dans un resto avec lui et le reconnaître en évoquant les souvenirs de jeunesse (il n'avait pas sa perruque).
Le chef de la Clé de Fa était aussi celui de l'unité scoute qui avait sa fête dansante annuelle. Colas s'y trouve donc lorgnant le gibier. Il avise une fille de son âge à la grande bouche et l'invite à danser. Elle sourit jusqu'aux oreilles.
Puis il invite galamment sa copine, une jolie blonde aux yeux bleus, plus souriante encore. Des jeux sont organisés sur la piste. Ils dansent avec un citron calé entre les fronts. Il faut tenir le plus longtemps possible. L'animateur crie : Allez Colas, allez Mylène ! Colas apprend ainsi le nom de sa danseuse. Ils

s'assoient. Colas lui offre une cigarette qu'elle accepte. Il en déduit qu'elle est moderne, sans préjugés.
La soirée se poursuit. Ils se plaisent, c'est sûr. Quand son père vient le chercher en voiture, Colas lui dit :
Papa j'ai fait la connaissance d'une fille qui me plaît. J'ai décidé de l'épouser.

Mais tu n'as que dix-huit ans ; tu en connaîtras encore beaucoup d'autres…

Si, si je l'épouserai.

C'est aussi à ce moment que se place l'ultime tentative des parents de lui faire reprendre les études secondaires. Il est inscrit chez les frères des écoles chrétiennes, rue des Cimes à Bruxelles, la rue des vendeurs de brosses à dent. C'est un bâtiment vétuste et sombre : une école.
Le frère qui enseigne le français a un sujet d'exposé favori : les soutien-gorge. A part cela il fait écouter sur un pick-up les Nuits de Musset récitées par Gérard Philippe. De quoi convertir à la poésie la plus épaisse des brutes. La classe n'en manquait pas.
Le frère enseignant l'allemand lui adorait la Divine Comédie de Dante et en récitait de longs passages dans le texte : la langue italienne du XIIIe siècle. Quand il passait à l'allemand, c'était pour faire découvrir de merveilleux poèmes romantiques écrits en caractères gothiques. Aucun élève de sa classe n'apprit jamais à dire en allemand ni bonjour, ni bonsoir.
Pour revenir au bal, les amoureux s'étaient quittés avec le projet de se revoir. Mylène invitait ses condisciples pour une boum à l'occasion de ses dix-huit ans. Colas fit ainsi connaissance de ses parents. Sa mère s'était remariée avec un employé qui vivait avec sa mère. Cette mère faisait partie du ménage. C'était une mégère qui terrorisait Mylène et lui cachait ses souliers haut talon quand Mylène était de sortie.
Donc l'anniversaire, où se pressaient des garçons que Colas voyait comme des rivaux. Il acceptait mal qu'ils dansent avec celle qui lui était destinée. Il chanta pour sa belle Quand on n'a que l'amour… Le beau-père filma en 8 mm noir et blanc ce

document d'archive qui serait projeté en famille à plusieurs reprises.
L'Exposition Universelle de 1958 dite Expo '58 fut un événement majeur comme avaient pu l'être les expositions antérieures dont nos parents nous avaient rebattu les oreilles.
Colas y donnait rendez-vous à Mylène. Comme tous les jeunes ils allaient boire et manger les échantillons offerts par les grandes marques : thé maté du Brésil, sandwiches à la margarine chez Verdor… j'en oublie.
Au pavillon russe, solennel comme un palais de justice, on pouvait découvrir un film documentaire projeté en boucle et en accéléré. Un quart d'heure suffisait à découvrir Moscou et la place Rouge, Leningrad et l'Ermitage, la Sibérie sans les prisonniers et jusqu'à Novossibirsk.
De conception hardie, le pavillon français abritait une salle des écrivains. On pouvait y écouter des extraits d'œuvres littéraires, par exemple, les poèmes d'Eluard lus par lui-même. C'était l'endroit et l'auteur favoris de Colas. Il aimait aussi le pavillon consacré à la peinture moderne et l'auditorium du pavillon italien où il entendit pour la première fois les Pins de Rome de Respighi, diffusé par un système stéréo très nouveau à l'époque.
Le plus agréable était de se promener simplement dans les allées, au milieu des fleurs et des jets d'eau, avec la musique de Vivaldi sortant de chaque bosquet. Des troupes de danses folkloriques se produisaient en permanence. Toutes les langues et toutes les vêtures s'entrecroisaient. Mais les amoureux sont seuls au monde : Mylène et Colas étaient sur un petit nuage.
Ils pouvaient se voir tous les jours, au Cinquantenaire, à la sortie du tramway. Le soir ils se rejoignaient à mi-distance de leurs maisons, en lisière de la forêt. Mais à force, Colas se lassa et préféra arrêter les relations. Ils étaient aussi malheureux l'un que l'autre et finalement, à l'âge de vingt ans, ils se revirent.
Colas entraîna Mylène dans son second voyage en Italie. Capon les accompagnait comme chaperon mais leur faussa rapidement compagnie. Ils partagèrent leur pécule et partirent lui pour Venise, eux pour Florence.
Dans le centre, les tourtereaux tout émus demandent une chambre. Souriant, l'air entendu, le concierge leur demanda :

Letto matrimoniale ?

Confus, Colas répondit qu'ils n'étaient pas mariés. Mais sa question signifiait : un lit double ? Il joignait le geste à la parole : ce lit semblait immense et devait promettre les délices de Capoue. Ah ces premières nuits d'amour et de découverte…
A l'aller ou au retour, ils se sont arrêtés dans un routier. Ils ont dîné avec les gros bras en marcel. A la fin du repas, la mère aubergiste passablement revêche, leur apporte un plateau de fromages suffisant pour douze personnes. Ils s'y attaquent avec l'intention de le vider. L'aubergiste le retire avec des yeux en revolver.
Quand les amoureux se réveillent les gros bras sont partis depuis longtemps. Le jeune couple est d'humeur folâtre et fait la bête à deux dos.

Toc, toc, toc !

Mylène :

Colas, on frappe, couvre-nous !

Mais non, hier soir j'ai fermé à clé.

Re-toc-toc !

Mylène pousse Colas :

Arrête, on va nous surprendre

Mais non, mais non.

Trop tard, le passe-partout fait son office, la porte s'ouvre.

Hou, hou, Sainte Marie mère de Dieu, crie l'aubergiste qui part sans demander son reste. Adam et Eve s'habillent en hâte et paient la tête haute.
A part cela, ils écument les musées de Toscane et interrogée sur ses vacances à l'examen oral de professeur de français, Mylène impressionnera le jury par son zèle. En revanche, l'un de ses

condisciples qui repassait pour la énième fois, à qui le jury demanda combien de livres il avait lu les douze derniers mois, répondit : Euh, le programme est si chargé que je n'ai eu le temps d'en lire aucun. Recalé.
Colas et Mylène ont fait un pré-voyage de noce dans cette Toscane des poètes et des peintres, le cœur dilaté d'amour et de bonheur. Au retour, c'était des chaton par-ci, chaton par-là et la famille comprit qu'il fallait les marier comme on aurait dit à la campagne. Tout de même, à vingt-et-un ans…
Les fiançailles eurent lieu à Noël. Colas avait réussi à économiser et offrit une opale fascinante aux reflets changeants. Le mariage fut pour l'été suivant.
Comme les fiancés n'avaient pas vingt-et-un ans accomplis l'accord des parents était requis. Le beau-père de Mylène exigea que Colas lui fasse sa demande en bonne et due forme. Un soir après dîner, il devait être vingt-deux heures et Colas ne se décidait pas à parler.
Finalement le beau-père dit

Eh bien Colas, je crois que tu as quelque chose à me demander…

Euh et bien voilà, je voudrais épouser Mylène.

Pourras-tu assumer les dépenses du ménage ?

Oui, oui, pas de problème, je travaille chez mes parents et je gagne tant par mois.

Bon, si c'est comme çà, je suis d'accord.

En fait Colas avait décidé de voler de ses propres ailes et de ne plus travailler chez Sabrill.
Il restait une autre formalité, plus inattendue. Le vrai père de Mylène devait être consulté. Un père qu'elle n'avait pas revu depuis la petite enfance. Il fallait le retrouver, par l'annuaire du téléphone et rendre visite à cet inconnu.
Il habitait dans un immeuble vieillot qu'il projetait de transformer en un building neuf, tout en continuant à y habiter. C'était

un tour de force qu'il réalisa bel et bien au cours des années suivantes.
Ce père les reçut donc et promit en guise de cadeau de noce un appartement neuf dans un immeuble dont il était l'architecte. Il montra aussi une photo de lui devant l'un des pavillons de l'Expo qui était son œuvre, ainsi qu'une autre photo où il posait avec un diplomate du pays maître d'œuvre.
Les fiancés entretinrent des relations avec lui après le mariage. Joliment transformé, son immeuble comprenait un bureau d'architecte et son lot de plans roulés, assez poussiéreux il est vrai. Colas et Mylène finirent par découvrir le pot aux roses. Notre homme n'était pas architecte mais se faisait passer pour tel et en avait probablement les compétences.
Il offrit à Mylène une robe de mariée à ses mesures qui lui allait à ravir, une chemise de nuit rouge transparente et un séjour au littoral belge.
Pendant ce séjour Mylène voulait absolument bronzer. Le jeune couple passa une longue journée à la plage. Au retour, ils étaient cuits à point, rouges comme des homards. Pas question de se toucher. Dix ans plus tard, Mylène en portait encore les stigmates.
L'autre fait mémorable de ce séjour fut une séance de char à voile. Ils avaient loué pour une heure un char à voile réalisé en tube d'acier, lourd comme un grand cuistax (char à pédale).
Pendant trois quarts d'heure ils ont poussé et tiré. Finalement le vent s'est levé. La voile se gonfle, les voilà partis, l'engin prend de la vitesse.
Ils quittent la plage du loueur et foncent sur une immense étendue déserte. Mylène est inquiète et Colas, comme toujours totalement inconscient du danger. Un fossé d'écoulement coupe la route. Impossible de l'éviter. Ils s'y arrêtent net, les genoux en sang. Le beau voyage de noce !
Retour avant le mariage. A la demande de Colas Mylène enfilait sa belle chemise de nuit quand il passait la nuit dans sa chambre, à l'insu des parents respectifs. Colas arrivait avec le dernier tramway, tard dans la soirée. Un signal était convenu : si la petite fenêtre des toilettes placée à côté de la porte d'entrée était ouverte, la voie était libre.

Un soir sans lune, les roses des jardinets embaumaient et quoi de plus naturel ? Colas en cueille un bouquet à la faveur de l'obscurité, non sans s'écorcher les doigts.
Arrivé à la maison de Mylène, il découvre le signal au vert : la petite fenêtre est ouverte. En plus, les toilettes sont éclairées donc occupées. C'est forcément Mylène et Colas veut faire une surprise.
Il tend son bouquet à travers la fenêtre placée au-dessus de sa tête.

Qui est là ? (voix de la mère de Mylène)

Euh, c'est Colas…

Ah bon, si tard, attend.

Elle ouvre, allume et ils regardent les fleurs : elles sont fanées.

C'est pour moi ?

Oui.

Merci.

Elle regarde Colas. Puis,
Veux-tu que j'appelle Mylène (elle dort probablement…) mais deux minutes, hein, il est si tard. Mylène !

Elle descend dans sa vieille chemise de flanelle en se frottant les yeux, joue la comédie. Une autre fois Colas a dû se sauver, souliers dénoués, à part cela nu comme un ver, les vêtements en boule dans les bras et s'est habillé dans la cabine téléphonique du bout de la rue. La carrière de don Juan n'est pas une sinécure.
Colas retournait à la maison pédibus, accompagné du charivari des oiseaux et s'installait directement au bureau devant sa machine à écrire. Quand la mère descendait et le voyait si matinal elle n'était pas dupe. Elle disait faussement fâchée : Alors chat de gouttière, d'où viens-tu ? Colas répondait évasivement, heureux de cette connivence.

Lune de miel

Le mariage eut lieu un 21 juin, jour de solstice, sous un soleil radieux. Le couple se retrouva le soir dans son premier logement, sous les toits, à Saint Prosper, au milieu des fleurs et des cadeaux.
A part cela l'ameublement était des plus simple. Le jour de la demande en mariage, le beau-père de Mylène avait demandé ce qui ferait plaisir comme cadeau de mariage.
Avec l'esprit pratique qui le caractérisait Colas, n'ayant strictement rien, répondit :

Un moulin à café électrique. Le beau-père fit cadeau d'un sommier avec un matelas, d'une table de cuisine en formica avec deux tabourets.
Juan de Tervuren prêta quelques meubles de sa cave. Le couple habitait sur la place de l'hôtel de ville de Saint Prosper, un assez bel immeuble en pierre de taille. Le bel étage était occupé par un détective et sa sœur.
Les jeunes habitaient au quatrième, dans des mansardes. Ils ne fermaient jamais la porte à clé. De petits indices les avaient intrigués, comme si quelqu'un visitait et fouillait l'appartement.
Un jour, rentrant à pas feutrés, ils découvrirent la sœur du détective dans leur cuisine, farfouillant dans les couverts. Elle avait une face de rat et bafouilla des explications invraisemblables. Le métier de son frère avait déteint sur elle.
Colas avait quitté Sabrill avec une inconséquence totale. Le couple avait un petit magot : le livret d'épargne de Mylène. Il leur fit six semaines, restos compris.
Un soir Mylène dit : il reste des œufs. Colas répond qu'il n'en a aucune envie et propose d'aller dans une gargote des environs si simple qu'elle ne peut être bien chère.
Mylène et Colas s'y attablent, seuls clients de la petite salle morose. La patronne apporte la carte ou ce qui en tient lieu. Avenante elle propose immédiatement : une bonne omelette ?

Non merci.

Ils épluchent la carte et après moultes hésitations fixent leur choix. C'était parfaitement inutile : rien n'était disponible. Et comme dans certain sketch de Fernand Reynaud, la patronne revenait toujours avec sa bonne omelette.
La dame était si aimable que les jeunes n'osent pas partir. Va pour l'omelette. Alors la femme appelle son gamin :

Cours me chercher six œufs !

Le couple avait vendu les cadeaux de mariage. Notamment une cafetière en inox qui n'avait jamais servi, portant encore son étiquette. Une brocanteuse rapace en donna une bouchée de pain. Puis Juan apporta des provisions. Enfin, à bout de ressources, Colas vola une main de bananes.
Il obtint un emploi chez un grossiste en cartes postales. Sa spécialité : les cartes représentant des militaires en goguette, troussant les filles, avec des légendes humoristiques et aussi mal dessinées que les illustrations des Assimil. Il devait faire les factures, écrites à la main et calculées de tête. C'était tout le jour des 48 x 1,25 franc, 144 x 0,75 franc, etc.
Le matin Colas arrivait fort en retard. Les premières fois le patron l'excusa en tant que jeune marié. Ensuite il perdit patience et le renvoya. La paie en poche, riche comme Crésus, Colas entra dans la première librairie et acheta un splendide album représentant les gravures de Miro. Les jours précédents, Mylène était venue à pied apporter au centre ville un frugal déjeuner et ils avaient souvent dîné de spaghetti à la moutarde.
Une des amies de Mylène était la maîtresse d'un commerçant marié qui vendait des crayons à bille publicitaires. Le couple empruntait l'appart et laissait en partant une bouteille de porto. Colas travailla un temps chez cet homme, toujours comme aide-comptable puis il décida de s'établir à son compte.
Il acheta des crayons à bille à bon marché, de teinte pastel, sans capuchon et fit imprimer des étiquettes Bambino (c'était le titre d'une chanson à la mode, chantée par Dalida). Il démarcha ensuite les papeteries et magasins de journaux pour placer la marchandise mais il ne vendait rien et comprit que la vente n'était pas son fort.

Publicité

Il entra comme aide-comptable dans une des principales agences de publicité bruxelloises. Son but était de devenir concepteur-rédacteur (celui qui rédige les textes des annonces, brochures, etc. et qui conçoit les campagnes avec les graphistes du studio).
C'était un milieu tout nouveau pour lui et qui sentait le fric à plein nez. Le patron occupait un immense bureau avec bouquet de fleur en proportion et photos dédicacées de célébrités. Il avait un nom à particule et une voix profonde aux relents gras de whisky. Cette agence avait des clients de premier plan et était une pépinière de futures agences concurrentes. En un mot, c'était le Publicis belge.
L'un des chefs de publicité était un homme courtois et très efficace qui allait réaliser son projet de finir par posséder avec son associé la première agence belge. Cet homme avait une secrétaire d'une trentaine d'années dotée d'une voix magnifique et portant au doigt un diamant jaune fabuleux.
Colas en devint si amoureux – de la secrétaire – que ses jambes tremblaient au son de sa voix. Il apprit plus tard qu'à l'époque elle était prête à tout quitter pour lui. Mais ils n'eurent jamais aucune relation.
Colas s'était inscrit à l'école de publicité, section rédaction. Les cours se donnaient trois soirs par semaine. Ils comportaient aussi un cours très professionnel d'imprimerie : formats de papier comme le raisin ou le jésus, les polices de caractères, la photogravure, les procédés d'impression (y compris celui réservé aux sacs de ciment).
A force d'insister à l'agence, Colas obtint de recevoir un dossier de conception-rédaction à traiter, aux mains d'un chef de publicité féminin qui ne fit rien pour l'aider.
Il fallait concevoir une annonce pour du jambon en boîte, sans autres explications. Colas était complètement paralysé et s'en sortit mal. Le secrétaire général, une femme à poigne, lui dit en manière de consolation qu'il manquait de maturité et qu'elle n'engageait pas de rédacteur de moins de trente-deux ans.
Le patron avait décidé de fêter l'anniversaire de l'agence avec éclat. Il fit venir Salvador Dali pour une conférence. Le peintre

exigea la reproduction grand format du Bœuf écorché de Rembrandt. Après la conférence, la photo montée sur panneau était destinée à la poubelle. Colas la récupéra et l'emporta à la maison à pied, avec l'aide d'un collègue. La photo s'avéra fort encombrante ; en plus elle donnait le cafard. Comme le sommier du lit était fatigué il fut remplacé par la photo.
Colas quitta cette agence et fit un nouvel essai en indépendant, cette fois comme agent de publicité. Il se fit un tout petit client, une papeterie en gros du Brabant wallon, dirigée par un provincial fort aimable qui souscrivait à toutes les propositions. Il s'agissait de promouvoir les cartes de visite, les faire-part de décès, des nouveaux papiers, etc. Chacune des petites campagnes entreprises se révéla un succès de vente. En-dehors de ses parents, c'était la première fois qu'on faisait confiance à Colas.
Il prépara ensuite un dépliant promotionnel pour lui-même avec le sponsoring de son client papetier qui fournit le papier, d'un dessinateur qui assura l'illustration et d'un imprimeur. Ce dépliant présentait en couverture une sorte de SS botté et le slogan disait : Ecrasez les frais ! (La botte écrasait le texte.)
Le dépliant tomba entre les mains d'une petite agence de publicité qui convoqua Colas et l'engagea à mi-temps pour s'occuper des imprimés, puis à plein temps en y ajoutant la conception-rédaction. Il y resta huit ans.
Entre-temps les enfants naissaient à un rythme soutenu : cinq en six ans, onze mois d'écart entre l'aîné et le suivant. L'arrivée de Germain fut un bonheur absolu. Le jeune couple en était bleu. Beau et souriant cet enfant était la huitième merveille du monde.
Mylène voulait l'allaiter, avait du lait en abondance mais les tétons restaient obstinément rentrés. Le lit était plein de lait mais Germain n'en avait rien et maigrissait au lieu de grossir. Il fallut en passer par le lait en poudre.
La naissance de Poupée fut difficile. Comme celle de Germain elle eut lieu dans un horrible hôpital à moitié désert. L'interne était si incompétent que l'infirmière de service le chassa ainsi que Colas. Quand ce dernier pénétra dans la chambre malgré l'interdiction il découvrit un long bébé ensanglanté qui ressemblait à un lapin écorché. Ensuite la petite Poupée devint ravissante et montra un sens psychologique percutant.

Quand Mylène était enceinte de Poupée et portait Germain dans ses bras, les quatre étages devinrent un calvaire. La petite famille déménagea à deux pas de là, rue de la Citrouille, dans le plus vilain appartement de Bruxelles. Il était sombre, étriqué, peu cher.
La porte du palier donnait sur le séjour qui faisait office de chambre, la cuisine servait aussi de salle de bain et la chambre des enfants avait la forme d'un triangle très étroit.
La naissance de Fred fut assez inhabituelle. Mylène ne voulait plus de l'hôpital. La petite famille passait la soirée chez les parents de Colas qui étaient absents. Tous regardaient la télé et riaient aux larmes : c'était l'Avare de Molière. Craquotte était présente. Mylène faisait la grimace. Colas lui demandait régulièrement s'il n'était pas temps d'aller à l'hôpital. Elle répondait non, repoussant l'heure fatidique qui arriva néanmoins.
Mylène eut juste le temps de s'étendre sur une banquette de la pièce attenante et Colas attrapa l'enfant dans les mains, avec l'émotion que l'on devine. Ce fut certes une naissance sans violence et dans la pénombre : l'ampoule de la lampe était grillée.
Craquotte courut tirer les sonnettes des médecins environnants. Celui qui consentit à se déplacer vint couper le cordon et donner les premiers soins, à la lumière d'une lampe de poche. C'était un gastro-entérologue qui n'avait plus pratiqué d'accouchement depuis ses lointaines années d'étude. Il était fort mécontent. Colas lui était très fier.
Ensuite des ambulanciers emmenèrent la mère et l'enfant à l'hôpital. Mylène était juchée sur une chaise, le bébé dans les bras et l'infirmier portait la chaise sur les épaules. L'escalier était raide, Colas était vert de peur. Puis tout se passa bien. Fred devint un beau garçon potelé, toujours dans les jupes de sa mère.
La famille déménagea encore pour s'installer dans le quartier des grossistes en fruits et légumes. L'appartement était immense : les enfants pouvaient y rouler en tricycle. La rue était encombrée de camions et de cageots. Quand leur chef tournait le dos, les ouvriers distribuaient des fruits aux enfants.
Les trois aînés fréquentèrent l'école maternelle, dirigée par une femme remarquable aux idées avancées, membre militant du parti communiste. Ensuite un ou plusieurs d'entre eux passèrent

à l'école secondaire de la ville. Germain avait pris l'habitude, en y entrant le matin, d'aller saluer le directeur dans son bureau, ce qui ne manquait pas d'amuser le personnage.

Un matin, pendant les vacances de Pâques, Colas avait quelques jours de congé et Germain qui devait avoir cinq ans dit qu'il aimerait aller à Londres. Colas répond d'accord et ils partent. Germain portait son petit blazer sur l'insistance de Mylène. Ils embarquent sur la malle Ostende-Douvres. La tempête du siècle se déclare, faisant valser des hôtels de la digue dans la flotte. A bord, le cauchemar. La vaisselle tombe des placards et transforme le restaurant en booling. Tout le monde est malade. Dans les escaliers c'est la ruée vers les toilettes. Beaucoup n'y arrivent pas. Les escaliers sont poisseux…

A l'intérieur l'air est irrespirable, à l'extérieur la pluie et le vent sifflent aux oreilles. Colas est si occupé de Germain qu'il n'est pas malade. Au retour, la tempête avait cessé mais le père et le fils prirent l'avion. Un immense avion vide pour un vol sans escale de vingt minutes. Germain fut comblé de friandises par les hôtesses.

Colas était donc entré dans une petite agence de publicité où il occupa successivement plusieurs fonctions. Le patron était un humaniste qui avait reproduit sur ses premiers entêtes de lettre quelque chose à propos de la nécessité du doute, probablement une citation de Montaigne.

C'était un Pygmalion qui veillait jalousement aux progrès de ses collaborateurs. Il apprit à Colas des choses élémentaires comme la manière de se tenir, de s'habiller, de présenter un rapport, etc. Il découvrit ses capacités d'analyse qu'il exploita intelligemment. Colas avait vite compris que la conception d'une publicité efficace impliquait une étude aussi exhaustive que possible des produits de l'entreprise et de la concurrence, des goûts des consommateurs, des prix et de la distribution : ce qui allait bientôt s'appeler le marketing-mix.

Quand il est arrivé à l'agence, des projets de campagne bâclés étaient vendus avec force bagout. Un jour le responsable commercial vendit une pré-étude d'un prix modeste, destinée à mieux connaître le cas et à faire une proposition sérieuse.

Colas fut chargé de cette étude qui se révéla un succès et bientôt d'autres études de plus en plus développées et coûteuses, avec

enquête sur le terrain, réunions de consommatrices, etc. L'agence décrocha de beaux contrats.
Colas était toujours aussi mal payé mais il bénéficiait des cours particuliers et du coaching de deux spécialistes, l'un de la psychologie commerciale qui allait diriger plus tard la principale société belge d'études de marché, l'autre de la statistique et de l'économétrie, professeur à l'université de Louvain et conseiller de Coca Cola Etats-Unis.
Merveille naquit dans une clinique. Elle s'avéra une petite bonne femme amusante et bien dans sa peau. Puis ce fut l'arrivée de Cythère, une cadette qui allait vite montrer qu'elle n'entendait pas rester à la traîne.

En Corse

La famille était encore dans le quartier des fruits et légumes. Colas avait acheté une deux-chevaux. Les enfants avaient été casés dans la famille et le couple s'embarqua sur le ferry reliant Gênes à Bastia.
Capon et sa femme avaient précédé Colas et Mylène en Corse pour leur voyage de noce. Ils avaient dit leur déception et avaient insisté sur le prix élevé des denrées. Avertis, Colas et Mylène avaient constitué quelques provisions : conserves, riz, biscuits secs et surtout un pot de mayonnaise format spécial pour friterie, qui devait faire toutes les salades de vacances.
La traversée dura toute une journée. A midi un snack permettait de se restaurer après une file d'attente interminable, parfaite avec l'air du large pour creuser l'appétit. Les comptoirs regorgeaient de victuailles et en l'absence de caisse visible, Colas dit à Mylène : le repas est évidemment compris dans le prix (élevé) de la traversée. Elle en était moins sûre. Mylène et surtout Colas se servent d'entrées froide et chaude, de poisson, viande, desserts, vin blanc, vin rouge. Le poisson grillé entier ressemblait à une daurade striée de jaune (un dentice en italien). La caisse enregistreuse existait bel et bien et il fallut payer une addition interminable.
Ceci me rappelle l'aventure d'un automobiliste qui un jour m'avait pris en stop. Il était parti en Corse avec sa fiancée. Il avait décidé d'augmenter son pécule en le jouant au casino.

Ayant tout perdu, ils ne mangèrent que des grains de blé glanés dans les champs.
Débarqués à Bastia le couple traverse le désert des Agriates, conforme à sa réputation de site lunaire. Le soleil se couche, Colas monte la tente dans un silence impressionnant. Mylène prépare une grande salade et Colas va chercher le pot de mayonnaise.
Il trébuche. Le pot se fracasse sur un caillou. Vive les économies. A titre de remplacement Colas se rabat sur une boîte de concentré de tomates. Oui mais où est l'ouvre-boîte ? Oublié. Colas ouvre la petite boîte à la hache. Essayez. La purée rouge l'éclabousse comme après un crime dans un film d'horreur.
Un jour le couple cherche un resto pas cher. Il demande conseil à un passant qui dit : vous avez Marcel, mais n'y allez pas, c'est le coup de bambou. Bon, ils continuent leur route. Nouvel essai un peu plus loin : Un resto ? Non, n'allez surtout pas chez Angèle, c'est le coup de marteau.
Ils ont encore eu droit au coup de massue et au coup de mailloche, avant de découvrir que toutes les gargotes pratiquent les mêmes prix. Les autochtones sont d'une frugalité de montagnards. Ils appellent joliment l'eau de source vin de roche et les châtaignes pain des bois.
S'approvisionner dans les bleds n'est pas facile. Le couple découvre un manège ingénieux. Quand les commerçants de village voient approcher les touristes ils retournent l'ardoise des produits : là figure le prix à payer par les étrangers.
Les restos sont rustiques à souhait. Les produits corses y sont à l'honneur : fromage de brebis, jambon de sanglier et autre saucisson d'âne. Les animaux d'élevage courent en liberté dans les bois. Un jour le couple demande à un éleveur qui bat les fourrés à la recherche de ses bêtes comment il les reconnaît. Incrédule, riant, il répond : mais à leur figure, évidemment !
La nuit des bêtes grognaient autour de la tente, des groins insistants poussaient la toile de la tente, attirés par la bouffe. Ces groins s'imprimaient parfois sur le linge mis à sécher sur le pré.
La Corse se révéla sauvage à souhait, sans usines ni pollution. Les voitures étaient rares, les habitations clairsemées. Les oiseaux chantaient à plein gosier et les chiens la nuit se répondaient à des kilomètres. Les parfums du maquis, forts

comme des épices se sentaient déjà en mer avant même d'avoir débarqué. Alors, sur place…
Colas et Mylène ont sillonné la Corse des bords de mer et ses calanques, aussi bien que la Corse de l'intérieur jusqu'au mont Cinto qui culmine à 3 000 m. Ils se sont baignés dans les fontaines naturelles des torrents et dans la baie de Porto.
Ils étaient arrivés à Porto au crépuscule. Les montagnes embrassant la baie étaient rougeoyantes et le soleil, immense, bas sur l'horizon, incendiait la mer. Colas se précipita tout habillé dans cet or fondu aux moires opalescents et nagea vers le soleil comme vers la terre promise. Un instant d'une telle intensité justifie l'existence et déchire le voile qui nous sépare du bonheur.
Vers la fin du périple Colas eut à changer une roue dans une route sans visibilité. Il serra les boulons juste de quoi atteindre un lieu plus sûr. Puis il oublia. Tout le trajet du retour de Gênes à Bruxelles, il roula pied au plancher, sourd aux grincements stridents. Arrivés devant la maison, Colas entendit un bruit sinistre : la roue venait de lâcher.

Mont Saint Filou

La famille avait encore déménagé, cette fois pour une villa à la campagne, à Mont Saint Filou, dans le Brabant Wallon. Les enfants s'y épanouirent à vue d'œil et prirent les bonnes couleurs de tous les enfants du voisinage.
Les parents prirent rapidement des responsabilités dans l'école du village. La commune s'apprêtait à fêter ses huit cents ans d'existence. Des animateurs régionaux vinrent aider l'équipe puis la laissa se débrouiller.
Diverses activités furent organisées, en particulier pour les enfants et ce fut l'occasion de nouer des liens avec leurs parents.
Une des activités était un atelier de peinture pour enfants. Colas leur projetait des films d'animation ou leur improvisait une histoire. Ensuite ils peignaient librement sur des chutes de papier peint.
Un défilé de couture enfantin fut organisé lors de la fête de l'école et bien d'autres choses. En revanche quand Colas a proposé que tout le village devienne un village médiéval de carton-

pâte avec les habitants en costume, un arracheur de dents, un montreur d'ours, etc. il n'essuya que des ricanements.
Colas avait pris de l'assurance. La créativité était devenue l'une de ses spécialités. Il animait des séminaires pour adultes et organisa une séance de créativité pour les enfants de l'école, sous le regard méfiant du directeur de l'établissement qui passa la tête dans la classe en disant :Tout de même, pas de bêtises hein les enfants !
Comme les adultes, les enfants étaient inhibés au départ mais quand ils comprirent qu'ils étaient vraiment libres et que c'était cela que Colas attendait d'eux, les idées jaillirent. Le sujet proposé était d'inventer la maison de leurs rêves. Résultat de la séance : la maison qui roule, vole, flotte et se replie dans une valise. Qui dit mieux ?
Dans l'agence de publicité les choses avaient bien changé. Elle avait des clients importants et fidèles à qui l'agence apportait beaucoup. Dans l'équipe, la spécialité de Colas était l'analyse des problèmes et la proposition des solutions. Des plans à cinq ans étaient élaborés et remettaient en cause les habitudes et les conformismes.
L'un de ces clients était une banque multicentenaire dirigée par un patriarche. Un jour, l'été approchant, et avec lui un sérieux ralentissement des affaires, Colas proposa d'effectuer une étude en Europe sur l'évolution des travailleurs indépendants. Le rapport publié devait ensuite servir de cadeau d'introduction aux délégués de la banque chargés de prospecter les PME.
L'équipe se répartit les pays. Colas se réserva l'Italie. Le voici donc en route pour Rome, muni d'une lettre d'introduction pour le consul de Belgique, serrée dans un porte-document de cuir dont il est très fier.
Arrivé à l'aéroport de Rome il monte dans un autocar pour le centre ville et s'assied en face d'une jolie femme, soignée, tout de blanc vêtue. Il pose le porte-document dans le filet au-dessus des têtes et il fume une cigarette.
Le cendrier est bloqué par les mégots, il essaie de l'ouvrir sous l'œil méfiant de la dame. Punaise, il est intraitable ce cendrier ! Puis il jaillit de son logement, répandant son contenu sur le pantalon de sa vis-à-vis. Que faire ? Il n'ose pas épousseter le pantalon. Plates excuses. Regards au vitriol. L'autocar s'ébranle et entre en ville. Il fait chaud mais il pleut à verse.

Les vitres à abattant placées en hauteur sont restées ouvertes. Colas ne pense qu'à son geste malheureux. L'autocar fait une embardée, quelqu'un attire l'attention de Colas : le porte-document est parti en vol plané dans le caniveau. Il faut arrêter le car avant son arrêt et récupérer l'objet trempé comme une soupe. Qui eût cru à la pluie à Rome en été ?
Le lendemain la première visite est pour le Ministère du Travail. Colas se pointe à huit heures trente et trouve porte de bois. A neuf heures un planton ensommeillé indique vaguement le chemin à suivre dans les couloirs. Colas se perd dans le dédale et par les portes entrouvertes ce ne sont que bureaux déserts encombrés de dossiers poussiéreux. De-ci de-là quelques fonctionnaires prennent le café. Au service recherché on suggère de revenir vers onze heures. Mais à onze heures le chef est sorti prendre l'apéritif. Colas doit se représenter l'après-midi. Mais l'après-midi c'est l'heure de la sieste. A dix-sept heures il obtient une audience rapide : le fonctionnaire est pressé de rentrer à la maison.
Cette démarche officielle étant accomplie, Colas demande rendez-vous au secrétaire de la fédération italienne des artisans et commerçants qui consent à obtenir une rencontre avec les instances dirigeantes.
Colas est convié à déjeuner sur une colline de Rome, dans le somptueux parc d'un restaurant réputé. Très impressionné il a pris la précaution de louer les services d'une interprète. Colas est placé au bout d'une immense table où bâfrent et discutent une pléiade de messieurs distingués qui ne s'occupent absolument pas de lui. Le président a placé la jolie interprète à sa droite, hors de portée de la voix de Colas.
Incidemment ce dernier apprend qu'à la fin de la guerre la cohorte des sans-travail qui se présentait dans les mairies recevait généreusement une carte de commerçant ambulant et débrouille-toi.
Rentré à Bruxelles Colas collationne les informations recueillies et rédige son rapport, très alarmant : les jours des travailleurs indépendants sont comptés. Les artisans ont déjà disparu dans certains pays comme le Royaume-Uni où seules quelques productions locales subsistent dans les lointaines îles Hébrides. Les membres des professions libérales constituent des cabinets de

groupe, la grande distribution étend sans cesse son emprise, les petits magasins ferment partout.
Ce rapport est remarquablement mis en page et illustré avec de beaux graphiques en camembert puis imprimé en un grand nombre d'exemplaires en français et en néerlandais. Hélas le rapport est jugé inutilisable par la direction de la banque et doit encore moisir dans leurs caves.
Un autre client était un distributeur national belge de gaz et d'électricité occupant des milliers de personnes et qui voulait se lancer dans le marketing mais ne savait comment s'y prendre.
Un nouveau système venait d'être adopté : les releveurs de compteur ne passaient plus qu'une fois l'an dans les maisons et neuf cent d'entre eux allaient se retrouver au chômage. La direction avait trouvé la solution miracle : transformer les releveurs de compteur en délégués commerciaux (pour vendre quoi ?).
Donc Colas entre en scène et comprend vite que l'esprit de marketing ne doit pas souffler chez ce paraétatique. Ils acceptent une enquête à tous les nouveaux de l'entreprise pour obtenir une image objective de la situation.
Colas élabore un questionnaire et envoie de jeunes psychologues effectuer les interviews. La situation était encore bien pire que prévu. Ce ne furent que lamentations au sujet des pesanteurs administratives, du refus des initiatives personnelles, etc.
Quand un releveur de compteur rendait un menu service à un client il se faisait sanctionner par son chef. Un cadre supérieur éclata en sanglots pendant son interview disant : c'est la première fois qu'ici quelqu'un daigne m'écouter… Le rapport forcément désastreux qui suivit marqua la fin des relations avec ce client.
Si l'une des enquêtes les plus bâclées fut accueillie triomphalement, il arrivait au contraire que des études fouillées, solides soient vouées aux gémonies et fassent perdre le client. On a toujours coupé la tête aux porteurs de mauvaises nouvelles.
Cas exemplaire : celui d'une usine de matériaux de construction, spécialisée dans les produits à base d'asbeste (amiante). Scénario, scène 1 : le patron et Colas sont reçus par le président du conseil d'administration, installé dans un somptueux bureau. C'est lui qui va donner les directives pour entamer l'étude.

Il pérore sans laisser placer un mot, dicte littéralement ce que l'agence est supposée étudier et ne répond à aucune des questions. Il en faut plus pour impressionner Colas et comme d'habitude ce dernier répète toutes ses questions jusqu'à l'exaspérer.

Le patron balance à Colas des coups de pied dans les tibias. Colas s'arrête. Le pdg a désigné un interlocuteur : le directeur général de l'usine. L'agence a donc une seconde chance.

Scène 2 : dans le somptueux bureau du dg. Cet homme aimable, titré, distingué s'enquiert longuement de nos familles respectives (hélas absentes du bottin mondain), de nos préférences dans les domaines de la chasse, du vin et autres sujets dignes d'un gentleman.

Ceci fait, il refile les visiteurs au directeur commercial. Nous sommes à présent au troisième échelon. Il s'agit de quelqu'un d'engagé dans la vie de l'entreprise. Il en vient très vite à se plaindre amèrement de son entreprise, excessivement mal gérée, qui bénéficie d'une formidable rente de situation et vit grassement sur ses lauriers.

Or son produit vedette, l'asbeste-ciment soulève dès cette époque des problèmes sanitaires laborieusement étouffés à coup d' expertises financées par l'industrie. L'entreprise doit se reconvertir, trouver et lancer de nouveaux produits – encore faut-il en convaincre les dirigeants.

Colas décide de réaliser une étude statistique des ventes par produits, triés par ordre d'ancienneté au catalogue, pour illustrer clairement la situation. Il y ajoute une série d'interviews destinées à décrire la situation des relations, entre départements et entre personnes (un épouvantable panier de crabes).

Quand arrive le jour de la présentation à blanc des résultats, avant la mise au net du texte, c'est une levée de boucliers générale. Tout le monde est furax, on interdit à l'agence de diffuser un tel document, avec la menace de ne plus jamais faire appel à elle. Colas ne changera pas une virgule et l'agence sera à tout jamais grillée dans le groupe entier. Depuis, quelques milliers de personnes supplémentaires sont mortes de maladies du travail et les grands bâtiments doivent être décontaminés aux frais de la collectivité.

Les sujets étaient parfois plus anodins. Un des clients était une entreprise alimentaire. Le fondateur était décédé. Il avait été un

meneur d'homme qui connaissait chacun et n'hésitait pas à retrouver les manches pour dépanner une machine.
Il roulait en Ferrari et avait épousé une miss Monde sur un pari. Quand l'agence arriva dans le circuit c'est le fils qui avait repris les rênes. C'était un universitaire sévère qui avait repris l'usine par piété filiale, en même temps que la Ferrari et la maîtresse de papa.
Toute l'usine obéissait le doigt sur la couture du pantalon et se moquait du jeune patron derrière son dos. Là non plus l'agence n'arriva pas à grand chose mais que d'aventures !

En motorhome

C'est à cette époque que Colas a commencé à gagner plus d'argent et qu'il a acheté un motorhome (une caravane avec un moteur). Pendant deux ans la famille qui compte désormais sept personnes partit en week end et en vacances en Hollande, en France, en Italie, en Yougoslavie. De beaux souvenirs pour tout le monde.
C'est dans la Yougoslavie intérieure que le dépaysement était à son comble. La famille y a rencontré des tziganes trimbalant leur ménage sur une charrette à laquelle était enchaîné un ours grizzli.
Avec sa désinvolture habituelle Colas ne s'était muni que d'un petit guide touristique vieux de dix ans et guère mis à jour. Ce guide parlait d'une manifestation extrêmement séduisante : une fois par an les fiancés des alentours venaient en costume folklorique et dans des charrettes fleuries célébrer ensemble leur mariage au milieu d'une foule en liesse.
Le point de rassemblement n'était pas clairement indiqué sur la carte et en tout cas à 500 km d'où la famille se trouvait ; la fête devait avoir lieu le lendemain. Qu'à cela ne tienne. Colas dit aux enfants et à Mylène de se coucher. Il roule toute la nuit à travers les montagnes.
Le matin, fatigué mais sûr de son fait il cherche son chemin et s'efforce de se renseigner. Dans les villages abandonnés et les vastes vallées galopent des troupeaux de chevaux sauvages. Pas âme qui vive. Les très rares personnes rencontrées sont craintives et ne parlent que leur dialecte serbo-croate.

De guerre lasse Colas abandonne le motorhome et monte à un village perché complètement endormi. Manifestement tout le monde est aux champs. Il frappe aux portes sans résultat. Enfin une paysanne méfiante entrouvre une fenêtre. C'est en vain que Colas tente de s'expliquer : elle ne comprend rien.
Alors, pris d'inspiration il se met à danser dans l'espoir combien fallacieux d'expliquer ce qu'il cherche. Plus ahuri tu meurs. Nos voyageurs finiront par apprendre d'un facteur que la fête n'existait plus depuis longtemps et que la région était complètement dépeuplée.

Scientologie

C'est aussi à ce moment que Colas s'est intéressé à la scientologie. Il avait inséré une annonce dans un journal toutes boîtes pour proposer des cours sur le bonheur. Une personne répond en fixant un rendez-vous auquel il se rend.
L'homme dirige lui-même une sorte d'école et propose à Colas de s'inscrire à un cours de communication, ce qu'il fait. Il découvre un groupe qui prône l'énergie personnelle et le développement des aptitudes : la scientologie, fondée par Ron Hubbard, un ingénieur nucléaire auteur de romans de science-fiction et d'un best-seller intitulé la Dianétique.
Le but avoué de la scientologie est de rendre les gens clairs c.-à-d. de les débarrasser de souvenirs douloureux accompagnés d'inconscience, enfouis, qui troublent notre raison et nous empêchent de réagir raisonnablement aux événements. Ces événements sont colorés par les anciens souvenirs et en faussent la perception.
Les souvenirs perturbants doivent être retrouvés et effacés. Cela ressemble à l'anamnèse pratiquée sur le divan des psychanalystes. J'ai parlé de but déclaré parce que selon certains il existe aussi un but caché qui serait ni plus ni moins que la conquête du monde.
Quelqu'un d'exceptionnellement informé, Jacques Bergier, le co-auteur du Matin des Magiciens, a signalé que R. Hubbard était entré en possession d'un très ancien livre intitulé les Stances à Dyan et qu'il en avait tiré une technique d'exploitation de la mémoire, permettant de retrouver jusqu'à des souvenirs du

lointain passé de l'humanité, une sorte de machine à remonter le temps basée sur une variante de l'hypnose, me semble-t-il.
Il faut rappeler que le voyant Edgar Cayce (sans rapport avec la scientologie) remontait en transe jusqu'à la lointaine Atlantide.
Jacques Bergier pensait que l'organisation maritime de la scientologie, la Sea Org, était une résurgence du nazisme et voulait conquérir le monde à partir de la mer.
La scientologie a été très violemment attaquée. Je me souviens par exemple d'un encart de vingt-quatre pages dans la revue américaine Time, totalement négatif à son égard et nous avons tous eu des échos de ses démêlés judiciaires en Europe.
Elle a été présentée comme une secte abusant les esprits faibles et leur soutirant énormément d'argent jusqu'à les conduire au suicide. A l'époque où Colas s'y est intéressé ce n'était encore ni une secte ni une église. Le responsable bruxellois de l'époque avait expliqué que la transformation en église était purement fiscale. Et c'est vrai qu'aux Etats-Unis la scientologie a été dispensée d'impôt après une très longue bataille juridique.
Ce que Colas a vécu a été largement positif. L'enseignement qu'il y a reçu fut à ce point substantiel que c'est lui et lui seul qui lui a permis de réussir en tant que traducteur. Voici comment.
Colas avait donc suivi un cours de communication qui explique en détail le pourquoi et le comment de n'importe quelle communication, l'importance d'une bonne communication dans les relations sociales et les causes de parasites sur la ligne de communication.
En bref, pour qu'un message aboutisse il faut deux ou plusieurs interlocuteurs présents (attentifs), qui parlent le même langage, avec la ferme intention de communiquer. Les retards de réponse témoignent de perturbations. Une personne claire répond directement et communique sans difficultés. Depuis lors Colas s'applique à répondre le jour même, voire dans l'heure à tous les messages (aujourd'hui les e-mails) non publicitaires.
Colas a suivi ensuite un second cours intitulé apprendre à apprendre. Ce cours explique que le seul frein à la compréhension et à l'étude d'un sujet quelconque réside dans les mots incompris.

La solution consiste à rechercher et à étudier systématiquement au dictionnaire la signification de tous les mots d'un texte pour comprendre ce texte et son contexte, sans ambiguïté.
Quand Colas a été confronté à sa première traduction d'un texte allemand, sur des moteurs électriques, alors qu'il ne connaissait ni l'allemand ni les moteurs, c'est ce qu'il a fait et il s'est acquis la réputation de bien traduire l'allemand.
Il lui a suffi (!) d'aligner les mots de chaque phrase et d'en rechercher la signification, puis de faire l'analyse grammaticale du texte puisque dans les langues germaniques l'ordre des mots dans la phrase diffère du français. Aujourd'hui encore quand il ne comprend pas une phrase de néerlandais il n'agit pas autrement (il a abandonné l'allemand qui lui prend trop de temps).
Quand Colas a commencé les traductions automobiles de l'anglais vers le français, il a acheté un cours professionnel de technologie automobile édité au Canada en deux langues, l'anglais et le français. Il l'a complètement dépiauté pour en tirer un dictionnaire personnel qui à ce moment était un des rares dictionnaires existants de ce type. Il l'utilise tous les jours et l'enrichit sans cesse. Il comporte à ce jour près de dix mille entrées.
Un troisième cours concernait l'échelle de ton. Il s'agit de l'échelle des émotions dont l'échelon le plus bas est le désir de mourir (de se suicider) et le plus haut, l'enthousiasme (le feu sacré).
Entre ces extrêmes se trouve l'ennui qui est neutre. En-dessous, les émotions sont dites négatives. Ce sont la tristesse, la peur, la colère, l'agressivité. Au-dessus, c'est le conservatisme, l'intérêt, la confiance et l'admiration. Plus haut que l'enthousiasme, l'extase mystique que n'atteint qu'un très petit nombre de personnes.
A une personne triste qui ressasse depuis vingt ans la mort de son enfant, essayez donc de parler d'un grand projet : c'est parfaitement inutile. N'espérez pas faire entendre raison à un fou furieux sous l'emprise de la colère. Et ne vous laissez pas emporter par votre agressivité en cas d'attaque injuste.
Toute personne mérite de la considération. Toute communication même fantasmatique mérite un accusé de réception – mais pas davantage. Les opinions ne sont pas toutes égales et quand elles sont non fondées sont de peu d'intérêt.

Quand vous cherchez un collaborateur ou un partenaire de vie, fuyez les pleurnichards qui n'ont pas de chance, les gens négligés, les hésitants, les agressifs ; recherchez les personnes ouvertes, pleines d'allant, faisant des projets et les réalisant.
Quand nous voulons manier (je n'ai pas dit manipuler) une personne sous le coup d'émotions incontrôlées, nous devons d'abord accuser réception de sa communication puis aider cette personne à monter d'un cran ou deux. Pleurer avec un candidat au suicide sur la misère du monde sera plus efficace que lui dire : allez mon vieux la vie est belle, ressaisis-toi. En effet ce ton est plus proche, plus accessible, il sera sorti de l'ornière, sera peut-être prêt à vous rendre un service et montera ainsi encore d'un échelon.
L'église de scientologie ne diffuse les textes sur la question qu'auprès des adeptes et c'est bien dommage. Il existait un livre remarquable sur la question, non sectaire, dû à une femme américaine appelée Ruth Minshull, organisateur-conseil, mais il est paraît-il épuisé.
Ce bagage-là a plus servi à Colas que les inepties de l'enseignement officiel. La scientologie est présentée comme une horrible secte responsable de la mort et de la ruine d'innombrables innocents. La vérité est très différente, comme d'habitude.
Nous sommes dirigés par des bataillons d'incapables prétentieux. Ceux-là ne se remettent pas en question et se glorifient de leur intolérance. C'est le chef qui a raison : le pape, le roi, le président, le docteur, le prêtre, le directeur et le sous-directeur. Au feu les hérétiques et leurs livres pervers…
En ce qui concerne Colas, il n'a pris de la scientologie que les techniques enseignées aux néophytes et dont j'ai parlé. Ces techniques lui servent tous les jours. Quant à la conquête du monde elle relève sans doute de la science-fiction.

Faux prélats

Après avoir quitté l'agence Colas a répondu à une annonce qui recherchait un responsable pour la Belgique d'un cabinet-conseil en organisation multidisciplinaire. A Paris il fut reçu par un jeune loup aux dents longues qui se préparait à lancer une société ambitieuse. Cette société proposerait tout l'éventail des

services intellectuels aux entreprises et agirait comme maître d'œuvre. Colas serait chargé de la filiale belge avec un excellent salaire. Juste un peu trop beau pour être vrai.
Il s'avéra que le lascar et son associé qui se prétendait psychanalyste agissaient comme des escrocs. Ils n'avaient pas un sou vaillant et ne payaient que de belles paroles. Le jeune loup vivait avec une très jolie femme dans un vaste appartement parisien de location. Il portait des bottillons de serpent Hermès. Quand ils vinrent à Bruxelles ils descendirent dans un palace où ils déjeunèrent luxueusement avec Colas et un prospect. Au moment de quitter l'hôtel le patron pria avec désinvolture Colas de payer la note, ce qu'il fit.
Il lui fut ensuite très difficile et de se faire rembourser et de se faire payer son premier mois de prestations ainsi que les frais. Colas éventa rapidement le procédé et cette aventure tourna court. Il apprit plus tard que les deux compères s'étaient sauvés, laissant toutes les factures et les appointements impayés, se faisant passer à gauche et à droite pour des prélats en mission.
Colas se lança ensuite dans une activité encore plus téméraire qui consistait à servir d'intermédiaire dans la vente, l'achat et la fusion des sociétés. Il finit par réaliser une grosse transaction – la vente d'une entreprise de nettoyage à une société hollandaise d'intérim qui par contrat devait lui rapporter une forte somme mais il fut berné par un cabinet d'avocats et ne perçut pas un sou. Ne gagnant rien depuis des mois il faisait patienter la famille en évoquant régulièrement la grosse affaire qui allait la tirer d'embarras et en promettant tout ce qu'on voulut.

Brocante

Ensuite la famille a déménagé à Niveaux et simultanément Colas est devenu brocanteur (en liquidant les meubles afin d'en éviter le déménagement). Il racheta des meubles usagés en vente publique qu'il revendit à la maison au moyen de petites annonces, avec un bon bénéfice.
Quand la maison fut pleine il ouvrit un magasin dans le Brabant wallon, dans un garage désaffecté, avec des trésors d'ingéniosité puisqu'il n'avait que des dettes. Cette activité présentait deux faces très différentes : l'achat, qui lui plaisait et lui convenait, et le transport-démontage-remontage qui lui dé-

plaisait et ne lui convenait guère. Sans parler de la gestion qu'il ignorait délibérément.
L'achat se faisait soit en vente publique soit chez le particulier. Colas fréquentait plusieurs salles de vente et ramenait de pleins camions de meubles, tableaux, tapis et objets les plus hétéroclites tels que mille paires de chaussures, un fond de magasin de matériel électrique, une caisse de papier à lettres de luxe avec enveloppes, du mobilier de bureau, des frigos, etc.
Ces séances méritent le détour. Elles suivent un rituel précis et sont fréquentées par des habitués. Les marchands se groupent. Un seul achète pour le groupe. Ensuite ils se réunissent au bistro du coin, recommencent les enchères en petit comité et se partagent ce premier bénéfice fait sur le dos du déposant des objets, du propriétaire de la salle et du fisc.
En Belgique, le commissaire-priseur n'est pas assermenté. Il est seul maître à bord même si un huissier de justice tout à sa dévotion est censé contrôler les opérations. Le commissaire-priseur relève des enchères au fond de la salle alors que personne n'a fait signe, ferme les yeux sur des enchères pour favoriser de bons clients, attribue des lots à des absents de fantaisie parce que le prix de réserve (qui théoriquement n'existe pas) n'a pas été atteint. Enfin ils achètent pour leur collection personnelle. Les salles de vente se refilent les invendus qui se retrouvent d'une salle à l'autre, d'un pays à l'autre. Le dindon de la farce est évidemment le déposant qui risque plus de mauvaises surprises que de bonnes.
Acheter en vente publique est facile et avantageux. Beaucoup d'objets sont vendus en-dessous de leur valeur. Il suffit d'une enchère au-dessus du prix que se sont fixés les marchands pour l'emporter, généralement sans risque d'erreur.
Certaines pièces à la mode voient les enchères s'envoler mais beaucoup de pièces de qualité s'emportent à bon compte simplement parce qu'elles n'ont pas la cote ou bêtement parce qu'il est tard, que les marchands sont partis et que tout le monde est endormi
Dans les ventes sur catalogue des fourchettes d'estimation sont indiquées. Il est possible de donner des ordres d'achat. Il est ainsi arrivé à Colas d'emporter des lots sans même fréquenter la vente. Il repérait des objets qui l'intéressaient et offrait la moitié de l'estimation basse.

Il a acheté pour l'équivalent de deux cents euros un pianoforte (l'ancêtre du piano) à la salle de vente du palais des Beaux-Arts, qu'il a revendu le jour même plus du double.
Inconvénient des ventes publiques : il faut décider vite et de loin. Les défauts des objets sont invisibles à distance et on les a pas toujours décelés à l'exposition qui a précédé la vente.
Un jour un habitué de la brocante de Colas, brave type s'il en fut lui dit : si tu vois une salle à manger d'acajou style empire, achète-la pour moi. Il voulait parler de meubles récents imitant le style Empire par des appliques de bronze doré – mais à part cela en paille pressée couverte d'une feuille d'acajou protégée par du polyester.
Colas en achète une en bel état pour un bon prix et l'installe au magasin. Hélas quand il ouvre le meuble-bar il découvre que la paille pressée de l'abattant est arrachée au niveau de la charnière piano. C'est fréquent sur ce type de meuble : il suffit que l'abattant échappe des mains et tombe brutalement pour arracher le bois.
Le client se pointe, s'émerveille et commande la salle à manger. Colas n'a eu ni le temps ni le courage de le décevoir. Après tout il suffira d'une petite réparation avant la livraison, ni vu ni connu. Notre brocanteur fait réparer le meuble-bar qui réintègre la boutique. Une heure plus tard, un curieux ouvre le bar, laisse tomber l'abattant puis se sauve. Ah misère, que faire, sinon réparer encore, et de plus en plus mal…
L'achat chez les particuliers pose d'autres problèmes. De nombreux visiteurs demandent : vous achetez aussi ? Mais ils ont les plus grandes difficultés à décrire les objets. Ils disent souvent : c'est très ancien, ça a une grande valeur…ça vient de ma grand-mère !
Ou bien : tenez, cette garde-robe que vous vendez dix mille francs, j'ai la même (croient-ils) mais la mienne est beaucoup plus belle (disent-ils), vous m'en donnez aussi dix mille francs ?

Non

Pourquoi ?

Parce que si j'achète dix mille francs ce que je vends dix mille francs, je ne gagne rien.

Ah oui mais ça, c'est votre problème.

Comme vous dites.

Les brocanteurs sont des voleurs, tout le monde en est persuadé mais les particuliers espèrent toujours être les plus forts (vendre au-dessus du prix et acheter en-dessous). Pas question pour le brocanteur de faire des kilomètres pour aller voir des objets inintéressants et dont le vendeur veut un prix exorbitant.
Seule solution : faire décrire l'objet par le vendeur et lui faire dire le prix qu'il en veut. Or beaucoup n'ont aucune envie de vendre, ils ne désirent qu'une expertise gratuite. Quand un vendeur veut un prix trop élevé, pour l'éconduire sans le vexer, la parole miracle c'est : ce n'est pas ma marchandise.
Il arrivait aussi des situations inverses. Un samedi matin un jeune couple dit à Colas : vous achetez des meubles ?

Oui

Pouvez-vous venir rapidement ?

Çà dépend : qu'avez-vous à vendre et combien demandez-vous ?

C'est un mobilier complet, rien que du beau, le garage est plein.

Bien, mais le prix ?

Le moins possible.

Euh, je n'ai pas bien compris, le moins possible ?

Oui, le moins possible. Voyez-vous ce sont des amis à nous, ils sont partis vivre en Australie depuis deux ans et ont emprunté notre garage. Ils nous ont dit : si nous ne revenons pas, vendez tout et gardez l'argent. Maintenant nous voudrions récupérer notre garage mais d'un autre côté, nous ne voulons pas gagner d'argent sur la vente. Vous comprenez ?

Sans voir, Colas offre une petite somme qu'ils acceptent à regret (c'était visiblement encore trop). Colas va charger. Deux camions. Et c'était vrai, rien que du tout bon : des meubles de marine en acajou massif, un salon de velours d'une bonne maison et tout à l'avenant. A la fin du week-end Colas avait récupéré cinquante fois sa mise.
Une autre fois il achète pour une croûte de pain un fond de magasin complet d'une boutique de vêtements et colifichets à la mode. Comme souvent ses filles s'amusent à tout essayer et choisissent ce qui leur convient en fait de robes, sacs, etc.
Colas récupérait systématiquement les livres au point de réunir en quelques années une bibliothèque forte de milliers de volumes. La famille avait des tapis d'orient magnifiques achetés en vente quasiment au poids et bien d'autres objets. Ensuite tout fut dispersé au vent des déménagements.
Entreprenant, en cinq ans Colas avait un second magasin de brocante, une salle de ventes publiques et un magasin de meubles neufs en pin. Il était sur tous les fronts, achetant, vendant, transportant, ne contrôlant rien, ne gérant rien.
L'argent entrait, sortait et même fuyait de toutes parts comme par enchantement. Les factures s'accumulaient et Colas se retrouva contraint à des emprunts ruineux, ce qu'on appelle creuser un trou pour en boucher un autre.
Les enfants étaient devenus des adolescents. Colas leur avait loué une maison. Ils géraient un budget et s'organisaient en toute liberté. Les relations de Colas avec Mylène s'étaient distendues, lui rentrait tard, ils passaient de moins en moins de temps ensemble, ils engagèrent chacun de leur côté de nouvelles relations. Colas quitta Mylène pour s'installer brièvement avec une jeune Française, mère de deux enfants, puis vécut seul quelques autres mois. Sur les conseils d'un ami avocat, il paya ce qu'il put, ferma les magasins et laissa les créanciers se débrouiller.

Taxi

Colas commença le taxi de nuit à Bruxelles et ce fut encore une aventure. Comme beaucoup de ses collègues il y resta quatre ans alors qu'il pensait n'exercer ce métier que quelques semaines.

L'expérience s'avéra plus enrichissante que prévu. La première chose que Colas a découvert, c'est qu'il ne connaissait rien de Bruxelles où il avait pourtant habité longtemps. Il n'avait par exemple jamais mis les pieds à Anderlecht, la commune la plus vaste de Bruxelles.
L'étude sur plan des rues de Bruxelles s'avéra fort ardue. Et il a vite découvert que son sens de l'orientation était inexistant. Combien de fois ne lui est-il pas arrivé de tourner son plan de rue dans tous les sens pour s'orienter ? Plus d'une fois le client lui tapait sur l'épaule, disant : dis, chauffeur, où tu vas, c'est dans l'autre sens… Alors il coupait le compteur et faisait demi-tour, le rouge au front.
La seconde chose que Colas a découverte, c'est la ville la nuit. Après minuit, beaucoup de clients ont bu et certains n'ont plus un sou. Il fallait alors les accompagner jusqu'à leur logement et mettre le pied dans la porte pour éviter de se retrouver dans la rue déserte devant une porte close, privé du prix de la course.
Très souvent le cafetier appelle un taxi pour un client malade sans lui demander son avis. Il arriva qu'un client paie avec un gros billet et quitte la voiture en titubant, la main plein des billets que Colas lui avait rendus. Au moment de repartir, pris d'une intuition, il fait le tour de la voiture et découvre son client couché et déjà endormi devant la voiture. Il allait l'écraser.
Un soir il est appelé par un restaurateur chinois. Il entre dans l'établissement et on lui désigne sa cliente : une jeune sud-américaine fort jolie, assise sur les genoux d'un dîneur fort embarrassé, devant sa compagne elle, fort mécontente.
Une jeune serveuse chinoise en chemisier blanc et Colas prennent la cliente sous le bras pour l'emmener. Alors la jeune fille s'accroche à la serveuse, l'embrasse sur la bouche et la caresse sans vergogne.
Il faut embarquer la cliente de force dans le taxi dont Colas verrouille les portes. Il demande à la cliente où il doit la conduire. Elle répond d'une voix pâteuse qu'elle ne veut pas partir et veut s'amuser. Impossible d'en tirer davantage. Colas roule lentement en parlementant.
Quand il se retourne elle est entièrement nue, allongée sur la banquette arrière. Il insiste pour obtenir son adresse et pouvoir ainsi la ramener. Mais elle répond : je veux m'amuser. Elle

rampe entre les sièges avant et s'assied sur les genoux de Colas, ses seins pointus sous son nez.
Il se range prudemment. Elle se trémousse, frappe des mains et applique celles de Colas sur ses seins. Il commence à trouver la situation intéressante et lui propose de l'accompagner chez elle. Elle retourne à l'arrière. Il trouve son adresse dans son sac. Ils y vont.
Hélas en chemin elle vomit son repas chinois dans la voiture. Colas l'a débarquée à poil sur le trottoir, elle et ses affaires et il est rentré nettoyer son taxi.
Un autre soir, l'opérateur-radio demande un volontaire disposant d'une radio-cassette de bord (une condition sine qua none). Flairant la belle course, Colas se propose bien que comme la majorité des autres voitures, son taxi en était dépourvu.
Il va sonner chez le client qui se fait attendre. Curieux, les collègues le harcèlent par radio : alors c'est quoi ta course ? Où tu vas, etc. Un couple se pointe avec deux grosses valises et s'explique.
Ils avaient prévu de partir en vacances en voiture et avaient tout deux cassé leur voiture le jour même. Colas les conduira au littoral belge à plus de cent kilomètres, avec arrêt, compteur tournant, à Gand pour prendre un verre et ce sera l'une de ses plus belles courses.
Le gros inconvénient du métier c'est l'attente. Rester en stationnement au milieu de la nuit une ou plusieurs heures est éprouvant. Colas n'a jamais fait autant de mots croisés de sa vie – et des cinq étoiles encore !

A pied

Colas a trouvé un dérivatif au taxi : marcher dans la nature, sac au dos. Il a acheté tout un fourniment, à la Tartarin de Tarascon et décide de suivre un sentier de grande randonnée qui relie la Hollande à la Méditerranée. Quand il a deux jours de congé il prend le train et repart où il en est resté la fois précédente.
Extraits de son carnet :

L'Europe s'étend de Gibraltar au cap Nord et à l'Oural et de l'Islande à la Grèce et aux Carpates. Ce vaste domaine est habité par les hommes mais d'abord par les oiseaux des forêts et par

les fleurs. Cette Europe loin du bruit et de la fureur, je la sillonnerai à mon pas.
Par les sentiers de la colline, par les chemins de la vallée, dans les hautes herbes au bord de l'eau, sur la mousse et les aiguilles de pin, sur le pavé familier et rond, j'irai loin des villes, des usines et des rails. Cette Europe-là est toute proche. Elle commence à quelques pas d'ici et plus près encore puisqu'elle touche au cœur, le vrai pays du voyage.
Après avoir fait le tour du quartier j'ai entrepris celui du Grand Duché de Luxembourg. Première étape : du nord au sud, d'Ouren à Schengen en suivant les vallées de l'Our, de la Sûre et de la Moselle. Soit quelque 175 km parcourus en 9 jours, du 8 au 16 juin 1981.
Jour J. Me voici donc à Ouren, au lieu-dit Trois Frontières, où se rejoignent l'Allemagne, la Belgique et le Grand Duché. Ni barrières ni gardes mais un parc qui commémore la signature du pacte de Rome, le 25 mars 1957. Des monuments – sortes de menhirs, de pierres levées – rappellent les noms des pères fondateurs de l'Europe. Pour la Belgique : Paul-Henri Spaak et son ministre des finances, J. Ch. Snoy d'Oppuers.
Ce n'était pas prémédité et je découvre avec surprise que mon point de départ pour un tour d'Europe est parfaitement choisi. Je me promène dans la rosée. Il est 7 heures.
J'ai dormi au bord de l'Our, dans le pré. Il a plu. Tout est mouillé. Le sac est bouclé. J'entre au Grand Duché.
Le chemin est balisé de ronds jaunes peints sur les arbres, qu'il suffit – en principe – de suivre : c'est un grand jeu de piste. Pour la première fois je viens de boire la rosée des feuilles d'un arbre, les baisant. C'était doux. Alors j'ai vu sur l'autre rive, en contre-bas, une biche qui faisait comme moi.
Le sentier longe l'eau à flanc de colline mais il est envahi par les hautes herbes et çà mouille. En outre de nombreux arbres déracinés barrent le chemin et avec mon sac trop lourd, la musette, le bâton, c'est un vrai parcours du combattant.
Un des endroits les plus sauvages. Très encaissé, l'Our fait un coude et ce n'est qu'une mer de verdure : rien que des feuillages à perte de vue. Je suis exténué. Si je jetais le sac à la rivière ?
(...) Aujourd'hui j'ai dû rencontrer toutes les fleurs sauvages de saison. Notamment de grandes ancolies bleues qui se tenaient droites comme des pensionnaires bien sages.

Deuxième jour. Il a plu, il pleut encore. Le sac de couchage est une baignoire. A 5 h, concerto pour un merle en habit noir, juché sur un piquet de clôture, et grand orchestre à plume. Programme : le même que celui d'hier soir.
Je viens de passer Ober-Eisenbach. Rencontré une famille escargot s'en allant aux champs. Vu une fleur entre le lys et le perce-neige (?). Observé biche aux jumellles.
Dans les hauteurs. Nombreux buissons d'églantines. Je les préfère aux roses. Tout de même, je rêve d'Ispahan, des soufis, des poètes persans et de leurs divans comme celui d'Hafiz.
A quoi ne pense-t-on pas en marchant ? Je me voyais tout à l'heure en franciscain, en robe de bure, grignotant des mendiants qui étaient aussi, paraît-il leur ordinaire. Mais je suppose qu'ils acceptaient volontiers l'hospitalité d'un bol de soupe, voire d'un chapon et si possible du reste. Devrai-je m'inspirer de leur costume et de leurs coutumes ? (...)
Cette marche de nuit est merveilleuse. Le ciel rosit. Je suis sur un haut plateau. La vallée est une mer de brume qui reflète en tons laiteux les pastels du lever du soleil. Et voici qu'un autre admirateur trottine devant moi : maître Renard que je reverrai tout à l'heure et qui me quittera avec... panache.
Dans les bois au-dessus de Diekirch. Extraordinaires jeux de lumière entre les branches : des draperies tendues dans toutes les directions, venant de partout, allant partout. Cathédrale de lumière. Transfiguration. (...)
Mon couchage est installé. Je suis allé en ville acheter de la bière que je bois désoeuvré. Il ne se passe rien et j'allais m'ennuyer. Mais quel est ce tintamarre ? Deux canards sur la rive allemande, qui font l'amour. Sur la rive et puis dans l'eau après un roulé-boulé. La cane est sous l'eau. De temps en temps elle arrive à lever le bec et respire en criant. Et on ressort, on tourne autour de l'arbre et çà repart. Enfin, Madame bat de l'aile, Monsieur du croupion, le fanfaron ! Pendant ce temps, à la tente voisine, une mini-bonbonne de gaz s'est libérée de son bouchon : elle part en fusée, zigzaguant parmi les campeurs. Garez-vous les enfants ! Plus de peur que de mal, n'empêche çà pue le gaz ! Et puis quel est ce bourdonnement incessant ? Rien à gauche, rien à droite. Au-dessus de ma tête ? Oui ce sont des milliers d'abeilles qui butinent les fleurs du tilleul. (...)

Wellenstein en vue. Je m'installe dans les bois bourdonnants de moustiques. Vite la moustiquaire sur la tête : ils viennent s'y casser le nez. Confectionné une litière de branches de sapin. Je me prépare à une nuit reposante sur ce lit moelleux et sous un ciel si bleu. Je m'apprête à dormir comme la musaraigne qui vient de rentrer dans sa maison à un pas de la mienne. A minuit un orgasme (non, un orage) se déclare et je me rappelle un peu tard que je suis entouré d'arbres déracinés ou brisés par un précédent orage. Déjeuné à la table des étourneaux de quelques cerises. Vu de très près un pic épeiche en grande tenue signée je crois Balenciaga.

Ce périple devait servir de préliminaire au tour d'Europe. Mais je me contentai de parcourir, outre le Grand Duché, les Vosges et l'Alsace en suivant le sentier de grande randonnée qui descend en flânant jusqu'à Nice. (...)

Pour la première fois de sa vie Colas habite seul, dans un appartement mansardé à Woluwé Saint Jean, près de l'immeuble où habitent Mylène et ses filles. Mais il reçoit peu de visites. Un de ses collègues de taxi, ex contrôleur de gestion d'une boîte américaine, lui aussi en rupture de ban, lui a demandé de l'héberger quelques jours.

L'ayant laissé à l'appartement, en rentrant du taxi, il le trouve immobile sur une chaise, en pleine méditation. Il faut dire qu'il traverse une sorte de crise mystique. Il a placé divers livres et objets selon un dispositif précis. Il s'est, dit-il, livré à une opération magique pour aider Colas, à titre de remerciement.

Traducteur

Quelques temps après Colas fait la connaissance d'Hermine qui habite un duplex bourgeoisement meublé et qui le séduit par ses manières agréables. Ils cohabitent. Hermine traduit chaque mois de l'anglais vers le français un petit bulletin d'association.

Se penchant sur son épaule, Colas a l'intuition qu'il ferait mieux qu'elle. Il essaie et cela fonctionne. C'est sa première traduction. Un an plus tard, Hermine travaille comme documentaliste dans une maison d'édition où Colas entre à son tour, en plus de son activité nocturne de taximan.

A ce moment il travaille quatorze heures par jour et est dans une forme olympique. Il suit un régime de son invention : rien que des fruits frais et secs, principalement des bananes, des avocats et des dattes, et il ne boit que de l'eau.
L'éditeur publie des magazines dits de fidélisation, envoyés à tous les propriétaires d'une voiture de différentes marques. Les articles d'intérêt général sont écrits par une journaliste en néerlandais et sont traduits en français par un bureau spécialisé. Ces traductions sont mal faites, trop littérales. Colas découvre qu'il peut faire mieux et le prouve.
Le patron n'a plus besoin de lui et lui propose de remplacer désormais le bureau de traduction. Colas achète son premier ordinateur et assume les traductions en indépendant. Ensuite il trouve un deuxième client qui édite deux revues professionnelles. Là aussi le rédacteur est néerlandophone et il faut traduire les articles en français. Il quitte le taxi.
Il avait répondu à une annonce de Babelix à Bruxelles qui cherchait des traducteurs indépendants. Babelix lui propose de traduire en une semaine un manuel technique de 40 pages de l'allemand vers le français. Il avait très imprudemment inscrit l'allemand parmi les langues qu'il déclarait connaître.
Il accepte le job. Il achète un dictionnaire général allemand/français ainsi qu'un dictionnaire technique allemand/français (il n'en n'avait jamais vu de sa vie). Sujet de la traduction : des moteurs électriques et les précautions à prendre pour ne pas s'électrocuter. Il n'y connaissait évidemment strictement rien.
Comme il l'avait appris en scientologie, il a recherché le sens de chaque mot et effectué l'analyse grammaticale de chaque phrase. Ensuite il a fait relire son texte par deux ingénieurs et a pu livrer dans les délais, après avoir transpiré sang et eau.
Il n'entendit parler de son texte qu'un an plus tard à l'occasion de remaniements dus à l'introduction de nouveaux modèles de moteurs. Il apprit à ce moment que le texte n'avait finalement jamais été diffusé pour des raisons indépendantes de son travail. Il pouvait en tout cas respirer : personne n'avait été électrocuté par sa faute.
Plusieurs agences de traduction bruxelloises deviennent ses clientes. Un jour il est appelé chez Babelix qui lui dit : vous qui êtes un spécialiste de la traduction pour l'automobile… vous

allez avoir du travail – et de lui indiquer une table couverte d'une montagne de manuels techniques américains pour l'automobile – prenez ce que vous voulez.
Le malentendu provenait du curriculum vitea en leur possession où Colas avait fait état de sa collaboration à la maison d'édition automobile. A part cela il ne savait pas si le moteur de sa voiture était devant où derrière et sorti de volant, batterie, pot d'échappement, il ignorait tout des termes techniques.
Comme d'habitude, il prend le risque et se jette à l'eau. Il emporte une vingtaine de pages à traduire. Il se fera aider par une relation et découvre l'étendue de son ignorance. Quand sa copie sort de la révision elle est plus rouge que noire.
A la foire du livre à Bruxelles il découvre un très beau cours de technologie automobile édité et traduit en français au Canada qu'il s'empresse d'acheter. Il reste deux exemplaires en anglais chez l'importateur à Hambourg.
Il les commande et miracle, les deux ouvrages sont parfaitement parallèles : à chaque page en anglais correspond une page en français, avec les mêmes illustrations, etc. Il n'y a plus qu'à collationner les deux pour en extraire ce qui sera pendant plusieurs années le seul dictionnaire automobile anglais/français réellement complet, que Colas n'a cessé de développer depuis quinze ans et qui doit approcher aujourd'hui les 10 000 entrées.
Ensuite il obtiendra une exclusivité de fait et traduira en français avec des sous-traitants l'ensemble des textes techniques de ce constructeur automobile.

Au lac de Côme

Vient un moment où Colas peut réaliser son rêve : vivre en Italie. En effet, les fichiers à traduire et traduits transitent par modem sur les lignes téléphoniques et il pourrait aussi bien s'installer à Tombouctou.
Il était retourné en Italie à plusieurs reprises, toujours par le même chemin : l'Alsace, le St Gothard (non sans une appréhension qui vient malheureusement de se justifier avec l'incendie du tunnel du Mont Blanc), le lac de Côme. Ce lac l'enchantait, l'ensorcelait même. Les dernières fois il pleurait en le quittant.
Il s'est acheté une belle voiture et a donc été au lac de Côme chercher un logement à louer. La chose s'avère malaisée. Si à

Bruxelles chacun trouve à se loger sans difficulté, il en va tout autrement en Italie. Les propriétaires n'aiment pas louer. Il fait le tour du lac sans rien trouver mais sans se décourager.
Il adopte une nouvelle technique. Il achète un journal dans chaque librairie rencontrée et engage la conversation en expliquant ce qu'il cherche. Finalement au village de Mercutio, situé à flanc de montagne au-dessus de Menaggio, il aboutit chez Chiara qui tient un bar-bazar-magasin de journaux-table d'hôtes.
Chiara est une femme de l'âge de Colas, particulièrement serviable qui ferme boutique et l'emmène visiter une maison du village à louer meublée à un prix dérisoire. Colas rentre triomphalement à Bruxelles, clé en poche.
Il a décidé de vivre paisiblement dans ce village, sans travailler plus qu'il ne faut. Il se connaît mal et travaillera de plus en plus. En l'absence de commande il lit l'encyclopédie Universalis du début à la fin comme l'ont fait avant lui plus d'un philosophe. Il s'installe avec Hermine à Mercutio. Et il écrit ce qui suit.
(…) Hier soir nous devisions au coin de l'âtre, Hermine et moi quand, toc, toc, toc, on frappe à la porte et on entre : un gamin suivi d'un autre gamin muni d'une petite casserole de cuivre dans laquelle trempe une sorte de pinceau, suivi lui-même d'un prêtre en soutane et surplis.
Le ministre est bedonnant, ses yeux noirs nous regardent : je suis le curé de la paroisse et je viens bénir tutta la famiglia, dit-il. Nous nous sommes levés interdits et le voilà qui nous asperge d'eau bénite en débitant sa formule magique.
Il nous questionne ensuite sur notre appartenance à la Sainte Eglise puis bat en retraite, ses acolytes sur les talons. Nous nous retrouvons éberlués et trempés, munis d'un livret de propagande dans la tradition des témoins de Jehova.
Andrea le propriétaire nous confirme ce matin, l'œil rieur, que le curé fait effectivement le tour de tous les foyers pour Pâques. C'est que Pâques ici çà compte Depuis plusieurs jours on n'entend plus aucun bongiorno, rien que des buon Pasqua. Le sol de marbre de l'église brille comme un miroir et hier soir nous avons découvert que, dans le cimetière, une loupiote brille sur chaque tombe abondamment fleurie. Décidément nous sommes sur une autre planète comme aurait dit Renée Gosset.
Dans la maison la vie s'organise et passe insensiblement du camping et de l'assiette sur les genoux à la vie de palace et à la

nappe en lin. Enfin presque. Le proprio achève de placer la douche, ce qui fut assurément un grosso lavoro. Les tuyaux qu'il a placés et entrelacés sont aussi nombreux que ceux de Beaubourg et le carrelage est du plus joli effet. Chaque carreau est différent et porte encore l'étiquette du numéro d'article. A l'évidence il s'agit d'une collection d'échantillons.
N'ayez crainte que vos lettres ne me parviennent. Je suis déjà connu à des lieues à la ronde. Ici je suis Criiistiane, le signore di Belgio qui a une Matra – que l'adjoint du maire, fanfaron, a déjà proposé de me racheter.
Les commerçants se coupent en quatre pour nous séduire ; l'ennui c'est que leurs prix sont alignés sur ceux des stations suisses de sports d'hiver (à une heure de voiture). Dans le plus grand secret, nous avons été hier nous approvisionner au supermarché comme tout le monde.
Je rentre mon bois, directement de la forêt, mon vin, directement du viticulteur et le saucisson pend à son clou : je me sens montagnard plus vrai que nature – un montagnard tôt matin à son ordinateur, ce qui ne manque pas d'épater Andrea qui passe et repasse avec ses tuyaux en poussant des heu sonores qui sont l'essentiel de sa conversation. (...)
Colas est donc embarqué dans la traduction technique avec deux conséquences : beaucoup de travail et un revenu beaucoup plus élevé que celui qu'il avait connu jusque là. Hermine vient le rejoindre épisodiquement mais reste attachée à son appartement bruxellois, à sa famille et à ses nombreuses relations. Il faut dire que sa chambre à Mercutio est froide, sans fenêtre et inconfortable. Quant à la salle de bain, elle se réduit à la fameuse douche installée... dans un escalier.
Après deux ans d'inconfort Colas loue un bel appartement spacieux au bord du lac où ils habitent quatre ans. Cet épisode italien est très heureux et Colas commence un journal intime dont voici des extraits.
(...) Le printemps est en avance cette année. Les mimosas remplissent les vases, les forsythias éblouissent le jardin. Leurs fleurs jaunes sont une promesse de soleil et de joie. Le clocher proche égrène les heures. Le matin le soleil, rose encore, se coule en tons opalins sur l'eau calme du lac. A midi il se trouve juste à la cime d'un grand cèdre. Plus tard enfin le lac s'adoucit

d'une brume, d'une vapeur et tous les tons se fondent dans des nuances d'aquarelle.

La maison du lac

Elle m'est apparue l'autre jour au milieu des palmiers et des bougainvillées, avec ses volets hauts ton cacao, sur les murs ocre et la longue balustrade de pierre surmontée de vasques, comme un tableau de Dufy. Joyeuse, bruissante d'oiseaux et de musique, riante de soleil et vaste comme un antique palazzo, ce n'est pas une maison, c'est une demeure, haute de plafond, dont les planchers craquent et son jardin, de belle dimension, élégamment planté, longé d'un berceau de roses est un parc familial où règne Babelutte, ma chatte siamoise… quand le mâle féroce, premier occupant, est absent. (…)
Sur l'eau calme et lisse du lac une barque glisse… (…)
Craquotte et Casoar son mari sont venus passer une semaine. J'ai retrouvé ma sœur. Nous avons passé une journée en montagne. Elle m'a parlé de sa Jacqueline, une thérapeute petite et menue dont elle est inséparable et qui aide les autres à réaliser leur moi supérieur.
Ceci me renvoya l'écho de ma réflexion récente, lorsque je me suis senti sinon un être supérieur du moins un adulte accompli.
Nous avons aussi parlé des vibrations, si puissantes et perceptibles des eaux vives dans le soleil. Un pissenlit, petit soleil, renvoyait la lumière de l'astre. Il irradiait comme un grand au point de m'aveugler. Et j'ai compris qu'il trompait ainsi les insectes.
Lundi de Pâques. C'est la fête des fleurs au bord du lac. De jolies filles en mini-mini chantent sur la place, accompagnées aux claviers par un maestro. Le soleil est de la partie, le lac est bleu comme la Méditerranée et l'air est limpide. Des enfants en costume folklorique rouge et vert et plastron blanc distribuent des brassées de fleurs aux amoureux qui s'attardent sur le lungolago et aux isolés. Je tends la main vers un bouquet rouge et mauve d'anémones – les fleurs préférées de notre père. Tant d 'amour dans l'air… Au retour j'offre les anémones à la dame âgée du second étage qui est ravie. Tour de jardin en compagnie de Babelutte. La première azalée, blanche, s'est épanouie à l'instant. (…)

Daniella me parle d'un jardin d'odeurs planté à Parme dans un institut pour aveugles. Elle s'est chargée de réunir nos amis musiciens de jazz. Gianni l'architecte est venu avec sa contrebasse, le grand Paolo avec son saxo et sa flûte traversière, Manolito le Péruvien avec sa guitare, Gaspar avec ses musiques à bouche, Michaele enfin, sans instrument, était accompagné d'une amie jolie qui s'est révélée une excellente chanteuse.
J'avais disposé autour du piano force boissons et mangeailles. C'est ainsi que nous avons pendu la crémaillère au son joyeux d'une musique improvisée et totalement débridée. Ce fut grandiose : tout le monde jouait ou chantait en tapant du pied. Paolo a joué des airs pleins de poésie sur une flûte un peu rauque à la manière des flûtes andines, accompagné par Manolito. Gianni s'est déchaîné au piano le visage extasié. Nous nous sommes relayés au piano et j'ai pu atteindre l'extrême limite de mes possibilités.
Tout s'est terminé par une jam session au cours de laquelle Gilberte, la femme de Gaspar, s'est mise au piano pour la première fois de sa vie, pour un quatre mains fabuleux entouré de toute la troupe. Les invités ont ensuite quitté la maison en farandole à travers le jardin au son de la guitare de Manolito chantant une romance de son pays.
Nous recevons quelques visites de nos familles respectives et de relations. C'est évidemment avec beaucoup de plaisir que je vois débarquer enfants et petits enfants. Comme j'ai gardé une seconde maison meublée en location je peux recevoir des familles nombreuses.
J'ai acheté un canot à moteur qui va sombrer et sera nommé Titanic puis un Titanic II qui sombrera lui aussi mais cette fois juste devant un chantier naval qui pourra le lever rempli d'eau au moyen d'un treuil. Il était temps : Hermine et moi avions de l'eau jusqu'aux genoux.
C'est que les fonds sont remplis de rochers dissimulés sous la surface. Alors la coque de polyester ne résiste pas. Malgré ces accidents et d'autres difficultés telles que des pannes de moteur ou des pannes sèches, les canots offrent bien des amusements, comme d'aller nager au milieu du lac, avec ou sans maillot, d'aller s'amarrer au ponton d'un restau du bord de l'eau, sur l'une ou l'autre rive, dans un village de pêcheur.

Une des dernières années nous nous retrouvons nombreux avec Capon, sa femme, Mélusine, son mari et leurs enfants. Le canot est parfois rempli à ras bord et la rigolade est au rendez-vous. C'est aussi l'occasion de faire ou refaire plus ample connaissance et de se découvrir des goûts communs. Nous assistons à un opéra en plein air à Locarno (Rigoletto de Verdi), dans une ambiance pleine de charme. Quand on se quitte de nouveaux liens se sont tissés...

En automne, les touristes étrangers et milanais disparaissent, les commerçants locaux partent en vacances, il fait souvent gris et humide. Une année je décide de rester sur le lac pour la St Sylvestre et j'organise un concert à la maison.

Sont de la partie : Craquotte, Casoar et leur fils Vendredi, Poupée et son mari Andy, Erik Le Rouge, mon professeur de musique et sa femme, danseuse à l'opéra de Vienne, une amie des enfants, professeur de piano, mes amis intimes Gianni, sa femme et leur famille, et d'autres musiciens italiens dont Manolito le Péruvien et son amie, ainsi que notre facteur, saxophoniste.

Tous les talents s'expriment tout à tour pour s'achever en apothéose avec un duo alto/piano par Craquotte et Erik puis par un récital solo du même Erik. On danse des valses de Vienne aux douze coups de minuit. Valentina a revêtu une jupe qui ressemble à un tutu et dévore des yeux le bel Erik, objet de toutes les attentions féminines.

Valentina a apporté le plat principal : du zamponi aux lentilles, de tradition à la St Sylvestre. Le zamponi est un saucisson chaud et l'ensemble est fort gras. A la fin de la fête, les assiettes de carton sont vidées à la va-vite dans l'évier. Craquotte et Casoar se sont dévoués pour remettre l'appart en ordre. Le débouchage de la tuyauterie sous l'évier remplit la cuisine d'eau graisseuse. Craquotte et Casoar se souviendront du réveillon.

Giani m'a invité à passer quelques jours dans sa famille à Palerme. La maison familiale se trouve au bord de la mer : au bout du jardin une simple grille débouche directement sur l'eau. Une bonne dizaine de personnes habitent là dans plusieurs bâtiments. Les enfants entrent et sortent partout et les repas se prennent souvent en commun dans le jardin. Craquotte et Casoar sont par hasard à Palerme et viennent prendre un verre avec nous.

Architecte, Gianni me fait les honneurs de sa ville et me présente les principaux monuments, tous arabo-normands. Avec son beau-frère, nous partons à la pêche en barque de grand matin.
Il a fallu acheter des lignes et des vers, tirer la barque à l'eau. Nous ne prendrons strictement rien mais quelle belle opportunité de raconter des gaudrioles et de jouir d'une absolue sérénité !
(...)
A l'époque du motorhome Colas avait emmené sa famille en Sicile mais c'était l'été et la chaleur les avait rapidement fait fuir. Un souvenir mémorable de ce voyage était l'ascension de l'Etna, entre deux éruptions.
Comme on a pu le voir encore récemment, pendant les accalmies les Italiens s'empressent d'installer des télésièges et des buvettes, de faire marcher des cohortes de touristes sur la lave encore chaude et fumante. Puis une éruption détruit tout.
Colas avait rêvé de vivre en Italie, il le fit et s'en lassa. Hermine et lui ont acheté une villa au pays des Ménages, dans la province des Parfums, au milieu d'une pinède. Mais la relation touchait à sa fin même si Hermine et Colas ne se l'avouaient pas. Colas avait fait une nouvelle rencontre et il retourna à Bruxelles pour un temps puis s'installa à Paris. Paris était un autre lieu proche de son cœur.

Paris

Jeune encore Colas y était allé en stop, seul et avec Capon. Lors d'un bref séjour, ils n'avaient qu'une pièce de cinquante francs belges que personne ne voulut changer. Ils ont dormi dans un parc et sont revenus affamés. Plus tard, bien avant le séjour en Italie, Colas rencontra à Paris, au caveau de la Buchette, une guide touristique qui habitait avec des copines l'ancien hôtel particulier de Richelieu dans le Marais. Une fois de plus c'était une petite brunette. Naturellement il en tomba amoureux mais sa famille l'attendait à Bruxelles et il fit le trajet de retour en pleurant de Paris à Bruxelles.
Colas finit donc par s'installer à Paris, dans un bel appartement meublé, au cinquième sans ascenseur, à deux pas de Pigalle et de Montmartre. Paris est extraordinaire par sa vie culturelle. Colas courait les concerts et les expositions. Il participait à deux

cafés philo, à un atelier d'écriture de paroles de chanson et à un club de célibataires plein de jolies femmes.
Mais la verdure lui manquait et finalement il a acheté un appartement neuf à la Côte d'Azur, à Risefranche, avec le projet d'un nouveau couple. Mais la première tentative échoua.

Second mariage
Colas a épousé Violette, une jolie française d'onze ans sa cadette, parisienne d'origine bretonne ayant passé sa jeunesse en Tunisie où son père gérait des orangeraies. Le mariage fut magnifique. La voiture blanche décapotable était fleurie, le mariage civil eut lieu à la citadelle de Risefranche et le repas du soir dans un palace mondialement connu, le Nègre & Co. Comme à l'accoutumée, Violette était extrêmement élégante. Le soir elle portait une fabuleuse jupe longue vert d'eau d'un grand couturier, achetée quelques années auparavant sans l'avoir jamais portée. Outre la famille de Violette, Colas eut la joie d'avoir à ses côtés sa mère, Craquotte et Casoar, Germain et Pervenche et leurs enfants. Les petits enfants de Colas étaient beaux comme des pages et les cœurs étaient en fête. Après le mariage Violette et Colas se sont installés dans un luxueux appartement à l'ancienne qui avait été habité par une princesse, rien de moins.
Hélas la mise en route fut difficile au point d'entraîner une séparation. Colas retourna quelques mois à Paris puis ils décidèrent de faire une nouvelle tentative. A présent, ils ont encore déménagé. Ils habitent en début de semaine dans le vieil Antigue et le restant du temps à Valdemare, au milieu de trois golfs, des écureuils et des mésanges.
Colas vient d'être opéré d'un cancer du colon et suit un traitement destiné à éviter des récidives. Là-dessus s'est greffée une thrombose partielle dont il aurait également pu mourir. Ces difficultés ont beaucoup rapproché Colas et sa Violette. Nous arrivons ainsi au temps présent, où Colas, chargé de soixante années bien remplies n'a de toute évidence pas dit son dernier mot.
C'est volontairement que j'ai escamoté un certain nombre de sujets. J'ai peu parlé des enfants et petits-enfants qui prendront peut-être un jour la relève de leur arrière-grand-mère et de leur grand-père pour à leur tour raconter ce qu'ils auront vécu, de la

manière dont ils l'auront ressenti. Et c'est tout aussi délibérément que j'ai accéléré le récit des dernières années pour ne pas m'emberlificoter dans des problèmes de discrétion. Il va sans dire que tous les noms sont de mon invention y compris le mien propre. Et que toute ressemblance avec des personnes existantes est purement fortuite…

Une question demeure : pourquoi ce titre L'Anarchiste ? Finalement, Colas est-il si anarchiste que cela ? Il est temps de dévoiler le pot aux roses. Colas n'a voté qu'une seule fois quand l'âge le lui a permis.

Ensuite il n'a plus jamais eu la moindre confiance ni dans les hommes politiques, ni dans les institutions, ni dans l'administration publique, ni dans les grandes entreprises, ni dans les idées bourgeoises.

S'il a une religion c'est celle de la nature, du vivant.

Il a cessé depuis longtemps de payer l'impôt sur le revenu et les cotisations obligatoires de la sécurité sociale. Il a très logiquement assumé seul les frais d'hôpital et de chimiothérapie tout gonflés qu'ils soient par le contexte étatique et de remboursement généralisé.

Il a distribué une partie de ses revenus à ses enfants et s'est constitué un petit patrimoine à titre d'épargne pour ne devoir rien à personne si d'aventure il devenait incapable de travailler.

Il a constitué une société offshore qui lui permettra de continuer à travailler librement quand l'Europe sera devenue un seul espace fiscal.

La société que nous connaissons est comme l'a dit un grand esprit une conspiration des possédants pour le maintien d'un statu quo qui leur profitable. C'est une société qui profite avant tout aux familles aisées qui centralisent le pouvoir, l'argent, l'instruction et le maximum d'avantages.

Le gros de la population doit se contenter d'un maigre revenu qui toutes taxes payées laisse de quoi mal habiter, mal manger, mal s'habiller, mal vivre.

Le peu de revenu disponible ne permet que d'acheter de la camelote produite en série, sans plus aucun contact ni avec la vraie vie, ni avec les créations authentiques des artisans, mais chargée de taxes.

Si Colas était resté en Belgique et avait déclaré ses revenus, il se serait vu confisquer par l'administration 70 % des fruits de

son travail. En France chacun épie son voisin et d'innombrables collabos dénoncent les autres au fisc... dont ils perçoivent alors une prime !
A supposer qu'après avoir payé les impôts, taxes et prélèvements, il reste un peu d'argent à investir, il faut payer des taxes pour acheter un bien immobilier et ensuite il faut encore payer des taxes annuelles en vertu de sa possession ainsi que sur les loyers éventuels encaissés.
Colas a vite compris que sans naître dans une bonne famille il n'est guère d'autre solution pour un rebelle-né que de suivre son propre chemin, d'inventer ses propres solutions, dans les interstices des innòmbrables lois, règlements et contraintes qui bloquent l'évolution sociale et barrent la route aux audacieux libres-penseurs. C'est en quoi il s'apparente aux anarchistes et qu'il a peut-être mérité ce titre.

François La Feuillade
Zanzibar, le 21 novembre 2001

Netglish

Une version compacte de la langue anglaise
à usage international

Une langue universelle

Ce livre est écrit en français, ma langue maternelle. Ceci me permet de m'exprimer avec précision et naturel. Pour qu'un maximum de personnes dans le monde puisse lire le livre, le texte français pourrait être traduit dans un anglais très simplifié que j'ai appelé NETGLISH. Voici quelques mots à ce sujet.

Le besoin dans le monde d'une seconde langue commune existe. A l'heure des voyages aériens, d'Internet et d'une internationalisation rapide, la planète devient un grand village dont les villageois ne se comprennent pas entre eux.

Les langues vivantes officielles seraient au nombre d'environ 3 000. Les tentatives d'instauration de l'esperanto et de quelques autres langues à usage universel n'ont pas rencontré le succès mérité et peu de pays les ont inscrites au programme d'enseignement officiel.

L'anglais a prospéré dans le sillage de l'expansion de l'Empire britannique et des Etats-Unis. L'anglais est actuellement la seconde langue la plus utilisée dans le monde. Généraliser son usage comme langue véhiculaire ne ferait que confirmer une tendance déjà bien établie mais présente des difficultés.

Les difficultés sont d'ordre politique et culturel. Ce sont des résistances aux envahisseurs et ces difficultés-là sont sans doute les plus ardues. Elles sont aussi liées à la langue anglaise elle-même. Je qualifierai ces dernières de techniques.

La première difficulté technique réside dans la prononciation. Hélas, contrairement aux langues germaniques comme l'allemand ou le néerlandais, ou aux langues romanes comme l'espagnol ou l'italien, l'orthographe des mots écrits de l'anglais ne donne pas d'indication fiable sur leur prononciation. Il n'est envisageable ni de modifier la graphie des mots pour qu'elle corresponde à la prononciation (l'alpha-bet phonétique international n'est familier qu'aux linguistes) ni de modifie la prononciation des mots anglais qui dès lors ne serait plus de l'anglais. Ce problème semble actuellement insoluble. Je n'ai pas de solution à présenter. Je me suis donc limité à proposer un anglais simplifié à vocation écrite plus qu'orale. Le NETGLISH peut évidemment se prononcer comme l'anglais intégral.

La seconde difficulté est le nombre de mots différents de la langue anglaise, bien plus important que dans le cas du français par exemple. L'anglais s'est assimilé de nombreux mots français mais aussi d'autres langues et la plupart des choses peuvent être dites de plusieurs façons différentes. Mon dictionnaire Webster en version intégrale pèse plusieurs kilos. Il est tout simplement impossible de connaître tous les mots anglais dans tous leurs sens et toutes les expressions idiomatiques. Une existence entière ne suffirait pas à les apprendre.

L'anglais véhiculaire parlé partout dans le monde est évidemment un anglais plus ou moins bien prononcé et dont le vocabulaire est toujours réduit par rapport à l'anglais intégral.

En séjournant en Italie, je me suis avisé qu'il était possible de mener une vie normale en ne connaissant que quelques centaines de mots d'italien qui constituent le fond des conversations entendues dans la rue.

De fil en aiguille j'ai compris qu'il était envisageable de créer un anglais extrêmement simplifié, facile à étudier et à utiliser, qui pourrait rendre des services. Ensuite, j'ai découvert que cette idée avait déjà été développée. Cela s'est appelé le Basic English. Son vocabulaire de 800 mots tient sur une feuille de papier. Les verbes appelés opérateurs, sont au nombre de 16 seulement, etc. Une autre idée intéressante du Basic English est qu'il s'agit d'anglais correct. La différence par rapport à l'anglais intégral réside dans le très petit nombre des mots mais lire du Basic English revient à lire de l'anglais.

Enfin j'ai résolu très simplement le problème épineux de la constitution du vocabulaire du NETGLISH. Des milieux restreints se sont intéressés au sujet et ont, eux aussi proposé des listes courtes de mots. Ma solution consiste à reprendre la liste d'un premier dictionnaire d'anglais langue maternelle que reçoivent les jeunes enfants anglophones en classe.

J'y ajoute un minimum de mots concernant la vie courante des adultes et enfin les mots nécessaires au sujet traité – pour autant que la définition de ces mots supplémentaires soit fournie en marge du texte, en ne se servant que des mots très simples du NETGLISH de base, bien entendu.
L'idéal serait d'enseigner le NETGLISH dans toutes les écoles du monde, comme une première approche de l'anglais intégral et de fournir une traduction (et en tout cas un résumé) en NETGLISH de tous les textes de quelque importance (lois, articles de fond des grands journaux, etc.). Le NETGLISH pourrait souvent remplacer les versions linguistiques manquantes d'innombrables textes publics, commerciaux et privés.

Le NETGLISH est une utopie certes comme tout ce livre. Une annexe le décrit en détail et fournit le dictionnaire de base définissant en NETGLISH les mots du NETGLISH.

Définition

- NETGLISH est une version compacte de la langue anglaise, à usage international.

- NETGLISH est de l'anglais correct dont le vocabulaire est volontairement réduit. Il est compréhensible pour quiconque connaît quelques centaines de mots d'anglais. En outre, la définition des mots est fournie en annexe au texte.

- NETGLISH peut remplacer les traductions manquantes des textes à caractère officiel ou privé qui sont rarement traduits dans plus de 5, 10 ou 20 langues. Par son absence d'ambiguïtés, il est facile à comprendre par les traducteurs et par les logiciels de traduction automatique. Il peut servir de langue-pivot ou auxiliaire pour la traduction automatisée ou manuelle dans les langues-cibles.

Introduction

- Nous vivons dans un contexte de plus en plus cosmopolite et multilingue. Il devient difficile voire impossible de communiquer les textes officiels (gouvernements nationaux ou régionaux, Communauté Européenne, ONU, UNESCO, Croix Rouge, etc.) et privés (tous documents émis par les sociétés multinationales et autres entreprises petites et grandes) dans la langue de tous les intéressés.

- Rappelons qu'il existe environ 3 000 langues dans le monde sans compter les dialectes. Des considérations pratiques imposent de ne fournir qu'un nombre limité de traductions : les Nations Unies reconnaissent 6 langues officielles à usage international : l'anglais, le français, l'espagnol, le russe, l'arabe et le chinois. Les sites internet ou les brochures des grandes entreprises sont proposés dans un nombre forcément limité de versions linguistiques : anglais, allemand, espagnol, français, russe, japonais…

- Qu'en est-il des versions manquantes, des centaines de millions de lecteurs qui ne comprennent pas les langues les plus répandues ? Malgré l'existence de 3 000 langues, il manque une langue universelle, véhiculaire, comprise par tous.

Langues principales

- Les langues les plus répandues sont :
- le chinois de Pékin, dit putong hua ou mandarin : 800 millions de locuteurs (langue maternelle) + 200 millions (2e langue de communication) ;
- l'anglais : respectivement 350 + 250 millions ;
- le hindi-ourdou : 350 + 100 ;

- l'espagnol : 315 + 15 ;
- le russe : 165 + 120 ;
- Ensuite : les chiffres baissent pour l'indonésien-malais, le portugais, l'arabe, le bengali, le français, le japonais et l'allemand.

- La langue la plus répandue comme 2e langue est l'anglais. Mais cet anglais véhiculaire est souvent assez rudimentaire, alors que le full english des intellectuels anglo-saxons comporte jusqu'à 200 000 mots (contre 90 000 pour les dictionnaires français les plus vastes). Si la grammaire de l'anglais est considérée comme relativement simple, cette langue comporte un nombre élevé d'expressions idiomatiques et de nuances qui font le régal des intellectuels anglo-saxons mais peuvent décourager bien des bonnes volontés.

Historique

- **Bentham** Le philosophe du XIXe siècle Jeremy Bentham avait étudié les fictions linguistiques, le langage émotif et les fonctions des verbes.
- **Basic English** Les idées du philosophe furent le point de départ du Basic English, développé entre 1925 et 1932 par C. K. Ogden, de l'université anglaise de Cambridge, directeur de l'Orthological Institute et éditeur de l'International Library of Psychology, Philosophy and Scientific Method. Ce n'est pas une langue inventée mais un système de 850 mots anglais, facile à comprendre et destiné à la communication générale et technique. Les 850 mots suffisent à définir et à expliquer tous les autres. Le Basic English poursuivait 3 objectifs : 1) devenir une langue internationale (une codification de l'anglais véhiculaire très approximatif appris sur le tas un peu partout dans le monde) ; 2) constituer une première étape dans l'apprentissage du Full English (les pionniers du Basic English s'en sont servi pour enseigner l'anglais en Chine) ; 3) être l'instrument d'une pensée claire (par l'effort d'analyse que la rédaction en Basic English implique). Il fut évidemment attaqué par les puristes mais les principes en furent appréciés par un philo-

sophe comme Bertrand Russel, un écrivain comme H. G. Wells ou un homme politique comme Winston Churchill. Son expansion fut interrompue par les guerres et il tomba quasiment dans l'oubli. Un ouvrage édité en 1994 sur le sujet est : C. K. Ogden and Linguistics, 5 volumes, ISBN 0 415 10353 3, Routledge/Thoemmes Press.

- **Hogben** En 1963 Lancelot Hogben s'est efforcé d'améliorer le Basic English. Il a publié une liste de 1 300 mots pour remplacer celle d'Ogden. Mais cette intiative semble n'avoir guère laissé de trace.
- **Caterpillar** Dans les années 1960 Caterpillar (le fabricant d'engins de génie civil) a développé ce qu'on a appelé depuis un Controlled Language, sous le nom de Caterpillar Fundamental English (CFE). Le but était d'améliorer la compréhension des notices techniques par les lecteurs dont l'anglais n'est pas la langue maternelle et l'espoir était d'éliminer ainsi le besoin de traduction. Simultanément les rédacteurs techniques étaient astreints à une analyse rigoureuse des messages et à un emploi réfléchi d'une terminologie obligatoire. Une difficulté rencontrée était le problème des sens différents d'un mot très courant comme valve, par exemple.
- **Titus** En évitant les ambiguïtés et d'autres complexités des langues naturelles, les langues à syntaxe contrôlée facilitent la traduction automatisée au moyen des ordinateurs. L'Institut Textile de France a développé dans les années 70-80 un système dénommé TITUS destiné à la traduction automatisée des résumés de la masse documentaire concernant l'industrie textile. Présenté au séminaire international organisé en 1988 à Paris par l'Observatoire des industries de la langue, TITUS IV est une méthode de traduction automatique qui a été spécialement conçue pour le traitement multilingue de bases de données dans les domaines scientifiques et techniques. Son utilisation permet de constituer une collection documentaire dans laquelle les informations sont introduites soit en allemand, soit en anglais, soit en français, soit en espagnol. Ainsi les informations stockées peuvent-elles être récupérées et traduites automatiquement dans l'une des 4 langues du système. Précisons que des documentalistes rédigent des résumés des articles en

respectant des règles syntaxiques strictes et en utilisant uniquement les unités lexicales admises. Les résumés rédigés avec ces précautions sont directement traduisibles par l'ordinateur.

- **METEO** Le système METEO est un système de traduction automatique anglais-français exploité clé-en-main depuis 1984 par le Bureau des Traductions du Secrétariat d'Etat pour le compte d'Environnement Canada. Le système traduit de français en anglais les prévisions météo-rologiques destinées au grand public émises pour l'ensemble du Canada et fonctionne 24 h sur 24. La charge du système est supérieure à 30 000 mots par jour. C'est l'un des rares succès de la traduction automatique. Ce succès semble dû à la nature spécifique des textes : une condition météorologique souvent limitée dans le temps ou dans l'espace.
- **AECMA** La European Association of Aerospace Industries (AECMA), a créé le Simplified English (SE) pour la rédaction des manuels de maintenance aéronautique. Le but du SE est de faciliter la compréhension par leurs utilisateurs des manuels ainsi rédigés. Le vocabulaire comprend un millier de formes approuvées, ayant une seule signification. Le dictionnaire utilisé précise les mots admis (exemple defect) et refusés (exemple abnormality). 57 règles guident le rédacteur (exemple : Phrases aussi courtes que possible (20 mots maximum). Le rédacteur en SE bénéficie d'une aide à l'écran.
- **NETGLISH** De très grandes entreprises ont développé des systèmes propres en rapport avec leurs besoins et des sociétés de service proposent la mise au point de tels systèmes pour leurs clients. Cependant il semble ne pas exister à ce jour d'anglais compact largement utilisé par les entreprises et institutions qui ne disposent pas d'un système propre. L'ambition du NETGLISH est de fournir ce produit manquant.

PRINCIPES DU NETGLISH

- NETGLISH est né de la volonté d'aboutir sans complications inutiles, sans discussions académiques byzantines et surtout sans délai, à un anglais simplifié pour Internet et pour tous usages internationaux. L'idée consiste à ajouter aux versions linguistiques des textes à usage international une traduction en anglais correct mais simplifié afin d'être compris par quiconque possède des rudiments d'anglais.

- La traduction en anglais compact est complétée d'une annexe qui est le dictionnaire des mots utilisés dans cette traduction. Les définitions de ce dictionnaire sont rédigées en anglais très simple repris exclusivement du dictionnaire de base qui constitue le noyau du système.

- Sur Internet et pour les fichiers informatiques, une fonction hypertexte permettra d'accéder à la définition de chaque mot en cliquant sur lui (définition NETGLISH des noms propres (lieux, personnes…), communs, verbes, adjectifs… Exemples de mots de ce dictionnaire : Astronaut : an astronaut is someone who travels in space ; Bath : a bath can be filled with water so that you can sit in it and wash yourself ; Calculator : a calculator is a machine that can do sums.

- Le texte original peut être rédigé dans n'importe quelle langue (y compris le full english, n'importe quel dialecte ou jargon – par exemple une notice technique ou pharmaceutique et comporter n'importe quel mot présent dans un dictionnaire de référence du commerce). Il peut être accompagné ou non de traductions dans d'autres langues.

- La traduction (et son dictionnaire annexé) sont réalisés par des traducteurs brevetés NETGLISH. Il est utile de rappeler que s'exprimer simplement est… difficile. Elle est encore plus éloignée que d'habitude du mot à mot. Traduire vers le NETGLISH implique des aptitudes pédagogiques et créatives, un esprit particulièrement indépendant et oblige à rédiger des définitions.

- NETGLISH est un produit de traduction qui porte une marque. Il est couvert par un copyright détenu par son auteur, Christian Vandersmissen. Les agences de traduction disposant des traducteurs brevetés NETGLISH, salariés ou freelance, pourront vendre le produit sous licence, à un prix équivalant à celui des langues rares (exemple Chinois : 42 cents – USD ou euro – le mot du texte source), moyennant une redevance (exemple : 2 cents). Le prix est justifié par la complexité et la rigueur du travail (faire simple est difficile) et par son volume (tous les mots utilisés doivent être définis).

- Les agences et leurs traducteurs devront respecter les normes de qualité du produit et, en particulier,

- utiliser le dictionnaire NETGLISH définissant les mots de base ;

- respecter les règles NETGLISH.

- Les traducteurs professionnels, quelles que soient leur langue maternelle et leurs langues de travail, seront invités à participer à un stage d'entraînement (de 5 jours par exemple) à l'issue duquel ils pourront recevoir leur brevet NETGLISH. Toutes les traductions en NETGLISH devraient toujours être révisées par un anglophone de naissance expérimenté en traduction et breveté NETGLISH pour vérifier la correction grammaticale du texte traduit. NETGLISH doit rester de l'anglais correct.

- Les agences de traduction offriront le NETGLISH simplement comme une langue supplémentaire, une version de plus ou la version unique à usage international, qui remplacerait toutes les versions non envisagées par le client : le NETGLISH remplacera par exemple les versions manquantes en néerlandais, ukrainien, roumain, tchèque, bulgare, finnois, danois, etc. Chaque fois que le client d'une agence hésite à ajouter telle ou telle langue, regrette de devoir se limiter, il pourra lui être proposé une traduction en NETGLISH.

- En fait, une traduction initiale en NETGLISH du texte-source facilite le travail de traduction manuelle ou automatisée vers les autres langues envisagées.

- Echantillons de traductions en NETGLISH : voir annexe Echantillons.

Une langue intermédiaire de traduction automatique

- Autre utilisation du produit : langue auxiliaire remplaçant la version d'origine, permettant ensuite la traduction automatique dans toutes les langues désirées au moyen d'un progiciel du commerce.

- NETGLISH présente un avantage décisif : il se veut dépourvu des ambiguïtés habituelles des textes rédigés dans les langues dites naturelles.

- Exemple : un constructeur de matériel édite une brochure ; il la fait rédiger par ses ingénieurs en anglais, japonais, allemand ou dans une autre langue ; ensuite cette brochure est traduite en NETGLISH ; enfin cette version est traduite automatiquement dans les autres langues désirées.

- NETGLISH a été déposé comme une oeuvre littéraire avec la description du produit, les règles d'utilisation, le dictionnaire de base et des échantillons.

- Le produit pourra recevoir progressivement un habillage informatique (aide en ligne pour le traducteur, dictionnaire en hypertexte pour le lecteur).

- L'auteur et ses collaborateurs se chargeront des ajustements et formations etc. dans le cadre d'une société qui pourrait être constituée dans un lieu propice et agréable : par exemple à l'île Maurice.

- La traduction en NETGLISH pourrait s'enseigner aux traducteurs professionnels dans les écoles privées ou publiques. Nous formerions leurs formateurs…

Dictionnaire Netglish

Règles du dictionnaire :

Le dictionnaire ne contient pas de mots sans signification séparée. Ex. : di, des, Louis…)

Autres mots non définis, supposés connus des utilisateurs connaissant un peu d'anglais : suivis par la mention NOT DEFINED. Les pluriels en S, les dérivés en er, ing, ion, ed et les adverbes en ly ne sont pas repris. Les verbes sont souvent définis et non les substantifs qui en dérivent.
Les définitions affichées en hypertexte ne concernent que le texte en cours
Tous les mots des définitions sont eux-mêmes définis.
Dans les versions ultérieures une illustration remplacera ou complétera de nombreuses définitions.
Chaque fois que possible un nom de genre sera utilisé et précisé au besoin. Ex. de nom de genre : tree – précision : son nom latin.
Exemples de genres envisagés : vehicles, vegetables, metals, buildings, pieces of furniture, countries, flowers, fruits, animals (insects, fishes, reptiles, mammals, birds…), parts of the human body, foods, beverages, appliances, tools, clothes, jewels, musical instruments, etc.

Définition des mots :

a (NOT DEFINED)
able – that can do
about (NOT DEFINED)
above – in a higher place
accident – unexcepted event
account – amount of money
acid – chemical (opposite to alcali)
across – from one side to the opposite side
act – do
action – what is done
activity – See : action
add – put with something else
addition – see add
address – number, street and town of a house or office
adjust – change the position for ex.
adult – no more a child
adventure – something exciting
advertise – make known
aeroplane (vehicle) – flying machine
afraid – Ex : be afraid in front of a lion
after (NOT DEFINED)
afternoon – from the middle of the day until the end of the day
again (NOT DEFINED)
against – on the opposite side or very near
age – how old somebody is
agree – think the same
agreement – see agree
air – mixed gaz of the atmosphere (oxygen and others)
airport – station for aeroplanes
alive – living at the moment
all (NOT DEFINED)
allow – let do
almost – very nearly

alone – only one person or thing
alphabet : all the letters (a, b, c…)
already – Syn : previously
also – in the same manner as something else – or in addition
always – every time
am (NOT DEFINED)
ambulance (vehicle) – special car for taking people to hospital
among – surrounded by, in the midst of
an (NOT DEFINED)
ancient – very old
and (NOT DEFINED)
anger – strong feeling that you want to quarrel or fight
angry – see anger
animal – Ex : elephant, lion, dog
ankle – where the leg joins the foot
another (NOT DEFINED)
answer – Syn : reply
ant – tiny insect living in large groups
antibiotics – substance that kills other microorganisms
antiquity – ancient times
anxious – feel worried
any – one out of more than two
anyone (NOT DEFINED)
anything – any thing
ape – Syn : monkey (ex. gorilla)
appear – that we can suddenly see
apple – fruit
approve – judge acceptable
arch – part of a curve
are (NOT DEFINED)
area – part of space
aren't (NOT DEFINED)
argument – given reason
arm – between the shoulder and the hand
army – military group
around – in a circle
arrive – come to the end
art – something nice (ex. painting)
artist – makes art
as well as – Syn : and

as (NOT DEFINED)
ask – say, trying to find or obtain
asleep – resting with eyes closed
assembly – when a large group of people meet
association – group of people with common interest
astronaut – someone who travels in space
at (NOT DEFINED)
at least – minimum
ate – See : eat
attack – attempt to harm or hurt
attempt – make an effort to do
attention – application (concentration) of the mind
attract – Ex : A magnet attracts iron
authorithy – power to give orders
automatic – self-acting
automn – 21 sept. to 21 dec.
awake – stop sleeping
away (NOT DEFINED)
baby – very young child
back – opposite of the front – or part between neck and bottom or return
bad – not good
bag – used to hold or carry
bake – cook in an oven
balance – device for weighing
ball (or balloon) – round object used to play
banana (fruit)
band – strip of material round something □ or group of people
bank – place where money is kept □ or ground near a river
bar – a place where you can have a drink □ or long piece of material
bare – not covered, without clothes
bargain – when the value is higher than the price
base – bottom
basin – deep round dish
basket – used to hold or carry
bath – something to sit in and wash
bathroom – a room with a bath
battery – an electricity reserve for radios etc.
be (NOT DEFINED)

beach – land with sand by the edge of the sea
beard (part of the body) – hair that grows on the chin
beautiful – Syn. nice
because (NOT DEFINED)
bed (piece of furniture) – where we sleep
bee (animal) – insect that makes honey
been (NOT DEFINED)
before – Syn : in advance, previously
began – See : begin
begin – Syn : start
begun – See : begin
behave – act
behavior – acting
behind – at the back of something
belief – see believe
believe – to feel sure it is true
bell – something that makes a ringing sound
bend – make curved
bent – see bend
berry – fruit
best – better than the others
better – more good
between – in the space or time that separates
bicycle (vehicle) – Syn. Bike. With 2 wheels, used to walk
big – Syn : large (not small)
bigger – more big
biggest – bigger than the others
billion – 1 000 000 000
bin – box for garbages (things to put out of the kitchen) or other things
bird (animal)
birth – beginning of life
bit – piece
bite – use the teeth to cut
bitter – tasting sour and unpleasant
black – colour (the darkest)
blade – sharp part of a knife
blind – who cannot see at all
block – thick piece of wood or stone
blood (part of the body) – red liquid of the body

blow – move the air
blue – colour of the sky
boat (vehicle) – used to carry people or things on water
body – whole of a person or animal
boil – cook in hot water
bone (part of the body) – hard part inside the body
book – pages fixed inside a cover
boredom – without interest
born – begin to live
borrow – receive for a short time
both – the two
bottle – used to hold liquids
bottom – lowest part
bought – see buy
box – used to hold things
boy – young man
brain (part of the body) – organ inside the head used to think
brake – used to stop a car
branch – part of a tree
brass – metal
bread (food) made with flour (grain)
break – into pieces
breath – see breathe
breathe – take the air in our body
brick – hard block used in building
bridge – across rivers, railways or roads
bright – Syn. shiny
bring – put something here
broke – See break
broken – See break
brother (NOT DEFINED)
brought – see bring
brown – colour of earth
brush – used to clean
bucket – bontainer used for carrying liquids
build – make a building
building : house, block or flats etc.
built – See : build
bulb – part of a lamp
burn – be on fire

burst – break suddenly
bus (vehicle) – big vehicle that carry people on road
business – organization that makes money
busy – who has a lot to do
but (NOT DEFINED)
butter (food) – fat from cream
butterfly (animal/insect) with 4 coloured wings
button – used to close the clothes or open/close a radio, a door, etc.
buy – pay to have something
by (NOT DEFINED)
cage – box with bars to keep animals
cake (food) – dessert made with flour, sugar, etc.
calculate – Ex : 1 + 1 = 2
calculator – used to do sums
calendar – list of days, etc. in a year
call – give the name
came (NOT DEFINED)
camel (animal/mammal) – big animal used to carry people across deserts
camera – used to take photos
can (NOT DEFINED)
capable – Syn : able
car (vehicle) – automobile (Ex. Ford)
card (or cardboard) – thick, stiff paper
care – Ex. To care for dog = to gime him some food, etc.
careful – safely and well
carpet (piece of furniture) – thick cover for the floor
carriage – part of a train
carry – take something from one place to another
cart – vehicle
cartoon – movie using drawings
cash – money
castle (building) – large old building protecting people from enemies
cat – (animal)
catch – hold something that is moving
caught – see catch
cause – what makes something happen
CD – short for compact disc

ceiling – surface above the heads in a room
Celsius – temperature unit
century – 100 years
cereal (food) – kind of grass used for seeds (to make bread)
certain – sure
chain – rings joined together in a line
chair (piece of furniture) □ seat for one person
chalk – soft white rock used to write
chance – possibility or opportunity
change – become different
channel – narrow ditch for water or television program
cheap – with a low price
checkout – a place in the shop where we pay
cheese (food) made from milk
chemical – substance that compose a thing
chest – part of the body
chicken (animal) – bird kept for eggs
chief – Syn. leader, boss
child – young person
children – See child
chin – part of the body
chip (food) made from potato
chocolate (food) made from cacao or cocoa
choice – act of choose
choose – take one thing and not another
church – christian religion or building
cigarette – tobacco into paper
circle – closed curve like a ring
circumstances – elements of an event
cities – See : city
city – Ex. New York, Paris, London
civilization – human way of life
class – human or other group
clean – get all the dirt off
clear – easy to see through
clever – Syn : intelligent
click – short sound made by an electrical device
clock – used to know the time (hours, minutes…)
closed – not open
cloth – used to cover our body

cloud – water in the sky that can become rain
coal – hard black mineral used as fuel
coat – piece of clothing or covering
coffee (beverage) made by infusion
coin – piece of money
cold – not warm
collar – part of a shirt around the neck
colleagues – workers with the same activity
colour – Ex : red, blue, green
comb – used for making the hair tidy
come (NOT DEFINED)
comfortable – pleasant to wear or to be
comic – paper with stories told in pictures
commitee – group who meet to organize or discuss
common – ordinary or shared
company – group, especially a business firm
compare – see how things are similar
compete – to take part in a race for ex.
complete – having all its parts
computer (appliance) – machine that stores and handles information
condition – what must happen if something else is to happen
connection – link between things
conscious – knowing what is happening
control – take in charge
cook – prepare with warmth
cool – not warm
copper (metal) – red metal
copy – do the same
cord – piece of a thin rope
cork – used to close a (wine) bottle
corner – where 2 sides or edges meet
cost – Syn. Price
cotton (material) used for skirts, etc.
could (NOT DEFINED)
count – find out how many
countries – See country
country – Ex : United States of America, France, China
cover – put another thing over it
cow (animal) used as food and for milk

crash – fall or hit with a loud sound
cream (food) – thick part of milk
create – make out of nothing
creative – See : create
creature – Syn : animal
credit – amount of money
cries – See cry
crime – act that brakes a law
cross – mark like x
cruel – causing pain
crush – press and break
cry – Ex : when I cry, I let tears (water) fall from my eyes
cup – used to drink tea, coffee, etc.
current – flow of electricity for ex.
curtain – used in front of a window
curve – bend line
cushion – fabric cover filled with soft material
customer – somebody who buys something
cut – using scissors or knife, break in 2 pieces
dad – Syn : father
damage – injure or harm
danger – when something bad might hapen
dangerous – See danger
dark – when there is no light
date – day + month + year
daughter (NOT DEFINED)
day – time between two nights
dead – no longer living
dear – loved very much or expensive
death – end of life
debt – something to pay
decide – make a choice
decision – See decide
deep – with a long way from the top to the bottom
deeply – See deep
defend – keep someone or something safe
degree – temperature unit for ex.
delicate – fine
deliver – bring
dependent – relying on someone

describe – Syn : explain
desert – very dry land
design – way that something is made or arranged
desire – Syn. want
destruction – ruin or put an end
detail – small part
development – that is building up
diamond (jewel) – looks like glass
did (NOT DEFINED)
difference – See different
different – not like another
difficult – not easy
difficulties – See difficult
difficulty – See difficult
digest – change the food in the stomach
direction – Ex. North, South…
dirt – not cleaned
dirty – See dirt
disappear – that we cannot see any longer
discover – Syn. find
discuss – Syn. speak
disease – anormal state of the body (ex : cancer)
disgust – Syn. dislike
dish – used to cook or serve food
distance – Ex : meters, miles
distribute – Syn. give
divide – make into smaller pieces
divide – separate in smaller parts
do (NOT DEFINED)
doctor – somebody whose job is to stop diseases
dog (animal) – protects the house
done (NOT DEFINED)
door – closes or opens a house or a room
doubt – not feeling sure
down (NOT DEFINED)
drain – take away a liquid
draw – make a picture with a pencil etc.
drawer – sliding piece of furniture
dream – what we see in our sleep
dress – put the clothes on

dried – without water
drink – Ex : coffee, tea, wine
drive – make a car etc. go in a direction
drop – tiny amount of liquide
drunk – See drink
dry – without water
during – at the moment
dust – tiny particles
each – Syn : every
ear (part of the body) used to receive the sounds
early – during the first hours, days or years
earn – Ex : work to earn money
earth – our planet or Syn. Ground where plants grow
easier – more easy
easiest – most easy
east – direction in which the sun rises
easy – not difficult
eat – take food into the body
eaten – See eat
edge – part along the side of something
educate – give knowledge or skill
effect – Syn. result
effort – hard work
egg – used by birds to protect youngs before birth or food
elastic – that can become longer
elbow (part of the body) – bone in the middle of the arm
electricity – power used for light, machines, etc.
else – Syn : different, other
empty – with nothing in it
end – last part
enemy – who wants to hurt
engine – machine used to make things move
enjoy – like to do
enough – when we do not need any more
enter – go in
equal – same
equipment – things used to do something
error – Ex : 1 + 1 = 3
escape – get away
even – same

evening – end of the day
event – something that happens
ever – Syn. always
every – Syn : all
everybody – every person
everyday – every day
everyone – every person
everything – every thing
everywhere – every place
example – used to explain
except – to take out
exceptional – See except
exchange – give and receive
exercise – learn by practice
exist – be as individual
existence – time between birth and death
exit – way out
expand – make larger
expansion – See expand
expect – wait for
expensive – that costs a lot of money
experience – knowledge by practice
experiment – try and emasure the results
expert – Syn. specialist
explain – make clear
explanation – See explain
extra – see extraordinary
extraordinary – more than ordinary, unusual
eye (part of the body) – used to see
fabrication – making things
face – part of the body
faced – in front of
fact – something more actual than an opinion
fall – go down or autumn
fall ill – have a disease
false – not true
family – group of parents and children
fantasy – something unrealistic
far – a long way from
farm – a place to grow vegetables and animals to use as food

fast – moves quickly
fat – very thick (eats too much)
father – who has children
fear – feeling that something bad might happen
feather – very light covering of birds
feel – think with the body, without accuracy
feeling – See feel
fell – See fall
female – sex that can have babies
fertile – able to produce
fetal – of a fetus
fetus – unborn baby
few – not many
fiction – something untrue
field – piece of land
fight – try to hurt each other
fill – put a maximum
filter – used to separe in chemistry
final – at the end
find out – Syn : discover, know
finger – part of the body (a hand has 5 fingers)
finish – come to the end
fire – made by things that are burning
first – coming before others
first (NOT DEFINED)
fish – animal that lives in water
flame – part of a fire
flight – see fly
floor – part of a building where people walk on
flour – powder of grain used to make bread
flower – colored part of a plant
fly – move in the air
fold – Syn. bend
follow – go after
food – something that we eat
foolish – Syn. unwise
foot – part of the body used to walk
for (NOT DEFINED)
force – Syn : strength
forest – a lot of trees

forget – without memory
fork – used to lift food to the mouth
form – shape and structure of something
forward – in the front
found – See find
fountain – jet of water
frame – rigid structure
free – with nothing to stop – or that not costs anything
freedom – See free
freeze – change in ice
frequent – happening often
fresh air – clean and pure air
friend – someone you like and who likes you
from (NOT DEFINED)
front – part of the body or opposite to back
frozen – See freeze
fruit – Ex : apple, orange, banana
full – with no more room in it
further – more far, moreover, beyond
future – tomorrow and every day after
gain – obtain an advantage
garbage – Here : old things put out of the house
garden – piece of ground next to the house with plants
general – not detailed
generations – classes of age
generous – who gives a lot
genius – person with extraordinary gifts received at the birth
get (NOT DEFINED)
gift – something we receive
girl – young woman
give – let have something
given – See give
glass – a hard material that you can see through – or a kind of cup
global – with everything
glove – cloth for hands
go (NOT DEFINED)
goal – Here : objective, purpose
goat – animal
gods – superhumans

goes (NOT DEFINED)
gold – expensive yellow metal
gone (NOT DEFINED)
good – not bad
gorilla – big ape
got (NOT DEFINED)
government – men in charge of a country
grade – part of a scale
grain – fruit used to make flour
grass – plant
great – Syn. big
green – colour of trees
grey – colour of a rainy sky
grip – Syn. hold
group – people or things together
grow – become bigger
growth – see grow
guide – show the way
guilty – that made an act against the law
gun – weapon
guy – man
habit – Syn : use, practice
habitually – Syn : usually
habitude – See habit
had (NOT DEFINED)
hair – part of the body covering the head
half – one of 2 equal parts
ham – meat
hammer – tool
hand – part of the body used to take
handle – something on a door for example to make it easy to take
hang – float in the air
happen – Syn : arrive
happily – in a happy manner
happiness – when we are happy
happy – feel pleased about something – or like the things the way they are (First harbor – Syn. port
hard – solid, not soft
harm – damage on body or mind

harmless – without harm
harmonize – combine in a pleasant way
harmony – See harmonize
has (NOT DEFINED)
hat – cloth for the head
hate – dislike very much
have (NOT DEFINED)
he (NOT DEFINED)
head – part of the body with the eyes and the nose
health – good state of the body
healthy – See health
hear – take sounds in the head
hearing – See hear
heart – part of the body used as a pump for blood
heat – Syn. warm
help – make easy
her (NOT DEFINED)
here (NOT DEFINED)
heroin – hard drug
hers (NOT DEFINED)
high – not low
him (NOT DEFINED)
his (NOT DEFINED)
history – what happened in the past
hole – gap or opening
holiday – time off work or school
hollow – with an empty space inside
home – place where we live
honest – without fraud (Ex : Al Capone was not honest)
hook – piece of metal used to hang
hope – want
horn – part of the body of an animal or musical instrument
horrify – make horror
horror – strong fear
horse – animal
hospital – building whith doctors for sick or injured people
hour – 60 minutes
house – building where people live
how (NOT DEFINED)
human – man, woman or child

humour – what makes people laugh
hunger – need for food
hungry – See : hunger
hurry – do quickly
husband – married man
I (NOT DEFINED)
ice – frozen water (at 0 deg. C.)
idea – Syn : thinking
identical – Syn : same
if (NOT DEFINED)
ill – with a diesease
image – photography or drawing
immediately – now
impersonal – not personal
importance – See : important
important – very useful
impossible – that cannot be done
improve – make better
improvement – See : improve
impulse – sudden desire or push
in (NOT DEFINED)
include – Syn : contain
increase – make bigger
incredible – hard to accept as true
independence – Syn. freedom
indifferent – without importance
individual – from just one person
indulgent – that give no punishment
industrial – made with machines
industry – all the plants with machines
information – words
ink – liquid used for writing
innocent – not guilty
innovative – new
insect – little animal with 6 legs like bee, fly, ant
inside (NOT DEFINED)
insignificant – without interest
instruction – learning
instrument – used to do something
intellectual – in the mind

intelligence – use of the power of the brain
interest – open mind to new things
intestine – part of the body where end the digestion
into (NOT DEFINED)
invention – creation
involve – Syn : engage, implicate
iron – metal
is (NOT DEFINED)
island – ground in the middle of a sea
it (NOT DEFINED)
its (NOT DEFINED)
jail – Syn : prison
jelly – Food
jewel – precious stone
job – work
join – put together
journalist – somebody that writes in a newspaper
journey – going from one place to another
judge – decide on the merits
jump – move suddenly from the ground into the air
just (NOT DEFINED)
keep – to have and not give
key – used to open a door
kick – Syn. hit
kidney – part of the body
kill – make someone die
kind – group or ready to help
kiss – touch with the lips
knee – part of the body
knife – cutting instrument
knot – fastening made with a rope for ex.
know – have in mind
knowledge – what we knows
lack – not there
lake – little sea in a country
land – Syn. Country or ground
landscape – view of forests or sea, for ex.
language – the words
large – big, not small
last (NOT DEFINED)

late – after the time
laugh – make sounds showing happiness
law – rules of a country
lead – go to
leaf – tin green piece of a tree, or page of a book
learn – know
leather – material made from animal skins
leave – go away
leaving – See garbage
left – opposite of right side
leg – part of the body ended by a foot
lemon – fruit
let – make – or cause
letter – a, b, c… or written message
level – line on a scale
library – where we can borrow books
life – exist, maintain oneself
lift – Syn. raise
light – from sun or lamps – or easy to lift
like – same – or think something is nice or good
limit – Syn : fixed end
limitation – something giving a limit
line (NOT DEFINED)
lip – part of the body (under the nose)
liquid – substance like water
list – things written one after another
listen – Syn : hear
little – not big
live – somebody who is not dead
lock – something opened with a key
long – with a lot of cm or meters (inches or yards)
look – use the eyes
loose – not fixed
loss – something lost
lost – See loose
lot (NOT DEFINED)
loud – Syn. noisy
love – like very much
lover – who loves
low – not high

luck – chance
lucky – with chance
machine – something automatic in metal to make things
made – See make
main – important
maintain – keep correct
make – do
male – man (not woman)
man – male human or human being
manage – do complex things
manager – See manage
mankind – humans
manner – Syn : method
many (NOT DEFINED)
map – geographic representation
mark – Syn. sign
market – place where things are sold
marry – become husband or wife
marvelous – very very nice
mask – cover on the face
mass – event in a church
match – game or contest
material – substance used for making something
may (NOT DEFINED)
maybe – may be
me (NOT DEFINED)
meal – food
mean – say
measure – find out how big something is
meat – food made with the flesh of an animal
meatless – without meat
medical – from the doctors
medicine – liquid or pill we take to get better
meet – Syn : join
meeting – when people come together
member – indivual of a group
memories – See memory
memory – information kept in mind or an a support
mental – in the mind
message – piece of information

met – see meet
metal – hard substance like gold, silver, iron, brass…
method – way to do
middle – center
might – See : may
military – soldier for ex.
milk – food for calves
mind – Syn : spirit, brain
mine – belonging to me
minimize – make little
minister – somebody who manages a country
minority – a few persons
minute – 60 seconds
mislead – lead in a wrong direction
mix – put together
mixture – different things together
modern – times close to the present
modify – Syn : change
molecule – very little part of material cpmposed by atoms
mom or mum – Syn : mother
moment – little piece of time
money – used to buy and pay (ex : dollar)
monkey – animal
month – about 30 days
moon – replaces the sun during the night
more (NOT DEFINED)
moreover – See further
morning – part of the day before noon
most – a lot of
mother – a woman with children
motion – Syn. movement
mountain – high land
mouth – part of the body, under the nose
move – go or take from one place to another
much (NOT DEFINED)
muscle – part of the body
music – pleasant sounds
musical – See music
must (NOT DEFINED)
my (NOT DEFINED)

myself (NOT DEFINED)
nail – part of the body (end of finger)
name – what we call someone or something
narrow – not wide
nation – Syn. country
natural – See nature
naturally – See natural
nature – everything that is not made by people
near – not far
necessary – what is needed
neck – part of the body, under the head
need – be in want
needle – thin piece of metal used to make clothes
negative – not positive
neighbour – somebody that lives near my house
neighbourhood – See neighbour
neither… nor – indicates 2 things that are rejected
nerve – part of the body
never – at no time
nevertheless – See however
new – not old
news – information
newspaper – large pages with news
next (NOT DEFINED)
nice – what we like (feel beautiful)
night – the time we sleep
no (NOT DEFINED)
nobody – not anybody
noise – unpleasant sound
noon – 12 h (middle of the day)
normal – Syn : usual, correct
north – one of the 4 directions, opposite to the south
nose – part of the body used to smell
not (NOT DEFINED)
note – short message or musical sound
nothing – no thing
now (NOT DEFINED)
number – how many
numerous – many
nut – fruit with hard shell

obedience – See obey
obey – do what someone tells
observe – look carefully
obtain – receive
obvious – easy to know
occasionally – sometimes
occur – happen
odor – something coming in the nose (smell, perfume)
of course – Syn : sure
of (NOT DEFINED)
off (NOT DEFINED)
offer – Syn. Present (give)
office – place to work on computers
often – that happens a lot
oil – thick liquid obtained from fruits
old – not young
on (NOT DEFINED)
once (NOT DEFINED)
only (NOT DEFINED)
open – not closed
operate – make something work
operation – see operate
opinion – idea
opportunity – useful time and place
opposite – on the other side
or (NOT DEFINED)
orange – round yellow fruit
order – when everything is at the good place
organ – internal part of the body (heart, kidney…)
organize – Syn. arrange
ornament – used as a decoration
other (NOT DEFINED)
our (NOT DEFINED)
ourself – our self
ourselves – See ourself
out (NOT DEFINED)
outside (NOT DEFINED)
oven – closed place in which we cook
over (NOT DEFINED)
overall – all over or as a whole or from the beginning to the end

overcome – come over
own – have
owner – see own
oyster – animal from the sea used as food
page – paper with words
pain – feeling from body hurt
paint – liquid substance used to colour
painter – artist who makes paintings
painting – picture made with oil colors
pale – almost white
paper – material used to write or print words
parallel – at the same distance on whole length
parcel – box for ex. to be carried
parent – father or mother
part – piece
partially – not entirely
particular – Syn : special
partner – associate
passion – desire or emotion stronger than reason
past – yesterday and the days before
paste – Syn. stick
pastry – food prepared with flour, fat water and sugar
pay – give money when we buy
payment – See pay
peace – quiet, without war
peacefully – full of peace
pen – used to write with ink
pencil – used to write or draw with graphite
people – men, women and children
pepper – powder used to give more taste
perfect – absolutely good
perfection – See perfect
perhaps – possible
period – time
person – man, woman or child
personal – Syn. individual
pet – Ex : dog, cat
physical – about the body
picture – painting, drawing or photograph
piece – bit

pig – animal
pill – See medicine
pin – piece of metal
pine – tree
place – part of space
plane (aeroplane/airplane) – used to go by air for ex. from New York to Tokyo
plant – anything that grows out of the ground (Ex : vegetable, tree or flower)
plate – sheet of material
play – make sports or games
pleasant – nice to be with
please – make happy
pleasure – pleasant feeling from good things
plenty – a lot
pocket – part of cloth
poetry – words carefully used to sound nice and give a nice feeling
point – dot or mark
poison – something bad to eat
polish – make shiny
polite – who always says please, thank you, good morning…
political – See politician
politician – manager of official affairs
poor – not rich
popular – liked by a lot of people
position – Syn. place
positive – not negative
possible – that can happen or be done
pot – round container
potato – vegetable used as food
powder – Ex : dust, flour
power – Syn : strength
powerful – full of power
practical – See : practice
practice – do the things, not think
precise – give exact numbers
precision – See : precise
prefer – make a choice
prepare – make

present – now or something we give or give a form
preserve – Syn : maintain
pretty – nice
prevent – make something bad impossible
previous – from before
price – how much we have to pay
prime – first, most important
primitive – ancient
print – put words or pictures on paper with a machine
prison – building where criminals are kept
private – belonging to a particular person or group
probable – not sure
problem – something with a solution we have to find
process – list of actions
produce – make
product – what is made
professional – made during the job
profit – Syn : benefit (difference between the sales price and the costs)
progress – something better
project – Syn : plan
property – that belong to someone
proposal – Syn : offer
prose – ordinary writing (not poetry)
protest – say no
proud – pleased of something good we have done
provide – give
provoke – put in anger
psychological – Syn : mental
public – not private
publish – print a book
pull – making something come towards us
pump – force liquid or air
punishment – something that is done to someone who has done wrong
pupil – Syn : student
purpose – what we intend to do
push – making something go away from us
put (NOT DEFINED)
quality – degree of excellence

quantity – number
quarrel – talk angrily and somethimes fight
question – something we ask
quick – Syn. fast
quiet – not loud, calm
quit – move out
quite – almost
race – event where we try to arrive the first
rail – bar, rod or long metal strip
rain – water falling from the sky
rat – animal
rational – not emotional
ray – thin line of light
reach – Syn : arrive
react – act after something
reaction – See : react
read – look on words of a page
ready – O. K. to start
reality – something true
realize – make real
really – Syn : actually
reason – ability to accept the reality
reasonable – See : reason
receive – Syn : get
receptive – that can receive
recognize – know again
record – put in memory
red – colour of blood
reduce – make shorter
regular – Syn. normal
relate – having in common
relation – way of connecting
relationship – being related
relax – Syn : rest
religion – Ex : Christianism, Hinduism
remain – be a part that still exists
remember – being back in mind, find in memory
remind – help to remember
repeat – say again
replace – put a new thing in place of an old one

reprensent – be a picture or a model, or an example, or act for somebody
reproach – say that somebody is guilty
request – Syn. asking
require – ask for
requirement – See : require
research – deep search
reserve – keep for future use
resist – use force in opposition
resistance – See : resist
respect – Syn : consideration, pay attention
responsibility – See responsible
responsible – able to answer, in charge
rest – lie or sit quietly, or the last part
result – that happens because another thing
rhythm – regular pattern of beats
rice – food
rich – with a lot of money
right – without mistakes or errors – or side opposite to left
ring – circle or round piece of metal
river – water that moves from the mountains to the sea
road – way for vehicles
rod – Syn. Stick or bar
roll – cylinder of material
roof – top of a building
room – part of a building
root – part of the plant under the ground
rotten – Syn : decomposed
rough – not exact
round – like a circle
rub – press on something else
rule – what we can and cannot do
run – move quickly
sad – Syn : unhappy
sadness – See sad
safe – free from danger
said – See say
saint – very religious person
salad – mixture of vegetables (often raw)
salary – fixed price for work

salt – white powder to make food better
same – not different
sand – tiny grains of rock from the sea
satisfy – make happy
say – Syn : speak
scale – steps used to measure
scandal – Ex : If somebody walks nude in the streets, it will be a scandal
school – a place where we go to learn
science – Syn : knowledge
scissors – cutting device with 2 movable blades
screw – metal pin twisted to hold things
sea – water that covers the earth
search – look for something
season – one of the 4 parts of the year
seat – piece of furniture ised to sit
second – Syn : 2d (after firts or 1st)
secret – that must not be told
see – Syn : look
seed – part of the plants
seem – look to be
seen – See see
select – Syn. choose
self – person as individual
sell – give something for money
send – make something go
sense – meaning, signification
separate – put away (no more together)
sequence – Syn : succession of things following each other
serene – Syn : calm
serious – severe
servant – someone who works in the house of others for ex. to clean
serve – help to get
severe – Syn : strict, rigourous
sex – male or female, or instinct or activity
sexual – about sex (human reproduction)
shade – without bright light
shake – move something quickly
shame – something we regret

shape – Syn : form
sharp – having an edge that can cut
she (NOT DEFINED)
sheep – farm animal
shelf – piece of furniture
ship – large boat
shirt – piece of cloth
shock – sudden un pleasant surprise, or harmful effect
shoe – piece of cloth
short – not long
should (NOT DEFINED)
show – let see
shower – water that fall on the body to wash
shown – See show
shut – Syn. close
sick – have a disease
side – place, right or left
sign – short message (Ex : letter or draw)
silk – material produced by worms used for clothes
silver – shiny white precious metal
similar – same
simple – Syn. easy
sin – something opposite to religious rules
sing – make music with the voice
sister (NOT DEFINED)
situation – Syn : position
size – Syn. measurement
skill – ability
skin – outer part of the boldy that we can touch
skirt – piece of cloth
sky – space above us
sleep – rest in the bed during the night
slice – piece cut
slip – piece of cloth, or Syn. slide
slow – not fast
small – not big
smash – break into pieces or hit with force
smell – use the nose to find out the perfume
smile – mark of happiness on the face
smoke – use tobacco (cigarettes)

smooth – having an even surface
snake – animal
snow – frozen water in form of white soft cristals
so (NOT DEFINED)
soap – substance used to wash
social – about human groups
society – See : social
sock – piece of cloth
soft – not hard, smooth
solid – not hollow, firm
solution – end or answer to a problem
some (NOT DEFINED)
somebody – not everybody
someone – not everybody
something – not everything
sometimes – not always
sometimes – not everytime
son – someone's male child
song – See sing
soon – before long
sorrow – unhappiness
sort – similar things, or arrange
sound – vibrations detected by the ears
soup – liquid food from vegetables
south – direction opposite to the north
space – distance between things
speak – Syn : say
special – not usual
spelling – words correctly written
spend – pay
spice – Ex : pepper, salt
spiritual – opposite to material
sponge – soft material used to wash
spoon – piece of metal used for lifting food in the mouth
sport – Ex : football, tennis
spring – elastic piece of metal
square – with 4 equal sides
stage – Syn : step
stamp – piece of paper for postal usage
star – lights we can see in the sky during the night

start – Syn : beginning
starve – die from lack of food
state – mode or condition
statement – something we say
station – building where trains stop
stay – be there
steam – new form of water after boiling
steel – metal
stem – central part of a plant (or a glass)
step – movement made with a foot when walking
stick – ùùùùùùùù
stiff
still
stitch
stocking
stomach – part of the body where we digest
stone
stop – Syn : finish
store
story – something we tell that has happened or not
straight
strange – not usual
stree
strength – See : strong
stretch
strong – with a lot of energy – or hard
structure – position of elements
study – Syn : learn
stupid – slow of mind
style – mode of writing
subject – thing about which we speak
substance – Syn : material
succeed – obtain a good result
success – See : succeed
succession – things that follow each otcher
such – Syn : as (same)
sudden
sufficient – Syn : enough
sugar – used to make food more sweet
suggestion

summer
sun – ther star that gives us heat and light
support
suppose – Syn : think
sure – Syn : true
surprise – something that we did not expect
surround – be around
survival – See : survive
survive – continue to live
sweet
swim
sympathy – feeling of attract
table
tail
take (NOT DEFINED)
talk
tall – not little
tank – box for liquids
target – result that we try to get
taste – Syn : flavour
tax
teach – help to learn
temperature – degree of heat or cold
tendency
test
than (NOT DEFINED)
that (NOT DEFINED)
the (NOT DEFINED)
their (NOT DEFINED)
them (NOT DEFINED)
then (NOT DEFINED)
theory – opposite to practice
there (NOT DEFINED)
these (NOT DEFINED)
they (NOT DEFINED)
thick
thin
thing – something that exists
think – have in mind
this (NOT DEFINED)

those (NOT DEFINED)
though
thought – Syn : idea
thread
throat
through
thumb
thunder
thus – because of this
ticket – piece of paper to get access
tight
till
time – Syn : moment, hour
timid – Syn : afraid by unknown people
tin
tired
to (NOT DEFINED)
today – this day
toe
together – in group
toilette – Syn : water-closet, lavatory, restrom
tolerate – accept
tomorrow – the day after today
tongue
too (NOT DEFINED)
took (NOT DEFINED)
tool – used to help to do a job
tooth
top – highest part
total – Syn : whole, entire, sum
touch – put the hand on something
town
trade
tradition – way of life from ancestors
train
training – Syn : learning
transform – Syn : change
translation – put in another language
transport
tray

tree – tall plant that is used to obtain wood
trick
tried – See try
trouble – Syn : agitation, confusion
trousers
true – that really exists
truly – See true
truth – See true
try – Syn : test, essay, attempt, probe
turn
twist
ultimate – last
umbrella
unable – not able
unacceptable – that we cannot accept
unconscious – not clear in our mind
under
understand – Syn : know
unfortunately – with no chance
unhappy – not happy
unify – make same
unique – different of everything
unit
unity – See unify
universe – the whole space
university – school where we can become doctor, scientist, etc.
unlimited – without limit
unpredictable – not expected
unreliable – not sure
unsufficient – not enough
unusual – not usual
up (NOT DEFINED)
upon (NOT DEFINED)
us (NOT DEFINED)
use – do a job with
useful – that can be used to help
useless – that cannot be used to help
user – somebody who uses
usual – Syn : comon, ordinary, habitual
value – Syn : price

various – different
vary – be other
vegetable – plant used as food
verse
very (NOT DEFINED)
vessel
vibrate – See vibration
vibration – periodic (rhytmic) motion (change of position). Ex : sound
view
village – little group of houses f. ex. with a church and fields around
violent
visit – go to see friends or things
voice – sound made when we speak or sing
wait
wake – stop to sleep
walk – move by foot
wall
want – need or like to have
war
warm
was (NOT DEFINED)
wash – make clean
waste – things that we put away because useless – or use more than needed
watch
water – liquid of rivers, seas and rain
wave
wax
way (NOT DEFINED)
we (NOT DEFINED)
weak – not strong
weakness – See weak
wear – have clothes (so we are not nude)
weather
week – 7 days
week-end – end of the week
weight – kg or pounds
well

went (NOT DEFINED)
were (NOT DEFINED)
west
wet
what (NOT DEFINED)
whatever – Syn : every
wheel
when (NOT DEFINED)
where (NOT DEFINED)
which (NOT DEFINED)
while – during the time
whip
whisky – alcohol
whistle
white
who (NOT DEFINED)
whole – Syn : entire
whom – from which
why
wide
wife – married woman
wild – free animals in the forest, that receive not food from people
will (NOT DEFINED)
win – be the best f. ex. in a game
wind
window – opening in a building to look through
wine – alcoholic drink
wing
winter – cold season
winter
wire
wise
wish – want
with (NOT DEFINED)
within – into
without – opposite to with
woman – person who can be a mother
wonderful – very nice
wood

word – letters together
work – do a job
worker – See work
world – all countries
worm
worse – more bad
worst – most bad
would (NOT DEFINED)
wound
write – put words on a page
written – See write
wrong – not right, bad
year – 365 days
yellow
yes (NOT DEFINED)
yesterday
you (NOT DEFINED)
young – not old, born not long ago
your (NOT DEFINED)
youth – first years of a life
youthful – See youth
zone – Syn : space, area
zoo – park where we can see wild animals

Netglish samples

1. NETGLISH translation of an automotive service manual

Notes :
Underlined words in NETGLISH are not parts of the generic NETGLISH dictionnary and are defined in the end of the document.
Terms with a number are parts of figures.

TEST 1
Full English Text
General Information Vehicle Safety Certification Label A vehicle safety certification label (Fig. 1) is attached to the rear faceing of the driver's door. This label indicates date of manufacture (month and year), Gross Vehicle Weight Rating (GVWR), Gross Axle Weight Rating (GAWR) front, Gross Axle Weight Rating (GAWR) rear and the Vehicle Identification Number (VIN). The Month, Day and Hour of manufacture is also included.

TEST 1
NETGLISH Version
#NETGLISH#
general information
a piece of paper fixed on the car about safety
a piece of paper about safety (fig. 1) is fixed to the driver's door of the car (rear side). it gives : date of fabrication (month and year), gvwr (vehicle maximum weight), gawr (maximum weight on axle) front, gawr (maximum weight on axle) rear and vin (vehicle's number). the month, day and hour of fabrication is also given. #END#

special dictionary
fig. : short for figure (a drawing)

driver : drives something
axle : bar in center of a wheel

TEST 2
Full English Version
Warning : use of an incorrect fastener may result in component damage or personal injury.

TEST 2
NETGLISH Version
#NETGLISH# danger : use of an incorrect fastener may damage a piece or harm a person. #END#

special dictionary
fastener : a piece to fix. ex. a screw

TEST 3
Full English Version
REMOVAL AND INSTALLATION
SHOCK ABSORBER ASSEMBLY
WARNING : DO NOT REMOVE SHOCK ROD NUT WHILE SHOCK ASSEMBLY IS INSTALLED IN VEHICLE, OR BEFORE SHOCK ASSEMBLY SPRING IS COMPRESSED.
REMOVE
(1) Loosen wheel nuts.
(2) Raisen vehicle on jack stands or centered on a frame contact type hoist. See Hoisting in the Lubrication and Maintenance section of this manual, for the required lifting procedure to be used for this vehicle.
(3) Remove the wheel and tire from the location on front of vehicle requiring shock removal.
(4) If both shock absorbers are removed, mark the shock absorbers right and left according to which side of the vehicle they were removed from.
(5) Remove the wheel speed sensor cable routing bracket (Fig. 3) from the steering knuckle.
1 SPEED SENSOR CABLE ROUTING BRACKET
2 STEERING KNUCKLE
3 ATTACHING BOLT

4 BRAKE CALIPER FLEX HOSE
5 WHEEL SPEED SENSOR CABLE
Fig. 3 Wheel Speed Sensor Cable Routing Bracket

TEST 3
NETGLISH Version
#NETGLISH#
removal and installation
suspension spring
danger : do not remove suspension spring bar nut while spring is installed in vehicle, or before spring is pressed.
remove
(1) unfasten wheel nuts.
(2) lift vehicle on support or center on a frame contact type hoist. see lifting in the greasing and servicing part of this book, for the lifting.
(3) remove the wheel on front of vehicle (side of spring to remove).
(4) if 2 springs are removed, mark r and l on the springs to remember the right/left side.
(5) remove the wheel speed sensor wire support (fig. 3) from the steering knuckle.
1 wheel speed sensor cable support
2 steering knuckle
3 bolt
4 brake caliper tube
5 wheel speed sensor wire
fig. 3 wheel speed sensor cable support
#END#

special dictionary
remove : put out
install : put on
suspension : system (springs) used for a better comfort of vehicles on bad roads
nut : fastener with a center hole for a screw or bolt
frame contact type hoist : lifting device that supports the whole vehicle
grease : fat used between metallic pieces for a smooth contact and a longer life of the pieces

sensor : electrical device used to know speed, temperature, etc.
steering : part of a vehicle used to turn
steering knuckle : part of suspension that supports the wheel
caliper : part around the disc of a brake, with the pressure system

2. NETGLISH translation of a french book about taxes (Impôt sur le Revenu, Ed. Francis Lefebvre)

Original Text

43
CGI art. 6,4
IRPP-5200 s
Cas d'imposition séparée des époux
Les époux font l'objet d'impositions distinctes dans les trois cas suivants, qui sont limitativement fixés par la loi :
1. Lorsqu'ils sont séparés de biens et ne vivent pas sous le même toit ;
2. Lorsqu'étant en instance de séparation de corps ou de divorce, ils ont été autorisés à avoir des résidences séparées ;
3. Lorsque, en cas d'abandon du domicile conjugal par l'un ou l'autre des époux, chacun dispose de revenus distincts.
PRECISIONS a. Dans le premier cas visé ci-dessus, les deux conditions – séparation de biens et vie séparée des époux – doivent être remplies simultanément ; mais lorsque tel est le cas, il n'y a pas lieu de rechercher si la rupture de la vie commune provient de dissentiments entre les intéressés ou d'une cause indépendante de leur volonté.
b. Dans le troisième cas visé ci-dessus, les deux conditons – rupture du foyer, disposition de revenus distincts (professionnels ou patrimoniaux) – doivent être remplies simultanément. L'habitation séparée des époux doit résulter d'une rupture effective du foyer et non de l'éloignement temporaire et accidentel des intéressés.
c. Les dispositions examinées ici visent des cas où le mariage n'est pas (ou n'est pas encore) juridiquement dissous.

#NETGLISH#

43
cgi art. 6,4
irpp-5200 s
separated taxes for husband and wife : conditions
usually taxes are common for husband and wife. for the law, taxes are separated when :
1. husband and wife live in 2 different houses with their own things ;
2. preparing to divorce or separate, a jugde accepted that they live in 2 different houses ;
3. husband or wife quited the house to live separated and the 2 have their own money (from their job for example).
precisions
about 1, 2 and 3. the marriage is not finished for the law.
about 1. houses and things must be different. it is not necessary to know the cause of the separation.
about 3. houses must be different and husband and wife must have their own money. husband or wife must have quited to be separated and not for a short time (travel for example). TRANSLATION BY CV#

3. NETGLISH translation of a part of the Internet site in English of Berlitz
Note : the original version was available on the web

#NETGLISH#
information about berlitz
berlitz international, inc. is a world company offering services in language teaching, translation and publishing.
berlitz offers languages services for more than 120 years, with millions of students. the berlitz method gives proven results and is improved year after year. the latest multimedia lesson materials are used. translation and publishing services also use new tools.
main building of berlitz in the usa
adress : berlitz international, inc.
400 alexander park
princeton, nj 08540-6306, usa
telephone : (609) 514-9650

fax : (609) 514-9689

4 floors, 6 500 m². it was opened on the 1996-05-14. about 140 people work there. new berlitz language school in the same building.

the berlitz story

for more than 100 years, people from a lot of countries came to berlitz to learn the languages they need for business, pleasure, travel, and to improve their ability to communicate with people from other countries. they come to berlitz to learn quickly and with pleasure.

maximilian d. berlitz

the father of the company is maximilian d. berlitz that begun to offer its services in 1878 in providence, rhode island, usa. his family of teachers and scientists came from germany. maximilian came in the united states in 1872, to teach greek, latin and 6 european modern languages, using the traditional methods of that time.

berlitz was a private teacher. than he worked in the warner polytechnich college (un big name for a very little school) to teach french and german. needing somebody to help teaching french, berlitz took a young frenchman.

but joly does not know english. when he arrives in providence, berlitz is ill. it is necessary to begin the lessons. so, berlitz says to joly to show objects naming them and to act out verbs as best he can. 6 weeks later berlitz come back at school.

surprisingly joly obtains excellent results. the class is full of life. the students learn much more than with traditional methods.

berlitz undestand the interest of the new active method.

the berlitz method

berlitz prepares a new learning method that is effective and always in use in berlitz schools everywhere in the world.

only the language to learn is spoken in school, even from the beginning (good morning !). the spoken language is important. students learn to read and write only what they can understand and say. the language rules are learnt naturally without effort, by using it. the students must think in the language they learn : they must directly join words and objects. students must speak during the lessons, answering the questions. of course, the teacher must be a native (a frenchman to teach french, etc.)

these bases were developed years after years but remain the heart of the system.
years of quick growth the new method was successfull and berlitz opened other schools in boston (1880), new york city and washington d.c, in other american cities and even in europe.
developing
during the 20th century, with the developing of international trade and multinational companies, berlitz developed itself in europe, latin america and the far east, with english replacing french as an international language for business. at the same time, language courses were more and more used in english-speaking countries.
in the 1950s, berlitz opened more than 50 schools in latin america in mexico, brazil, venezuela, argentina, colombia and chile. tokyo followed in 1968. today there are 50 berlitz centers in asia. in europe, there are more than 126 centers, and 70 centers in us and canada. now there are more than 320 berlitz centers in the world (a number that grows).
changing students
at the beginning, the students learnt to travel and for personal pleasure. in the 1950's, they were more and more business people, professionals and technicians working in other countries (with their familiy) that needed a fast learning.
to meet this need, berlitz developed private and small group teaching with new techniques like total immersion for urgent needs (to be quickly effective in another country) : more than 8 hours a day, for 2 to 6 weeks.
home study methods were prepared from 1970 till to day for vocabulary and speaking efficiency : books, cassettes, video tapes and cd-rom.
berlitz study abroad tm is a complete package with travel and lessons. in 1998, berlitz bought the language institute for english tm (l.i.f.e.) now known as berlitz on campus, which offers lessons, entertainment and hotel for foreign students in many american universities. berlitz jr. offers similar programs for elementary, middle and high school students. berlitz bought in 1994 cross-cultural consultants.
a franchising begun in 1996 to serve new markets.
berlitz also grew on the translation market, for general document and computer programs documentation, with full service :

word processing, desktop publishing and typesetting, graphics, layout and audio-visual services. berlitz also offers interpretation services in most languages anywhere in the world. with its worldwide offices, berlitz is now one of the largest commercial translation companies.
berlitz publishing prepares millions of people to study at home before a travel, with quality, accuracy and ease-to-use. berlitz publishes more than 1 000 titles in a lot of languages and forms : large travel guides, european menu reader, pocket books and cd-roms. the berlitz teaching method is used in home-study audio programs.
the number of people traveling for business or pleasure continues to grow. foreign language phrase books, dictionaries and audio products of best quality get more and more success from millions travelers.
company story (continued)
maximilian berlitz was dead in 1921 and victor harrison, the husband of his daughter, was the new manager till his own death in 1932. the son of victor was followed by jacques strumpendarrie, working by berlitz for more than 30 years. and the son of jacques was president in 1953.
in 1966, macmillan, inc. bought berlitz with robert as president until 1970. elio boccitto managed the company during the 1980s.
in november 1988, macmillan, inc. was bougth by maxwell communication corporation. the company became public on 1989-12-13.
berlitz was bought by fukutake publishing company. the new name of this company is benesse corporation. benesee means in italian : be good.
benesse is an important japanese publisher of home courses and other teaching methods. this company is an ideal partner for berlitz, bringing experience in teaching, management and marketing. benesse bought 20 % of berlitz japan in 1990 and more in 1993. benesse has about 2/3 of berlitz and the public has the last 1/3. on the new york stock exchange, berlitz is named btz.
TRANSLATED BY CV

SPECIAL DICTIONARY
inc. : short for incorporated (a type of company)

princeton : in new jersey (where is an important university of the same name)
nj : short for new jersey, a state of us, on atlantic coast, next to new york state.
fax : machine used to send papers by the telephone
providence : main city of rhode island
rhode island : state of us, on atlantic coast, north of new york
usa (or us) : short for united states of america
germany : europe country between north see and italy
greek : language of greece, a country of south of europe
latin : language of roma during the antiquity
good morning : what is said when we meet in the morning
boston : american city in north of new york

new york city : main city of us
washington d.c. : city of us with the american government
europe : between north pole and africa
latin america : south part of america
far east : china, japan, etc.
mexico : main city of mexico, south of us
brazil : large south america country
venezuela : south america country
argentina : south america country (south)
colombia : south america country (north)
chile : south america country on the pacific ocean
tokyo : main city of japan
us : see usa
canada : large country, north of us
cassette : tape with sound
video tape : tape with images
cd-rom : disc with information
franchising : business owned by individuals under a same name (ex. mac donald)
word processing : computer program used to write
desktop publishing : computer program used to prepare a book
typesetting : computer program to choose letters of a text
graphics : drawings, photographs, etc.
layout : place of texts and images on a page
audio-visual : sound and images
interpretation : direct translation during meetings

stock exchange : place where prices are fixed between salers and buyers

4. Book directly wrote in NETGLISH about happiness and success : beginning
Note : the whole document is available on request.

#NETGLISH#
how to be happy
and successful ?
1
read this book 3 times
this book is not fantasy. it took me 20 years to write it. if you read it carefully, then try very hard to do what is written, you will discover a new world, change your life and be more happy and successful than most people around you. nobody can do it for you. good luck !
the first time you read the book, you will want to go fast to the end. you will look for an answer to your own questions trying to understand what ideas are different from your own and what is new. the second time around, you will try to understand each idea and begin to put it into practice. i made an effort to use very easy words ; you must understand them all. if needed, look on the dictionary. when you will try to do what is written, you will be stopped by difficulties and questions. that is the time for your third (and perhaps not ultimate) reading.
this book is nor law nor religion. try to think by yourself about it. look for other books to confirm your own opinions. even if you are 100 years old, spend some time everyday to read a paper or some pages of a book. information is the key of knowledge and knowledge is the key of freedom. #END#

Table des matieres

www.ingramcontent.com/pod-product-compliance
Lightning Source LLC
Chambersburg PA
CBHW030638051126
54394CB00010B/135